LOUISE ERDRICH

JAHR DER WUNDER

atb aufbau taschenbuch

Louise Erdrich, geboren 1954 als Tochter einer Ojibwe und eines Deutsch-Amerikaners, ist eine der erfolgreichsten amerikanischen Gegenwartsautorinnen. Für ihren Roman »Der Nachtwächter« erhielt sie 2021 den Pulitzer-Preis. Louise Erdrich lebt in Minnesota und ist Inhaberin der Buchhandlung Birchbark Books.

Alle lieferbaren Titel der Autorin sehen Sie unter aufbau-verlage.de.

Gesine Schröder übersetzt seit 2007 aus dem Englischen und hat u. a. Louise Erdrich und Maya Angelou ins Deutsche übertragen. Nach Aufenthalten in den USA, Australien, Indien, England und Kanada lebt sie in Berlin.

Eine kleine unabhängige Buchhandlung in Minneapolis wird von der nervigsten Kundin des Ladens heimgesucht: Flora stirbt zwar an Allerseelen, weigert sich jedoch, den Laden zu verlassen. Besonders Tookie, die im Gefängnis zur passionierten Leserin wurde und nun mit großer Leidenschaft Bücher verkauft, erhält Zeichen von dieser rätselhaften Erscheinung. Denn die beiden Frauen verbindet mehr als ihre Liebe zur Literatur. Tookie muss sich den Geistern der Vergangenheit und ihrer indigenen Herkunft stellen. Und sich wie alle in der Stadt fragen, was sie den Lebenden und den Toten schuldet.

»Erdrich erschafft wunderbare Charaktere, launisch und stark und überraschend, und selbst die Nebenfiguren wachsen einem beim Lesen ans Herz.« WDR 3

»Louise Erdrich erzählt wunderbare Buchhandelsgeschichten.« NDR Kultur

LOUISE ERDRICH

JAHR DER WUNDER

ROMAN

Aus dem Amerikanischen
von Gesine Schröder

atb aufbau taschenbuch

Die Originalausgabe unter dem Titel
The Sentence
erschien 2021 bei HarperCollins Publishers, New York.

Die Zitate auf S. 62 und 192 stammen aus:
Clarice Lispector: *Tagtraum und Trunkenheit einer jungen Frau.* Dt. von Luis Ruby. München: Penguin 2019, S. 395.

Das Zitat auf S. 426 stammt aus: Marcel Proust:
Auf der Suche nach der verlorenen Zeit. Bd. 1:
Auf dem Weg zu Swann. Dt. von Bernd-Jürgen Fischer.
Stuttgart: Reclam 2013, S. 144–145.

FSC
www.fsc.org
MIX
Papier | Fördert
gute Waldnutzung
FSC® C083411

ISBN 978-3-7466-4253-6

Aufbau Taschenbuch ist eine Marke
der Aufbau Verlage GmbH & Co. KG

1. Auflage 2025
Vollständige Taschenbuchausgabe

www.aufbau-verlage.de
10969 Berlin, Prinzenstraße 85
Die deutsche Erstausgabe erschien 2023 bei Aufbau,
einer Marke der Aufbau Verlage GmbH & Co. KG

Bei Fragen zur Sicherheit unserer Produkte wenden Sie sich bitte an
produktsicherheit@aufbau-verlage.de.
Umschlaggestaltung zero-media.net, München
unter Verwendung eines Fotos von © Cédric Pollet
Satz LVD GmbH, Berlin
Druck und Binden CPI books GmbH, Leck, Germany

Printed in Germany

Für alle, die je bei Birchbark Books gearbeitet haben, für unsere Kundinnen und Kunden sowie für unsere Geister

Vom Zeitpunkt der Geburt bis zum Zeitpunkt des Todes ist jedes Wort, das man ausspricht, Teil eines einzigen langen Satzes.

SUN YUNG SHIN,
Unbearable Splendor

Bußzeit
Auszeit

Erde zu Erde

Im Gefängnis bekam ich ein Wörterbuch. Es wurde mir mit einer persönlichen Notiz per Post gesendet. *Dies ist das Buch, das ich auf eine einsame Insel mitnehmen würde.* Später ließ meine Lehrerin noch andere Bücher folgen. Aber wie sie es vorhergesehen hatte, erwies sich vor allem das Wörterbuch als unendlich nützlich. Das erste Wort, das ich darin nachschlug, war »*sentence*«. Ich hatte ein unfassbares Strafmaß – *a sentence* – von sechzig Jahren Haft aufgebrummt bekommen, von einem Richter mit einem unverbrüchlichen Glauben ans Jenseits. Deshalb verfolgte mich dieses Wort mit seinem gähnenden *c*, den feindseligen kleinen *e*s, den scharfen Zischlauten und dem zweifachen *n*, dieser repetitive Alptraum von einem Wort aus lauter hinterrücks stichelnden Buchstaben, die ein einsames menschliches *t* umstanden, jede Minute eines jeden Tages. Ich weiß genau, ohne das Wörterbuch hätte dieses leichte Wort, das so schwer auf mir lastete, mich erdrückt – oder was von mir übrig war nach meiner verqueren Tat.

Ich war in einem schwierigen Alter, als ich straffällig wurde. In den Dreißigern zwar, aber ich klammerte mich an die körperlichen und mentalen Gepflogenheiten der Jugend. Es war das Jahr 2005, aber ich feierte wie 1999, trank und nahm Drogen wie mit siebzehn, trotz aller Proteste meiner ein schlechtes Jahrzehnt älteren Leber. Aus allen möglichen Gründen wusste ich nicht, wer ich war. Jetzt, wo ich es besser weiß, kann ich sagen: Ich bin eine hässliche Frau. Nicht die Sorte, über die Männer Bücher und Filme schreiben, und plötzlich kommt da dieser Schwall blendender, belehrender Schönheit. Ich hab's nicht so mit Erkenntnismomenten. Und innere Schönheit besitze ich auch nicht. Zum Beispiel lüge ich gern, und ich bin gut darin, Leuten sinnloses Zeug anzudrehen, das sie sich nicht leisten können. Jetzt allerdings, wo ich rehabilitiert bin, verkaufe ich bloß noch Wörter. Sammlungen von Wörtern zwischen zwei Pappdeckeln.

In Büchern steht alles, was du wissen musst, bis auf das, was am Ende zählt.

An dem Tag, als ich mein Verbrechen verübte, lag ich meinem Schwarm Danae zu den dürren weißen Füßen und kämpfte mit einem inneren Ameisenhaufen. Das Telefon klingelte, und Danae fummelte sich den Hörer ans Ohr. Sie lauschte, sprang auf, kreischte. Umklammerte das Telefon mit beiden Händen und verknautschte ihr Gesicht. Dann wasserwanzten ihr die Augen über.

Er ist in Maras Armen gestorben. O Gott, o Jesus. Sie weiß nicht, was sie mit der Leiche tun soll!

Danae schleuderte das Telefon von sich, warf sich wieder aufs Sofa, heulte und zappelte mit den spinnengliedrigen Armen und Beinen. Ich verkroch mich unter dem Couchtisch.

»Tookie! Tookie! Wo bist du?«

Ich stemmte mich auf ihre jagdhüttenen Elchpolster

und versuchte mein verstörtes Liebchen zu trösten – wiegte sie und drückte mir ihren gelben Zauskopf an die Brust. Danae war älter als ich, aber dürr wie eine flaumige Vorpubertäre. Wenn sie sich an mich schmiegte, fühlte ich mein Herz sich weiten und wurde zu ihrem Schutzschild. Oder vielleicht erzeugt das Wort »Bollwerk« das passendere Bild.

»Ist schon gut, ich hab dich«, sagte ich mit möglichst rauer Stimme. Je lauter sie weinte, desto glücklicher war ich.

»Und nicht vergessen«, fügte ich von ihrem hilflosen Schniefen hocherfreut hinzu, »du bist eine Gewinnerin!«

Zwei Tage davor hatte Danae einen einmalig hohen Gewinn im Casino eingestrichen. Aber es war zu früh, um über die rosige Zukunft zu reden. Danae packte sich an die Kehle, versuchte sich die Luftröhre herauszureißen, knallte den Kopf auf den Couchtisch. Von unheimlicher Kraft erfüllt, zerschlug sie die Lampe und versuchte sich mit einer der Plastikscherben aufzuschlitzen. Wo sie doch allen Grund hatte zu leben.

»Scheiß auf das Geld. Ich will ihn! Budgie! O Budgie, meine Seele!«

Sie rammte mich vom Sofa.

»Er sollte bei mir sein, nicht bei ihr. Bei mir.«

Diesen Sermon bekam ich seit einem Monat zu hören. Danae und Budgie hatten zusammen durchbrennen wollen. Ein kompletter Umsturz der Realität. Sie hatten beide behauptet, sie wären in eine Paralleldimension des Begehrens vorgestoßen. Aber dann gab ihnen die alte Welt eins über die Rübe. Eines Tages nüchterte Budgie sich aus und kehrte zu Mara zurück, die nicht einmal ein schlechter Mensch war. Sie hatte es immerhin geschafft, clean zu werden und clean zu bleiben. Glaubte ich zumindest. Jetzt allerdings sah es danach aus, als wäre Budgies Versuch, wieder normal zu werden, gescheitert. Wobei sterben ja auch normal ist.

Danae stieß ein Geheul aus.

»Weiß nicht, was sie mit seiner Leiche tun soll! Was, was, was soll das heißen?«

»Du bist wahnwitzig vor Trauer«, sagte ich.

Ich gab ihr gegen diese Heulerei ein Küchenhandtuch. Es war dasselbe Handtuch, mit dem ich die Ameisen zu bekämpfen versucht hatte, obwohl ich wusste, dass ich halluzinierte. Sie hielt es sich vors Gesicht und wiegte sich vor und zurück. Ich ignorierte die zerquetschten Ameisen, die ihr durch die Finger rannen. Sie zuckten immer noch mit den Beinchen und wedelten mit zarten Fühlern. Eine Idee durchfuhr Danae. Es schüttelte sie, und sie erstarrte. Dann drehte sie den Hals, plärrte mich aus geröteten Augen an und sprach grausige Worte.

»Budgie und ich sind eins miteinander. Ein Körper. Seinen Körper sollte *ich* haben, Tookie. Ich will Budgie, meine Seele!«

Ich verdünnisierte mich zum Kühlschrank und holte ein Bier heraus. Ich brachte es Danae. Sie schlug meinen Arm weg.

»In dieser Lage müssen wir einen klaren Kopf bewahren!«

Ich stürzte das Bier hinunter und sagte, wir müssten uns kaputtsaufen in dieser Lage.

»Wir sind schon kaputt! Das Irre ist doch, sie hat ihm ein Jahr lang den Sex verweigert, und jetzt hat sie seinen gottgegebenen Körper.«

»Es war ein ganz normaler Körper, Danae. Er war kein Gott.«

Sie war für meine Einwände unempfänglich, und die Ameisen waren Feuerameisen; ich kratzte mir die Arme blutig.

»Wir treten ihr die Tür ein«, sagte Danae. Ihre Augen waren flammend rot geworden. »Wir gehen da rein wie gottverdammte Marines. Wir bringen Budgie nach Hause.«

»Er ist doch schon heimgegangen.«

Sie schlug sich auf die Brust. »Ich, ich, ich bin sein Zuhause.«

»Ich geh dann mal.«

Ich kroch auf die kaputte Tür zu. Dann kam der Hammer.

»Warte, Tookie. Wenn du mir hilfst, Budgie herzuschaffen, ja? Wenn du ihn zurückholst? Dann kriegst du den Casinogewinn. Das ist ein Jahresgehalt, also, für eine Lehrerin, Süße. Oder für eine Schuldirektorin? Das sind 26 000 Dollar.«

Ich hielt auf der schmierigen Fußmatte inne und überlegte auf allen vieren.

Danae spürte meine Ehrfurcht. Ich legte den Rückwärtsgang ein, wälzte mich herum und blickte in ihre kopfüber gedrehte zuckerwattige Miene.

»Ich gebe sie dir gern. Aber bitte hilf mir, Tookie.«

Ich hatte schon so vieles in diesem Gesicht gesehen. Das glitzernde Glühen, die Lamettariesenräder und so manches mehr. Die vier Winde, wie sie die großmaschige grüne Welt durchfuhren. Blätter, die sich in ein künstliches Gewebe verflochten und mir den Blick versperrten. Nie hatte ich gesehen, wie Danae mir Geld anbot. Egal, welchen Betrag. Und dieser Betrag war verlockend. Es war verstörend, berührend und das Folgenreichste, das sich je zwischen uns abgespielt hatte.

»Oh, Babe.« Ich legte die Arme um sie, und sie hechelte wie ein weicher Hundewelpe. Öffnete den nassen Schmollmund.

»Du bist meine beste Freundin. Du kannst das schaffen. Du kannst mir Budgie wiederbringen. Sie kennt dich nicht. Mara hat dich noch nie gesehen. Und du hast doch den Kühltransporter.«

»Jetzt nicht mehr. North Shore Foods haben mich gefeuert«, sagte ich.

»Nein!«, rief sie. »Warum das denn?«

»Ich hab mich manchmal mit dem Obst verkleidet.«

Ich hatte mir beim Ausliefern Melonen in den Ausschnitt gesteckt und so was. Gurken in die Hose. Was sollte daran so schlimm sein? Meine Gedanken kreiselten. Wie immer, wenn ich einen Job antrat, hatte ich die Schlüssel nachmachen lassen. Sobald die Kündigung kam, gab ich das Original zurück. Meine Kopien legte ich sorgfältig beschriftet in eine Zigarrenkiste. Als Andenken an meine Arbeit. Es war bloß eine Angewohnheit. Ohne böse Hintergedanken.

»Ich weiß nicht, Danae, da braucht man einen Notarztwagen oder Leichenwagen oder so was.«

Sie streichelte mir flehend den Arm, hoch und runter.

»Aber Tookie, hör zu! Hör mir zu. Tookie! Konzentrier dich!«

Ich war ganz woanders. Das Streicheln fühlte sich gut an. Schließlich brachte sie mich dazu, ihr in die Augen zu schauen, und redete mit mir wie mit einem trotzigen Kind.

»Also, Tookie, Süße. Mara und Budgie sind beide rückfällig geworden, und er ist gestorben. Wenn du was Nettes anziehst? Dann lässt sie dich ihn in den Transporter legen.«

»Danae, auf denen sind Pflaumen im Speckmantel drauf oder Steak mit Salat.«

»Sie braucht den gar nicht zu sehen! Du trägst Budgie einfach raus und verlädst ihn. Dann ist er …«

Dana stockte. Würgte wie ein Kleinkind.

»… in tiefgekühltem Zustand geborgen. Und das Geld …«

»Ja.«

Mein Hirn lief heiß vor Dollarzeichen-Adrenalin, und meine Gedanken rasten. Ich konnte die Neuronen feuern hören. Danaes Stimme wurde sanft und schmeichelnd.

»Du bist groß. Du kannst ihn tragen. Budgie ist eher zierlich.«

Budgie sei mickrig wie eine Ratte, sagte ich, aber es war ihr egal, was ich sagte. Sie lächelte durch ihre Tränen, weil sie merkte, dass ich ihr nachgeben würde. In dem Moment schlug der Job durch, den ich gerade angenommen hatte. Vertragsleserin. Das war ich zu der Zeit. Eine Anwaltsgehilfin in Teilzeit, die Verträge durchlas und deren Modalitäten klärte. Ich sagte Danae, ich bräuchte den Deal schriftlich. Wir sollten ihn beide unterzeichnen.

Sie ging sofort zum Tisch und setzte etwas auf. Dann tat sie etwas noch Besseres. Stellte den Scheck aus mit einer Null nach der anderen und hielt ihn mir unter die Nase.

»Zieh dein Kleid an. Mach dich schick. Hol Budgie, und der Scheck gehört dir.«

Sie brachte mich zu North Shore. Ich ging zur Lagerhalle. Nicht lange darauf verließ ich im Kühltransporter das Gelände. Ich trug hochhackige Schuhe, ein unangenehm enges schwarzes Cocktailkleid und ein grünes Jackett. Mein Haar war zurückgekämmt und mit Haarspray befestigt. Danae hatte mich schnell noch geschminkt. So gut hatte ich seit Jahren nicht ausgesehen. Ich hatte ein Notizbuch dabei und einen Ordner aus dem Schulsachenstapel von Danaes Tochter. In meiner Handtasche einen Kugelschreiber.

Was wollte Danae mit Budgie anstellen, wenn sie ihn wiederhatte? Das fragte ich mich, als ich so dahinfuhr. Was zur Hölle hat sie mit ihm vor? Antworten fand ich keine. Die Ameisen regten sich unter meiner Haut.

Budgie und Mara lebten gleich westlich von Shageg, der Casinostadt nahe der Grenze zwischen Wisconsin und Minnesota. Sie bewohnten ein in sich zusammengesacktes graues Cottage. Ich stellte den Kühlwagen am Straßenrand ab, wo er nicht so auffiel. Ein hingestreckter Pitbull-Mix im Maschendrahtzwinger an der Hauswand hob den Kopf. Er bellte nicht, was mir Angst machte. Mit solchen stillen Überrumplern hatte ich meine Erfahrungen. Dieser legte sich aber wieder hin. Seine farblosen Augen folgten mir, als ich die Türklingel drückte, die wohl in besseren Zeiten eingebaut worden sein musste. Von drinnen ertönte ein zivilisiertes *Dingel-Dong*. Mara kämpfte mit der Tür und stieß sie weit auf.

Ich schaute ihr voller extraktivem Mitleid in die rotgeweinten Augen.

»Mein herzliches Beileid.«

Wir streckten die Hände aus und krallten die Finger ineinander, wie es Frauen tun, übertrugen über unsere schartigen Nägel Emotionen. Mara wirkte bemerkenswert überzeugend für jemanden, der nicht weiß, was er mit einer Leiche anfangen soll. Sie ließ ihre Joan-Jett-Gedenkfransen fliegen. Wie sich herausstellte, hatte sie ihre Gründe.

»Klar habe ich überlegt, die Feuerwehr zu rufen«, erklärte sie mir. »Aber dann diese Sirenen! Er sieht so friedlich aus und so glücklich. Und Bestatter mag ich auch nicht. Mein Stiefvater war einer. Ich wollte nicht, dass jemand Budgie mit Konservierungsmitteln vollpumpt und er wie eine Wachsfigur aussieht. Ich dachte, ich sende es einfach mal raus ans Universum … rufe ein paar Leute an …«

»Weil Sie wussten, dass das Universum antworten würde«, sagte ich. »Der Natur etwas zurückzugeben ist nur natürlich.«

Ich ließ sie beiseitetreten und ging ins Haus. Sie blinzelte in ahnungslosem Haselgrün. Ich nickte ihr voll lebensklugen Verständnisses zu und schaltete in den Verkaufsmodus: Alles, was ich dann von mir gebe, beruht auf Spekulationen darüber, was das Gegenüber sich wirklich wünscht. Mein markantes Gesicht lässt mich einerseits vertrauenswürdig wirken. Andererseits ist es ein Ansporn, es allen recht machen zu wollen. Aber vor allem besitze ich ein Talent, anderen ihre tiefsitzenden Bedürfnisse abzulauschen. Ich ließ mich einfach von Maras Fragen leiten.

»Was meinen Sie damit, der Natur etwas zurückzugeben?«

»Wir verwenden keine Chemikalien«, sagte ich. »Damit alles biologisch abbaubar ist.«

»Und dann?«

»Dann folgt die Rückkehr zur Erde. Wie von unserer psycho-spirituellen Konstitution her vorgesehen. Daher unser Name: Erde zu Erde. Und Bäume. Wir umgeben die Verschiedenen mit Bäumen. Lassen Haine erwachsen. Unser Motto: Frisches Grün aus der Grube. Man kann dort gut meditieren.«

»Wo ist das denn?«

»Zur gegebenen Zeit bringe ich Sie hin. Im Augenblick sollte ich Budgie auf seine Reise vorbereiten. Ob Sie mir zeigen könnten, wo er gebettet ist?«

Bei meinen letzten Worten zuckte ich zusammen – war das zu schwurbelig? Aber Mara ging mir schon voran.

Das hintere Schlafzimmer in Maras und Budgies Haus war bis oben hin mit frisch ausgepackten Versandartikeln vollgestopft. Da hatten sie ein Problem, bei dem ich helfen konnte – aber das musste warten. Budgie lag mit offenem Mund auf seinen fleckigen Kissen und beäugte verdattert den Stapel Plastikbehälter in einer Ecke. Er sah aus, als hätte er sich zu Tode gewundert. Ich überreichte Mara Formulare. Es waren Einverständniserklärungen für Klassenausflüge von Daneas Tochter, die ich auf dem Küchentresen gefunden hatte. Mara las sie sorgfältig durch, und ich versuchte mir die Panik nicht anmerken zu lassen. Leute lesen selten durch, was sie unterschreiben; manchmal kommt es mir vor, als sei ich die Einzige, die so etwas tut, was natürlich an meinem heutigen Beruf liegt. Dann wiederum lesen manche bloß scheinbar, nur mit den Augen und nicht mit dem Hirn. Das tat auch Mara. Leise wimmernd trug sie Budgies Namen in das erste Feld ein. Dann unterschrieb sie das Formular mit einem Anflug tragischer Endgültigkeit und viel Druck auf den Linien des *M*.

Diese ehrliche Geste rührte mich. Ich bin nicht herzlos. Ich ging zum Wagen und kramte hinter den Milchkühlregalen herum, weil ich wusste, dass dort eine Plane liegen musste. Die trug ich ins Haus und legte sie neben Budgies Leiche. Er war noch einigermaßen beweglich. Er trug ein langärmeliges T-Shirt und darüber ein zerrissenes, fake-vintage Whitesnake-Bandshirt. Ich wickelte ihn in die Plane und brachte es fertig, seine Beine gerade hinzulegen und ihm die Arme vor der Brust zu kreuzen, als wäre er ein Horus-Jünger oder so was. Ich schloss Budgie die fragenden Augen, und sie blieben zu. Bei alledem sagte ich mir: *Erst der Job. Dann die Gefühle.* Aber wie ich ihm mit den Fingern über die Augenlider fuhr, um sie zu schließen, das kriegte mich ziemlich. Dass er niemals die Antwort zu sehen bekommen würde. Ich brauchte etwas, um ihm das Kinn hochzubinden. Im Transporter hatte bloß ein Spanngummi gelegen.

»Mara«, sagte ich, »ist es Ihnen lieber, wenn ich aus meinem Fahrzeug spezielle Haltebinden hole, oder haben Sie ein Halstuch, das Sie ihm als Liebesbeweis in die jenseitige Welt mitgeben möchten? Am besten nicht geblümt.«

Sie gab mir ein langes blaues, seidiges Tuch mit Sternenmuster.

»Ein Hochzeitstagsgeschenk von Budgie«, sagte sie sehr leise.

Das erstaunte mich, denn ich kannte Budgie als Geizhals. Vielleicht war das Tuch das Entschuldigungsgeschenk eines reuigen Ehemanns gewesen. Ich wickelte es Budgie um den Kopf, um ihm den Kiefer hochzubinden, und trat zurück. Fragte mich, ob ich meine Bestimmung gefunden hatte. Plötzlich hatte er einen übermenschlich weisen Ausdruck. Es war, als hätte er sich nur im Diesseits als Arschloch getarnt und wäre in Wahrheit ein schamanistischer Priester.

»Als wäre er … allwissend«, sagte Mara beeindruckt.

Wir verschränkten wieder die Finger. Das alles begann sich erdrückend bedeutsam anzufühlen. Beinahe wäre ich eingeknickt und hätte Budgie da liegen lassen. Heute wünschte ich natürlich, ich hätte es getan. Aber meine stets verlässliche Verkäuferidentität übernahm die Führung und machte weiter.

»Also, Mara. Ich werde mit Budgie nun die nächste Etappe seiner Reise einleiten, und das gelingt umso besser, wenn die Hinterbliebene einen Tee trinkt und meditiert. Sie möchten ihn schließlich nicht aufhalten.«

Mara beugte sich vor und küsste ihren Gatten auf die Stirn. Dann richtete sie sich auf, atmete tief durch, ging in die Küche. Ich hörte Wasser laufen, vermutlich in einen Wasserkessel, und lud mir Budgie im Gamstragegriff auf die Schultern. Während Mara ihren Tee kochte, schleppte ich ihn zur Tür hinaus, am depressiven Pitbull-Mischling vorüber, und legte ihn in den Laderaum meines Kühltransporters. Ich musste die Schuhe ausziehen und an Bord springen, um ihn ganz reinzuzerren. Der Adrenalinrausch half, aber mein Kleid riss ein. Ich klemmte mich hinters Steuer und brachte ihn zu Danae.

Sie erwartete mich schon auf der Veranda. Ich stieg aus dem Wagen. Sie eilte mir entgegen, aber bevor ich ihr Budgie überließ, wackelte ich mit den Fingern. Sie zog den Scheck aus ihrer hinteren Jeanstasche und faltete ihn auseinander, sagte dann aber, sie müsse erst die Leiche sehen. Sie leckte sich über die vollen Lippen und grinste. Es war, wie wenn man unter den falschen Stein schaut.

Meine Liebe zu Danae glitt von mir ab wie eine alte Haut. Manchmal enthüllt einem jemand etwas. Alles. Budgie umgab eine Aura kontemplativer Würde. Danae dagegen hatte es erschreckend eilig. Das beides kriegte ich einfach nicht zusammen. Wir gingen zur Ladeklappe. Ich lehnte mich in den Wagen und zog die Plane beiseite, aber ohne dabei Budgie oder Danae anzusehen. Sie gab mir den Scheck, dann kletterte sie zu ihm hinein. Ich vergewisserte mich, dass der Scheck ordentlich unterschrieben war, und trat erleichtert zurück. Und was ich dann tat, ist der Beweis, dass ich nicht die professionelle Leichenräuberin war, als die ich später verurteilt wurde. Ich ging. Ich warf die Schlüssel auf den Vordersitz des Transporters und stieg in meinen zerbeulten kleinen Mazda. Ich war schneller da raus, als irgendwer gucken konnte. Ich meine, eigentlich hätte ich Danae helfen sollen, Budgie ins Haus zu schaffen. Ich hätte den Transporter heimlich zurückbringen sollen. Oder, Moment. Ich hätte die Leiche gar nicht erst holen sollen. Aber am meisten schadete es mir, dass ich Budgie im Kühltransporter zurückließ.

Na, und dass ich ihm nicht in die Achselhöhlen schaute. Wie auch immer.

Es war noch Nachmittag, also fuhr ich direkt zur Bank, ließ den Scheck auf mein Konto gutschreiben und hob alles ab, worüber ich verfügen konnte, bis der Scheck verrechnet war. Sechzig Dollar. Mit den drei Zwanzigern in der Tasche fuhr ich weiter und versuchte Abstand zu gewinnen, durchzuatmen, nicht zurückzuschauen. Ich steuerte das Steakhouse mit Bar an, das ich öfter besuchte, wenn ich flüssig war. Es lag ein paar Meilen den Highway runter im Wald. Im Lucky Dog bestellte ich einen Whiskey und ein teures Rib-Eye-Steak. Dazu gab es grünen Salat und eine gefüllte Ofenkartoffel. Köstlich. Meine Sinne belebten sich. Das Mahl und das Geld waren heilsam. Vom Whiskey wurden die Ameisen abgetötet. Ich war ein neuer Mensch, einer, der nicht die letzten Sekunden seines Lebens damit zubringen würde, einen Stapel Plastikboxen zu beäugen. Eine Frau, deren Schicksal sich unter ungewöhnlichen Umständen gewendet hatte. Ich sinnierte über meinen Ausbruch an Kreativität. Die Geschäftsidee, die ich mir spontan aus den Fingern gesogen hatte, Erde zu Erde, daraus konnte etwas werden. Die Leute waren bereit für Alternativen. Außerdem war der Tod krisensicher und konnte schlecht ins Ausland ausgelagert werden. Ich wusste, dass es Gesetze, Verordnungen und Hürden geben würde, aber mit Danaes Zuschuss konnte ich mir eine Existenz aufbauen.

Während ich so dasaß und mir meine verheißungsvolle Zukunft ausmalte, schob er sich mir gegenüber auf die Bank. Meine Nemesis. Mein zeitweiser Schwarm.

»Pollux«, sagte ich. »Mein hochmoralischer Potawatomi. Wo ist dein niedliches Stammespolizistenoutfit?«

Pollux war früher ein glutäugiger Boxer gewesen. Seine Nase war zermatscht, die linke Augenbraue gekerbt. Er hatte einen falschen Zahn. Seine Knöchel waren unregelmäßige Knubbel.

»Ich bin außer Dienst«, sagte er. »Aber ich bin nicht ohne Grund hier.«

Mir schlug das Herz bis zum Hals. Ich bekam Angst, dass Pollux vorhatte, Überstunden zu leisten.

»Tookie«, sagte er. »Du kennst ja das Skript.«

»›Wir sollten aufhören, einander zu treffen‹?«

»Ich wusste, dass du es warst, als ich den Kühltransporter gesehen habe. Sehr innovativ.«

»Erfinderisch, das bin ich wirklich.«

»Der Stamm hat dich nicht umsonst aufs College geschickt.«

»Hat er wohl«, sagte ich.

»Pass mal auf. Wie wär's, wenn ich dir erst noch einen Whiskey ausgebe, bevor das Theater losgeht?«

»Ich wollte gerade ein großartiges Geschäft gründen, Pollux.«

»Das kannst du immer noch. In zwanzig Jahren, höchstens. Du hast das gut gemacht, wirklich. Der Verdacht fiel gleich auf deine Freundinnen. Bloß dass die dann hysterisch geworden sind und dein Genie in den Himmel gelobt haben.«

(Danae, Danae! Andere Münze meines Herzens.)

»Das mit den zwanzig soll wohl ein Witz sein? Huuuh, ich habe Angst! Hast du mit Mara geredet?«

»Sie hat deinen Service gewürdigt und dein Mitgefühl, ja, selbst dann noch, als wir ihr gesagt haben, dass Danae dahintersteckte.«

»Ach, wirklich?« Sogar unter diesen Umständen war ich hoch erfreut. Aber er hatte nicht zugegeben, dass er mich nur einschüchtern wollte.

»Pollux, jetzt mach mal halblang mit deiner alten Tookie. Ich meine, hey, wie bitte, zwanzig Jahre?«

»Man munkelt so einiges«, sagte er. »Du könntest auch … ich meine, bei deiner Vorgeschichte. Man weiß nie. Es könnte auf das Doppelte rauslaufen.«

Jetzt hatte ich Mühe, nicht zu hyperventilieren. Aber da fehlte doch etwas. Ein Verbrechen.

Pollux hatte diesen Blick – einen traurigen, dunklen Blick unter der vernarbten Braue. Er schaute direkt in den zitternden Morast meines Herzens. Aber ich merkte, dass er mit sich rang.

»Worum geht's hier? Warum zwanzig Jahre?«

»Es ist nicht an mir, rauszufinden, ob du wusstest, was Budgie an sich hatte.«

»An sich hatte? Dasselbe wie immer, irgendeinen tragischen Bullshit. Du beantwortest meine Frage nicht.«

»Du kennst die Abläufe. Aber es wäre hilfreich, wenn du darauf verzichten würdest, den Scheck einzulösen.«

»Ich bin doch nicht blöd. Natürlich habe ich den eingelöst.«

Er schwieg. Wir saßen ein bisschen herum. Seine kaputte Augenbraue senkte sich. Er trank von seinem Whiskey und trauerte mir fragend in die Augen. Mir kann man zwar unter Umständen einen gewissen Hell-Girl-Appeal zuschreiben, aber Pollux wirkt definitiv hässlich, in egal welcher Hinsicht. Als Mann und als Kämpfer kostet ihn das allerdings kaum Punkte. Markant nennt man so einen. Er wandte den Blick ab. Schon klar, dass das zu schön war, wie er mich ansah, um so weiterzugehen.

»Jetzt sag schon«, drängte ich. »Zwanzig?«

»Du kommst endlich groß raus, Tookie.«

»Es war wirklich ein dicker Scheck. Ich wollte das spenden, weißt du? Abzüglich der Spesen …«

»Nicht der Scheck, wobei der noch dazukommt. Aber, Tookie – eine Leiche zu klauen? Und was er an sich hatte? Das ist mehr als schwerer Diebstahl. Und der Kühltransporter …«

Ich hätte mich fast verschluckt. Ich verschluckte mich wirklich. Mir traten Tränen in die Augen. Ich war nicht einmal auf die Idee gekommen, dass ich ein Verbrechen begangen haben könnte. Schwerer Diebstahl – *grand larceny* – das hat einen tollen Klang, aber nur bis zu dem Moment, wo man es in Jahre umrechnet.

»Ich habe doch nicht gestohlen, Pollux! Bloß einen Leichnam umverlegt. Als Gefallen für eine Freundin. Okay, gut, und einen Transporter habe ich ausgeborgt. Was hätte ich denn machen sollen, wenn sie schreit: *Budgie, meine Seele*?«

»Schon klar, Tookie. Aber dann hast du den Scheck eingelöst. Und extra einen Kühltransporter verwendet. Als hättest du Organe entnehmen wollen.«

Ich sagte nichts mehr.

Pollux kaufte mir einen Drink.

»Du bist echt was Besonderes«, brachte ich schließlich heraus. »Und ein Potawatomi. Ein Stammesverwandter.«

»Und Herzensbruder«, sagte Pollux. »Wir haben eine endlose Vorgeschichte. Sind auf dem Rücken der Schildkröte Seite an Seite herangewachsen. Ach, Tookie, meine ewige …«

»Ewige was?«

Er antwortete nicht. Ich fragte noch einmal. »Wir reduzieren das irgendwie«, sagte er schließlich. »Ich setze mich für dich ein. Vielleicht eine Art Deal. Ich denke, so schlimm sollte das mit dem Leichenraub nicht sein. Und du wusstest ja nicht …«

»Genau. Wieso ist das ein Verbrechen? Es war bloß Budgie.«

»Ich weiß. Und das mit den Organen …«

»Das ist albern. Er war nicht annähernd frisch genug für den Verkauf.«

Pollux schaute mich sehr ernst an und sagte, das solle ich vor Gericht bitte nicht wiederholen.

»Das Stammesgericht wird damit nichts zu tun haben«, fuhr er fort. »Das geht vors Bundesgericht. Die Leute dort verstehen deinen Sinn für Humor nicht. Deinen Charme. Für die bist du bloß eine gefährliche Indianerin, so wie ich. Andererseits …«, wollte er weiter ausführen. Ich unterbrach ihn.

»Bloß dass du Polizist geworden bist. Kluger Schachzug.«

»Du könntest werden, was immer du willst«, sagte Pollux. »Bei dir kocht mir das Hirn über. Mein Herz« – er berührte zart seine Brust – »schlägt Saltos. Verdreht sich. Es ist fast so, als hättest du nie kapiert, dass wir selbst entscheiden, wo wir im Leben landen.«

Das war die reine Wahrheit, aber mir fiel keine Erwiderung ein. Die Gedanken tobten mir durch den Schädel.

Wir schauten einander in die Augen. Ich krempelte die Ärmel meines grünen Jacketts hoch und legte die Arme auf den Tisch. Und er zog die Handschellen hervor und nahm mich fest. Einfach so, gleich an Ort und Stelle.

Mit dem Fernsehen habe ich's nicht so, also wollte ich meinen Anruf in der Untersuchungshaft nutzen, um Danae zu bitten, dass sie mir Bücher brachte. Kein Anschluss unter dieser Nummer. Später versuchte ich es bei Mara – dasselbe. Ausgerechnet meine Lehrerin aus der siebten Klasse der Reservatsschule kam mir schließlich zu Hilfe. Ich hatte immer gedacht, Jackie Kettle sei bloß nett zu mir gewesen, weil es ihr erstes Berufsjahr und sie so jung war. Aber wie sich herausstellte, behielt sie ihre Schüler im Auge. Sie hatte mitbekommen, dass ich in Haft saß, war zu einem Trödelverkauf gegangen und hatte für einen Dollar eine Kiste voller dicker Schinken erstanden. Viele davon waren erbaulich, also albern. Aber zwei, drei lagen dazwischen, die vielleicht Pflichtlektüre im ersten Studiensemester gewesen waren. Oldschool-Literatur. Eine angestaubte *Norton Anthology of British Literature* durfte ich behalten. Das half. Besuch bekam ich wenig. Pollux kam einmal vorbei, aber ich glaube, er musste weinen, und das war es dann. Danae hatte mich reingeritten mit ihrer Geschichte, die aus meiner Aktion so eine große Sache gemacht hatte – das war unbedacht von ihr gewesen. Ich verzieh es ihr, aber sehen wollte ich sie nicht. Die Anthologie jedenfalls ließ die Zeit verschwimmen, und bald wurde meine Verabredung mit L. Ron Hubbard fällig. Unser Stamm hatte doch wahrhaftig einen Scientologen als Anwalt. So ergeht es den Hütern des Landes. Aber er hieß nicht wirklich L. Ron Hubbard. So nannten wir ihn bloß. In Wahrheit hieß er Ted Johnson. Ted und ich trafen uns in demselben tristen kleinen Zimmer wie immer. Ted Johnson war der unauffälligste Mensch aller Zeiten, ein Verlierer in weiten Anzügen von Men's Wearhouse, mit labbrigen Achtziger-Jahre- Krawatten, einem halb kahlen Kopf, aus dem Haare nur bis knapp über die Ohren sprossen, in einem lockigen Büschel, das er ständig glattstrich. Er hatte ein fades Gesicht mit komplett undurchsichtigen grünen Augen und winzigen Pupillen, kalt wie Bohraufsätze. Leider verbarg sich dahinter keine übermenschliche Schläue.

»Tookie, ich bin überrascht.«

»Sie sind überrascht, Ted? Was soll ich erst sagen. Seit wann ist das ein Verbrechen?«

»Es war Leichendiebstahl!«

»Es war kein Diebstahl. Ich habe die Leiche nicht behalten.«

»Gut, das kann ich verwenden. Sie haben allerdings eine Zahlung von über 25.000 Dollar entgegengenommen, was angesichts der Rechtlage und so weiter.«

»Rechtlage? Fehlt da nicht ein *s*?«

»Ja, wie gesagt.« Ted zuckte nicht mal. Ich saß tief in der Tinte.

»Der menschliche Körper ist gerade mal 97 Cent wert«, sagte ich. »Also, wenn man ihn auf die Mineralien und so was runterkocht.«

»Gut, das kann ich verwenden.«

Er schwieg kurz.

»Woher wissen Sie das?«

»Von meinem Chemielehrer an der Highschool«, sagte ich. Dann fiel mir ein, was für ein Wirrkopf Mr Hrunkl gewesen war und dass Budgie auf irgendeinem finsteren Schwarzmarkt für Körperteile vielleicht viel mehr wert wäre. Ich schauderte und redete weiter.

»Hören Sie, Ted, das mit dem Geld von Danae war ein Zufall. Ich habe das bloß in Verwahrung genommen. Ich hatte Angst, dass sie vor lauter Trauer etwas Dummes damit anstellen würde, und ich bin ihre beste Freundin. Ich habe es für sie in Sicherheit gebracht. Sobald Sie mich hier raushauen, landet es wieder auf ihrem Konto, und sie wird es verprassen.«

»Natürlich. Das kann ich verwenden.«

»Also, wie sieht jetzt die Strategie aus?«

Ted schaute in seine Notizen. »Sie haben den Leichnam nicht behalten, der heruntergekocht nur 97 Cent wert ist.«

»Vielleicht besser ohne ›heruntergekocht‹. Und es könnte inzwischen mehr sein. Von wegen Inflation.«

»Okay. Das Geld von Danae ist nur zur Verwahrung auf Ihrem Konto, damit sie es nicht laut ihrer Trauer verschwendet.«

»Vor lauter Trauer. Und ich bin ihre beste Freundin. Schreiben Sie das auf.«

»Gut. Na, das ist doch bestens! Ich haue Sie raus!«

Er sah aus, als wäre sein Nickerchen fällig. Aber ehe er wegdöste, flüsterte er mir etwas Seltsames zu.

»Sie wissen, was am Leichnam festgeklebt worden war, oder?«

»Vermutlich eine Art Etikett? ›Dead on arrival‹ oder so?«

»Nein, unter dem Shirt.«

»Dem Whitesnake-Shirt. Ein Klassiker. Alte Kassetten?«

Teds Gesicht knautschte sich bei dem Versuch, meine Antworten zu deuten. Er schaute paranoid nach rechts und links und schüttelte den Kopf. »Ich kann nicht riskieren, darüber zu reden. Sie werden vermutlich Besuch von der Drogenvollzugsbehörde bekommen. Keine Ahnung, vielleicht nur von den Regionalbeamten. Es steckt mehr hinter der Geschichte, als Sie wissen. Oder Sie wissen es doch. Ich habe damit nichts zu tun.«

»Womit denn?«

Er erhob sich und stopfte seine Papiere hektisch in die Plastikaktentasche.

»Womit nichts zu tun?«

Ich sprang auf und schrie hinter ihm her. »Kommen Sie zurück, Ted. Womit haben Sie nichts zu tun?«

Ein paar Tage darauf kam Ted tatsächlich wieder, noch schläfriger als beim letzten Mal. Er rieb sich ständig die Augen und gähnte mir ins Gesicht.

»So«, sagte er. »Danae und Mara haben endlich nachgegeben.«

»Der Trauer nachzugeben ist ein wichtiger erster Schritt«, sagte ich.

»So war es nicht gemeint. Ich meinte, sie haben angefangen zu reden.«

»Das ist gut! Sie sollten ihren Verlust in Worte fassen. Gut, dass sie einander jetzt beistehen.«

»Ich glaube fast schon, dass Sie es wirklich nicht wissen.«

»Was denn, dass es eine Überdosis war? Das wusste ich.«

»Es geht um viel mehr. Sie sind doch vernommen worden.«

»Ja, aber ich hatte nichts damit zu tun.«

»Tookie«, sagte er viel zu sanft, »Sie haben einen menschlichen Leichnam mit Crack in den Achselhöhlen von Wisconsin nach Minnesota gebracht. Über Staatsgrenzen hinweg.«

»Also hören Sie, die Staatgrenzen haben wir Indigenen sowieso nie anerkannt. Und warum hätte ich ihm in die Achselhöhlen schauen sollen?«

»Danae und Mara haben ausgesagt und sind einen Deal eingegangen. Das Problem ist, dass sie beide schwören, der Achselhöhlenschmuggel sei Ihre Idee gewesen, und das Geld, das Sie angenommen haben, sei Ihr Vorschuss auf den Verkaufserlös gewesen. Es tut mir leid, Tookie.«

»Ich soll einen Scheck für künftige Drogenverkäufe eingelöst haben? Sehe ich wirklich so blöd aus?«

Es beunruhigte mich, dass Ted keine Antwort gab.

»Ach, verdammt noch mal, Ted, keiner hört mir zu! Ich wusste von gar nichts!«

»Alle hören Ihnen zu. Sie sagen nur leider, was immer alle sagen. *Ich wusste von nichts* ist als Verteidigung ganz schön abgegriffen.«

Es folgte eine Zeit wie leere Seiten im Tagebuch. Keine Ahnung, was da los war. Dann bestellte man mich zu einer weiteren Vernehmung. Aus diesem Verhör stammte der Beweis, der mir zum Verhängnis wurde. Die Sache mit dem Gaffer-Tape. Diesmal befragten mich ein stahläugiger Mann mit Selbstbräuner im Gesicht und eine muskulöse Frau mit lippenlosem Grinsen.

»Ihre Freundinnen sagen, Sie seien bei diesem Vorhaben der führende Kopf gewesen.«

»Welchem Vorhaben?«

»Crack mithilfe eines menschlichen Leichnams zu schmuggeln. Diesem armen Mann seine letzte Würde zu rauben. Sie wollten ihn bei ihrer kleinen blonden Freundin abliefern. Die sollte Sie für den Transport bezahlen. Ihnen später einen Anteil am Gewinn abgeben. Die Schmuggelware sollte sie von dem Leichnam ablösen und dann ein Beerdigungsunternehmen rufen.«

»Crack? Da war kein Crack. Ich habe nur für Danae Budgies Leiche befördert. Sie hat ihn geliebt. Das zwischen den beiden, das war eine heilige Liebe, von den Göttern gesegnet, wissen Sie, und sie wollte ihn bei sich haben. Warum zum Geier das so wichtig war, weiß ich auch nicht.«

»Da war Crack. Und Gaffer-Tape.«

Gaffer-Tape. Klugscheißerin, die ich bin, fragte ich, ob es graues Gaffer-Tape war. Meine Peiniger atmeten den großtuerischen, erschöpften Zynismus von Highschool-Footballtrainern. Sie schauten einander mit unbewegter Miene an und zuckten dann bedeutungsvoll mit den Brauen.

»Was ist?«, fragte ich.

»Sie haben nach dem Gaffer-Tape gefragt.«

Ich erklärte ihnen, ich hätte nicht gewusst, wie ich auf diese Information reagieren sollte. Deshalb hätte ich eine inkongruente Frage gestellt.

Sie sagten, so inkompetent hätte sie gar nicht geklungen.

»Ich sagte *inkongruent*.«

»Wie Sie meinen. Wissen Sie, warum?«

»Vielleicht war es nicht grau?«

»Welche Farbe hatte es?«

»Keine Ahnung.«

»Sind Sie sicher?«

»Warum hätte ich sonst fragen sollen?«

»Es ist eine sehr ungewöhnliche Frage.«

»Finde ich nicht. Es ist doch normal, sich das zu fragen. Es gibt Gaffer-Tape inzwischen in verschiedenen Farben.«

Wieder die bedeutungsvolle Augenbrauengymnastik. »Verschiedene Farben«, sagten sie. Und dann kam die Frage, die mich in Panik versetzte.

»Wenn Sie eine Farbe wählen sollten, welche wäre das?«

»Weiß ich nicht. Ich habe auf einmal so einen trockenen Mund«, sagte ich. »Könnte ich bitte einen Schluck Wasser bekommen?«

»Natürlich, natürlich. Sobald Sie die Frage beantwortet haben.«

Ich war sehr lange in diesem Verhörraum. Und das ganz ohne Wasser. Als die beiden wiederkamen, hatte ich schon angefangen zu halluzinieren. Meine Zunge war so geschwollen, dass ich den Mund nicht ganz zu bekam. Auf meinen Lippen klebte eine eklige braune Kruste. Die Frau hatte einen Pappbecher dabei. Sie goss ihn vor meinen Augen voll, und ich stürzte mich darauf.

»Erinnern Sie sich jetzt an die Farbe des Gaffer-Tapes?«

Ich hatte Zeit gehabt, mir Gedanken zu machen. Was, wenn ich eine Farbe aussuchte und es die richtige war? Besser, ich entschied mich für alle auf einmal. Ja. Das konnte nicht schiefgehen.

»Alle Farben auf einmal«, sagte ich.

Sie nickten, streiften mich mit durchtriebenen, hochzufriedenen Blicken und sagten: *Bingo*.

Wer hätte gedacht, dass es auch regenbogenfarbenes Tape gibt? Und aus welchen unerfindlichen Gründen hatte Mara damit Rocks unter Budgies Achseln befestigt?

Als ich von Richter Ragnik zu sechzig Jahren verurteilt wurde, war im Saal Fassungslosigkeit zu spüren, aber ich für meinen Teil kam aus dem Wundern nicht heraus. Ich hatte genau denselben Gesichtsausdruck wie Budgie. Für viele andere kam es nicht überraschend. Bundesgerichtsurteile fallen häufig hart aus. Crack machte alles um ein x-Faches schlimmer. Und schließlich hatte der Richter einen Ermessensspielraum – dass ich Budgie geklaut hatte, war ein erschwerender Umstand, und dieser Richter war inbrünstig entrüstet über meine Tat. Er sprach von der Unantastbarkeit und heiligen Würde der Toten und wie hilflos sie den Lebenden ausgeliefert seien. Dies könne einen Präzedenzfall schaffen. Der lächerliche Vertrag war aufgetaucht – ich und meine schlauen Ideen. Außerdem ist da die Statistik. Ich stand statistisch auf der falschen Seite. Indigene sind in amerikanischen Gefängnissen die am stärksten überrepräsentierte Bevölkerungsgruppe. Ich liebe Statistiken, weil sie das, was einem einzigen Bruchteil der Menschheit zustößt, zum Beispiel mir, in globale Zusammenhänge stellen. Zum Beispiel werden allein in Minnesota dreimal so viele Frauen inhaftiert wie in ganz Kanada, ganz zu schweigen von ganz Europa. Und viele andere Statistiken, mit denen ich gar nicht erst anfangen will. Seit vielen Jahren frage ich mich, warum wir bei allem, was messbar ist, ganz unten oder an der traurigen Spitze stehen. Ich weiß nämlich, dass wir als Indigene wahre Größe besitzen. Vielleicht liegt diese Größe in Bereichen, die nicht messbar sind. Vielleicht wurden wir zwar kolonisiert, aber nicht gründlich genug. Trotz all der Casinos und meiner eigenen Marotten ist für die meisten von uns Geld nicht der einzige Fixstern. Nicht so sehr jedenfalls, dass es die Liebe zu unseren Vorfahren auslöschen würde. Wir sind nicht kolonisiert genug, dass wir die Mentalität der Mehrheitssprache übernommen hätten. Unsere eigenen ursprünglichen Sprachen beherrschen die meisten von uns gar nicht, trotzdem bestimmt ein ererbtes Gefühl für diese Sprachen unser Handeln. Sie sind großzügig. Im Anishinaabemowin drückt sich diese Großzügigkeit in verschachtelten zwischenmenschlichen Beziehungen aus und in unerschöpflichen Möglichkeiten, einen Witz zu machen. Vielleicht stehen wir also auf der falschen Seite der englischen Sprache, das könnte schon sein.

Dennoch half mir die Definition eines englischen Wortes gegen die Verzweiflung. In der Haftanstalt, in der ich zu Anfang einsaß, wurde mein Wörterbuch geröntgt, der Einband abgerissen, die Bindung untersucht, und alle Seiten wurden durchgeblättert. Danach musste ich es mir durch gutes Betragen verdienen, und das tat ich. Schlechtes Betragen gab es nicht mehr, seit das Urteil gefällt war. Soweit ich es in der Hand hatte zumindest. Manchmal hatte ich das nicht. Ich war Tookie, viel zu sehr Tookie. So bleibt es, im Guten wie im Schlechten.

Mein Wörterbuch, das war das *American Heritage Dictionary of the Englisch Language* von 1969. Jackie Kettle hatte es mir samt einem Brief geschickt. Darin stand, sie habe es von der National Football League bekommen, als Auszeichnung für einen Essay über ihre Gründe, zu studieren. Es habe sie ans College begleitet, und jetzt überlasse sie es mir.

sentence (n.) 1. In sich abgeschlossene grammatikalische Einheit aus einem oder mehreren Wörtern, die meist zumindest aus einem Subjekt mit zugehörigem Prädikat besteht und die ein finites Verb oder eine Verbalphrase enthält. *Die Tür ist offen* und *Geh!* sind Beispiele für Sätze.

Als ich diese Definition zum ersten Mal las, blieb ich an den kursiv gedruckten Beispielen hängen. Das waren nicht bloß Sätze, dachte ich. *Die Tür ist offen. Geh!* Das waren die schönsten Sätze, die je geschrieben wurden.

Ich verbrachte acht Monate in einer baufälligen Haftanstalt, weil sonst nirgendwo Platz war. Es gab in Minnesota einfach zu viele Frauen, die, wie meine Haftbetreuer es ausgedrückt hätten, die falschen Entscheidungen trafen. Wegen dieses Anstiegs der Haftstrafen für Frauen war das Shakopee Frauengefängnis voll belegt, das zu der Zeit noch nicht mal einen richtigen Außenzaun hatte. Da wollte ich hin. Aber ich war ja ein Fall fürs Bundesgefängnis. Das Waseca im Süden Minnesotas, das heute auf vor dem Bundesgericht verurteilte Frauen spezialisiert ist, war damals noch eine Männeranstalt. Also verlegten sie mich aus Thief River Falls in eine Stadt außerhalb von Minnesota, nennen wir sie Rockville.

Der Transport brachte mich gleich wieder in Schwierigkeiten. Gefangenentransporte werden nachts abgewickelt. Wie sich herausstellte, wurde ich im Gefängnis immer dann geweckt, wenn ich einen meiner sehr seltenen schönen Träume hatte. Eines Nachts in der Haftanstalt wollte ich gerade in ein riesiges Stück Schokokuchen beißen, da riss es mich aus dem Schlaf. Ich musste Hemd und Hose aus Papier überziehen und in Papierlatschen zu einem Transporter schlurfen. Die Gefangenen wurden in Einzelkabinen angekettet. Als ich mitbekam, dass ich in einen dieser winzigen Käfige sollte, brach ich zusammen. Ich war damals extrem klaustrophobisch. Ich hatte von der heiligen Lucia gehört, die mit Gottes Hilfe so schwer geworden war, dass sie nicht von der Stelle bewegt werden konnte. So schwer versuchte ich mich auch zu machen und gleichzeitig den Wärtern zu erklären, dass ich an Klaustrophobie litt. Ich bettelte wie eine Wahnsinnige, also behandelten sie mich auch wie eine. Zwei Männer schwitzten, schoben, drückten, drängten und zerrten mich in den Käfig. Dann kam der tote Budgie mit rein, die Tür schlug zu, und ich fing an zu schreien.

Ich hörte sie von einer Beruhigungsspritze reden. Ich bettelte darum, eine zu kriegen. Aber mitten in der Nacht war keine Pflegekraft da, um sie mir zu geben. Wir fuhren los, ich schrie, und Budgie grinste, das Tuch noch um den Kopf, mit dem ich ihm den Kiefer hochgebunden hatte, samt dem wippenden Knoten auf dem Scheitel. Die anderen Frauen fluchten, und die Wärter brüllten uns alle miteinander an. Auf der Weiterfahrt wurde es schlimmer. Wenn das Adrenalin einer Panikattacke erst mal durchs System rauscht, ist es nicht zu bremsen. Man sagt zwar, allein wegen der Heftigkeit so eines Anfalls könne er schließlich nicht ewig dauern, aber ein paar Stunden leider doch, und das tat er, weil Budgie durch seine fauligen Zähne zischte. Ich selbst kann mich nicht erinnern, was ich in diesen Stunden tat, aber anscheinend beschloss ich mich umzubringen, indem ich alles in Stücke riss, was ich von meiner Hose und den Latschen in die Finger kriegte, es zusammenknüllte und mir in

Mund und Nase stopfte. Als ich verstummte, heißt es, waren alle so erleichtert, dass niemand nach dem Rechten sehen wollte. Unbeschriebenes Papier hätte mein Tod sein können, hätte nicht doch einer der Wärter ein Gewissen gehabt. Hätten Wörter darauf gestanden, wäre es dann ein poetischer Tod gewesen? Für solche Grübeleien hatte ich später eine Menge Zeit.

Gleich nach der Ankunft kam ich ein Jahr in Isolationshaft. Wegen meines Selbstmordversuchs per Papier erhielt ich keine Bücher. Allerdings stellte sich heraus, dass ich, ohne es zu wissen, eine Bibliothek mit mir herumtrug: Jedes Buch, das ich seit der Grundschule gelesen hatte, war mir im Kopf hängen geblieben, und auch die, die mich später faszinierten. In meinen Hirnwindungen lagerten lange Passagen und Szenen – alles vom Redwall-Zyklus über *Huckleberry Finn* bis zur Xenogenesis-Trilogie. So verging ein Jahr, in dem ich es irgendwie fertigbrachte, nicht durchzudrehen, und zwei weitere Jahre bis zur nächsten Verlegung. Diesmal ging es nach Waseca, und ich war angekettet, aber nicht in einer Kabine. Meine Zeit in Isolationshaft hatte mir sowieso die Angst vor engen Räumen ausgetrieben. In Waseca saß ich sieben Jahre, und dann wurde ich eines Tages ins Büro der Gefängnisleitung gerufen. Bis dahin hatte ich meine Haltung gründlich verändert. Ich hielt den Ball flach. Absolvierte Collegekurse. Machte meinen Job. Was hatte ich also verdammt noch mal ausgefressen? Ich betrat das Büro in der Erwartung irgendeiner Katastrophe, nur um Sätze zu hören, bei denen mir das Herz stockte: *Ihre Zeit bei uns ist um. Ihr Strafmaß ist herabgesetzt worden.*

Dann Schweigen wie ein Donnerschlag. Herabgesetzt auf die bereits verbüßte Haftzeit. Ich musste mich setzen, und zwar auf den Boden. Sobald der Papierkram erledigt war, sollte ich gehen dürfen. Ich stellte keine Fragen, falls sich herausstellen sollte, dass sie mich verwechselt hatten. Aber wie ich später erfuhr, hatte ich Ted Johnson total unterschätzt. Er hatte nie aufgegeben. Dass er mich jedes Jahr um eine Begnadigung hatte ersuchen lassen, wusste ich natürlich. Aber ich hätte nie geglaubt, dass das etwas brachte. Er hatte wieder und wieder Berufung eingelegt. Er hatte meinen Fall einer Arbeitsgruppe an der University of Minnesota vorgestellt. Die Sache mit Budgie und mit dem starren Glauben des Richters hatten Interesse geweckt. Und Ted Johnson hatte Danae und Mara Geständnisse aus den Rippen geleiert, denn jetzt, wo ihre ausgesprochen kurzen Strafsätze abgegolten waren – Beispiel: *Ihr Arschlöcher!* –, sahen sie keinen Grund mehr, mir die Schuld zuzuschieben, und gaben zu, dass sie mich reingeritten hatten. Er hatte sich für mich eingesetzt, wo immer er konnte.

Ich schrieb Ted Johnson einen Brief, um ihm für die Chance auf ein Leben in Freiheit zu danken. Der erreichte ihn aber nicht, denn er befand sich in einer Welt ohne Postadressen. Er war an einem schweren Herzinfarkt gestorben.

In der Nacht vor meiner Entlassung konnte ich nicht schlafen. Obwohl ich lange von diesem Augenblick geträumt hatte, erfüllte mich die Realität mit einer Mischung aus Euphorie und Angst. Ich dankte meiner winzigen Gottheit.

Einmal, während der Isolationshaft, als ich im Dämmerzustand auf der Bettkante hockte, hatte mich ein winziges Geisterwesen in der Zelle besucht. Auf Ojibwe lautet das Wort für »Insekt« Manidoons, kleiner Geist oder kleine Gottheit. An jenem Tag landete eine schillernd grüne Fliege auf meinem Handgelenk. Ich rührte mich nicht, sondern schaute nur zu, wie sie mit den bewimperten Beinen ihren Panzer putzte. Später schaute ich in einem Buch nach, und es war bloß eine Schmeißfliege, *Lucilia sericata*. Aber in dem Moment war sie eine Gesandte alles dessen, was ich womöglich nie wieder erleben würde – gewöhnliche außergewöhnliche Schönheit, Begeisterung, Staunen. Am nächsten Morgen war sie weg. Zu einem Mülleimer oder einem Kadaver abgeschwirrt, dachte ich. Aber nein. Ihre zerdrückten Überreste klebten an meiner Handfläche. Ich hatte das Manidoons im Schlaf erschlagen. Ich war geliefert. Meinen Sinn für Ironie hatte ich natürlich verloren, nachdem ich so lange ein grausames Klischee bewohnte. Aber in der Routine der Verzweiflung erstrahlt jede Abweichung als bedeutsames Zeichen. Noch Wochen später glaubte ich verbissen daran, das kleine Geistwesen sei ein Omen gewesen, dass ich eines Tages freikommen würde. Und ich hatte es erschlagen.

Doch die Götter waren mir gnädig.

Ich verließ das Gefängnis in einem mit Sonnenblumen bedruckten Overall, einem weißen T-Shirt und Arbeitsstiefeln. Mein Wörterbuch besaß ich noch immer. Ich kam in einem Übergangswohnheim unter, bis ich schließlich im Schatten der Interstate 35 eine eigene Wohnung fand.

In der Zeit von 2005 bis 2015 hatten die Handys sich weiterentwickelt. Mir fiel auf, dass jeder Zweite da draußen in ein glimmendes Rechteck starrte. So eins wollte ich auch. Um es zu kriegen, brauchte ich einen Job. Ich konnte jetzt eine industrielle Nähmaschine und eine Druckmaschine bedienen, aber die wichtigste Fähigkeit, die ich im Gefängnis erworben hatte, war mörderisch aufmerksames Lesen. In der Bücherei für die Insassen hatte es haufenweise Handarbeitsbücher gegeben. Anfangs las ich wahllos alles, sogar übers Stricken. Als gelegentliche Glücksfälle gab es gespendete Bücher. Von den »Great Books of the World« las ich alle Bände, dazu jede Menge Philippa Gregory und Louis L'Amour. Von Jackie Kettle bekam ich verlässlich jeden Monat ein Buch. Aber mein Traum war, mir meine Lektüre selbst aussuchen zu können. Ich hinterließ meinen sogenannten Lebenslauf, ein Traktat voller Lügen, in jeder Buchhandlung von Minneapolis. Nur eine antwortete mir, weil Jackie dort als Einkäuferin und Managerin angestellt war.

Die Buchhandlung war ein schlichter kleiner Laden gegenüber von einem Schulgebäude aus Backstein in einem freundlichen Viertel. Eine zurückgesetzte blaue Tür führte in den leicht verschrammten, nach Süßgras duftenden und mit Büchern vollgestopften, 75 Quadratmeter großen Verkaufsraum mit Abteilungen für indigene Literatur, Geschichte, Lyrik, Sprachen, Biographien und so weiter. Ich erkannte, dass wir mehr draufhaben, als mir bewusst war. Die Besitzerin erwartete mich in einem kleinen Büroraum mit hohen Fenstern, durch die Streifen sanften Lichts hereinfielen. Louise trug eine altmodische ovale Brille, und ihr Haar wurde von einer perlenbestickten Spange gehalten. Ich kannte sie nur von frühen Autorenfotos. Das Alter hatte ihr Gesicht und die Nase breiter werden lassen, ihre Wangen gepolstert, ihr Haar ergraut und ihr den Anschein von Gelassenheit verliehen. Sie erklärte mir, die Buchhandlung sei ein Verlustgeschäft.

»Vielleicht kann ich ja helfen«, sagte ich.

»Wie denn?«

»Indem ich Bücher verkaufe.«

Ich war zu der Zeit maximal einschüchternd und aktivierte meine alten Verkäuferqualitäten. Den Sonnenblumenoverall hatte ich entsorgt und kultivierte seitdem einen brutal hinreißenden Look – dicker schwarzer Eyeliner, ein grausamer Hieb Lippenstift, Gewichtheberarme und breite Schenkel. Mein Lieblingsoutfit waren schwarze Jeans, klobige schwarze Stiefel, ein schwarzes Footballtrikot, Nasen- und Augenbrauenpiercing, ein eng um die Stirn gebundenes schwarzes Bandana, das meine Haare im Zaum hielt. Wer würde es wagen, mir kein Buch abzukaufen? Louise betrachtete mich ausgiebig und nickte. Sie hatte meinen Lebenslauf in der Hand, stellte aber keine einzige biographische Frage.

»Was lesen Sie gerade?«

»*Almanach der Toten*. Ein Meisterwerk.«

»Das ist es. Und sonst?«

»Comics. Graphic Novels. Und, äh, Proust?«

Sie nickte skeptisch und scannte mich quasi einmal von oben bis unten.

»Es sind düstere Zeiten für Buchhandlungen, und wir werden wahrscheinlich nicht überleben«, sagte sie. »Möchten Sie mitarbeiten?«

Ich begann mit einer Büroschicht nach Ladenschluss und nahm weitere Zeiten dazu. Ich sah Jackie Kettle wieder, die alles gelesen hatte, was je geschrieben wurde, und mir zeigte, wie der Laden funktionierte. Die alte Tookie hatte ihre eigenen Vorstellungen von Gewinnchancen im Einzelhandel. Aber ich widerstand der Versuchung, die Kasse zu leeren, und ich widerstand der Versuchung, Kreditkartendaten abzugreifen, und ich widerstand der Versuchung, die

Non-Book-Artikel zu plündern, selbst den besten Schmuck. Manchmal musste ich mir auf die Fingerknöchel beißen. Nach und nach wurde der Widerstand zur Gewohnheit, und der Drang ließ nach. Ich erarbeitete mir eine Lohnerhöhung, und dann noch eine, und dazu kamen Vergünstigungen wie ein Rabatt auf Bücher oder Leseexemplare. Ich führte ein sparsames Leben. Ging Schaufensterbummeln. Streunte. Nach der Arbeit fuhr ich mit dem Bus hier- und dahin, stieg ein und aus, wo es gerade passte. Vieles hatte sich seit meiner Jugend verändert. Es machte Spaß, mich ohne festes Ziel durch die Stadt tragen zu lassen, in fremde Viertel voller überraschender Menschen. Frauen in fuchsienroten Kleidern mit lila Kopftuch bevölkerten den Gehweg. Ich sah Hmong. Eritreer. Mexikaner. Vietnamesen. Ecuadorianer. Somalis. Laoten. Und eine erfreuliche Anzahl Schwarze Amerikaner und Indigene wie mich. Ladenschilder in Sprachen mit ineinanderfließenden Schriftzeichen und dann Villen über Villen – rausgeputzt, verfallen, abgerissen, von schwebenden Baumkronen beschirmt. Dann die verlassenen Orte – Zugdepots, hektargroße Parkplätze, dystopische Einkaufszentren. Manchmal entdeckte ich ein winziges Restaurant, das sympathisch aussah, und dann stieg ich aus, ging hinein und bestellte Suppe. Ich unternahm eine Weltreise der Suppen. Avgolemono. Sambar. Menudo. Egusi mit Fufu. Ajiaco. Borschtsch. Leberknödelsuppe. Gazpacho. Tom Yam. Soljanka. Nässelsoppa. Gumbo. Gamjaguk. Miso. Pho Ga. Samgyetang. Ich führte in meinem Tagebuch eine Liste mit den Namen und Preisen. Alle waren sehr sättigend und angenehm billig. Einmal bekam ich mit, wie ein Mann am Nebentisch im Café Rinderpenissuppe bestellte. Ich wollte auch so eine Suppe, aber der Kellner bedauerte sehr; sie bekämen nur einen Penis pro Woche geliefert, und der sei schnell vergriffen.

»Die haben auch welche«, sagte ich und zeigte auf ein paar dünne, dickbäuchige Männer.

»Die brauchen das«, sagte er leise. »Das hilft gegen Kater und für … na ja.« Er klappte den Unterarm hoch.

»Ah, verstehe.«

»Ihre Frauen schicken sie her.«

Er zwinkerte mir zu. Statt zurückzuzwinkern, durchbohrte ich ihn mit tödlichen Blicken. Ich wollte ihn einknicken sehen. Das tat er nicht, aber die Gratissuppe war köstlich.

Eines Tages stieg ich am Hard Times Cafe aus dem Bus und lief zu einem Outdoorladen an der Cedar Avenue Ecke Riverside. Midwest Mountaineering hatte einen umzäunten Außenbereich voller Kajaks und Kanus. Sie waren knallbunt – ein Blau, so blau, dass es strahlte, frohes Rot, Sonderangebotsgelb. Als ich auf den Hintereingang zuhielt, um im August einen herabgesetzten Parka abzustauben, spürte ich Blicke auf mir ruhen und drehte mich um.

Diese breiten Schultern. Dieser kantige Kopf. Er stand vor dem Wachsmalkasten aus Paddelbooten. Seine Beine waren dünner geworden, und er trug leuchtend weiße Sneaker. Mit dem Licht im Rücken war er ein schwarzer Umriss. Sein Schatten schmerzhaft gekrümmt, schon seit vor der Zeit als Boxer und als Stammespolizist. Er trat in die Sonne hinaus und erglühte. Flachärschig, schüchtern grinsend, hässlich. Pollux umarmte mich wie ein Riesenbaby und trat zurück. Er kniff die Lider zusammen und schaute mich seltsam kraftvoll an.

»Du bist also frei?«

»Sagen wir so, ich bin draußen.«

»Auf der Flucht?«

»Nein.«

»Dann sag's mir.«

»Was? Wie geht's dir, mein hochmoralischer Potawatomi?«

»Nein, nicht das.«

»Sondern?«

»Sag, du willst mich heiraten.«

»Du willst mich heiraten?«

»Ja, will ich.«

Die Tür ist offen. Geh!

Jetzt lebe ich als jemand mit einem normalen Leben. Einem Job mit normalen Arbeitszeiten, und danach gehe ich zu meinem normalen Mann nach Hause. In ein normales kleines Haus, aber mit einem großen unnormalen fleddrigen Garten. Ich lebe jetzt wie jemand, der sich nicht vor der täglichen Ration Lebenszeit fürchtet. Ich lebe das, was man nur dann ein normales Leben nennen kann, wenn man immer damit gerechnet hat, so zu leben. Wenn man glaubt, man hätte darauf ein Anrecht. Arbeit. Liebe. Essen. Ein Schlafzimmer im Schutz einer Kiefer. Sex und Wein. Nach allem, was ich über die Vorgeschichte meines Stammes weiß, und nach allem, was ich von meiner eigenen Vorgeschichte zu erinnern ertrage, kann ich das Leben, das ich jetzt lebe, einfach nur himmlisch nennen.

Seit dem Moment, als ich begriff, dass dieses Leben jetzt meins war, wünsche ich mir nur kostbares Gleichmaß und

Kontinuität. Und die habe ich. Aber. Ordnung strebt nach dem Chaos. Die Entropie belauert unsere schwachen Mühen. Man muss immer auf der Hut sein.

Ich arbeitete hart, hielt Ordnung, dimmte mein inneres Durcheinander, blieb beständig. Und trotzdem fand der Ärger raus, wo ich wohnte, blieb mir auf der Spur. Im November 2019 holte der Tod eine unserer nervigsten Kundinnen. Aber sie verschwand nicht.

Die Geschichte einer Frau

November 2019

Fünf Tage nachdem Flora gestorben war, kam sie noch immer in den Laden. Ich war nie streng rational. Wie könnte ich auch? Ich verkaufe Bücher. Trotzdem fiel es mir nicht leicht, das als Tatsache zu akzeptieren. Flora kam, wenn die Buchhandlung leer war, immer während meiner Schichten. Sie kannte die Flautezeiten. Als es zum ersten Mal passierte, hatte ich gerade erst die traurige Nachricht erhalten und war leicht zu erschüttern. Ich hörte sie murmeln, dann raschelte es in einem der hohen Regale in der Belletristik, ihrer Lieblingsabteilung. Auf der Suche nach Zuspruch griff ich nach meinem Handy und wollte Pollux schreiben, aber was? Ich legte es weg, atmete durch und befragte die Leere. Flora? Ein gleitendes Schlurfen. Floras weich aufsetzende, leise Schritte. Ihre Kleidung war immer aus einem Material gewesen, das Geräusche machte – Seide oder Nylonjacken, um diese Jahreszeit gefüttert. Dazu kam das kaum wahrnehmbare Tipp-Klicken ihrer zwei Ohrringe nebeneinander, das gedämpfte Klimpern vieler interessanter Armbänder. Irgendwie beruhigten mich diese vertrauten Geräusche so weit, dass ich klarkam. Ich geriet nicht in Panik. Ich meine, für ihr Ableben konnte ich nichts. Sie hatte keinen Grund, mir übel zu wollen. Aber ich sprach sie kein zweites Mal an und arbeitete unglücklich hinter dem Tresen, während ihr Geist sich umsah.

Flora starb am 2. November, an Allerseelen, einem Tag, an dem der Schleier zwischen den Welten dünn wie Papier ist und leicht einreißt. Seitdem ist sie jeden Tag da gewesen. Es ist verstörend genug, wenn eine normale Kundin stirbt – doch Floras sture Weigerung, abzutreten, begann mich zu ärgern. Es war aber auch typisch. *Natürlich* geisterte sie durch den Laden. Flora war eine hingebungsvolle Leserin und leidenschaftliche Sammlerin von Büchern. Und unsere Spezialität ist ihr größtes Steckenpferd, indigene Literatur. Aber jetzt kommt das Nervige daran: Sie war ein Stalker von allem Indigenen. Vielleicht ist Stalker ein zu hartes Wort. Sagen wir lieber, sie war ein Möchtegern von der sehr ausdauernden Sorte.

In meinem alten Wörterbuch war »Möchtegern« nicht enthalten. Es galt damals als Umgangssprache, aber Mitte der Siebziger scheint es aufgenommen worden zu sein. Ein Möchtegern ist jemand, der *gern etwas sein möchte oder gewesen wäre*, wie in dem Satz, den ich so oft zu hören bekommen habe: *Als Kind wäre ich gern ein Indianer gewesen.* Das sagen Leute, die einem mitteilen möchten, dass sie als Kinder Bettlakentipis gebaut, Cowboys bekämpft und kleine Schwestern an Baumstämme gebunden haben. Die stolz darauf sind, sich mit den Underdogs identifiziert zu haben, und jetzt erwarten sie Anerkennung von einer echten Indigenen. Inzwischen nicke ich dann nur und versuche, ihnen ein Buch zu verkaufen, aber die Leute mit diesen Geschichten kaufen oft gar keine Bücher. Ich drücke ihnen trotzdem eins in die Hand, *Everything You Know about Indians Is Wrong* von Paul Chaat Smith. Möchtegern-indianer. Im schlimmsten Fall wird aus diesem nervigen Impuls, *ich möchte gern etwas sein,* eine Art Persönlichkeitsstörung. Aus dem Verb wird ein Substantiv, wenn die Faszination im Erwachsenenalter nicht nachlässt. Flora ging irgendwann vollkommen in ihrer ehrlichen, unerklärlichen, unablässigen, selbstzerstörerischen Wahnvorstellung auf.

Flora erzählte den Leuten, sie sei in einem früheren Leben eine Indianerin gewesen. Anfangs zumindest war das ihre Masche. Durch nichts in der Welt war sie von dieser Vorstellung abzubringen. Später, als sie mitgekriegt hatte, dass »Reinkarnierter Indianer« ein viel verlachtes Klischee war, schwenkte sie um. Sie kam plötzlich mit einer schemenhaften Urgroßmutter an und zeigte mir ein Foto von einer grimmigen Frau mit einem Tuch um die Schultern.

Die Frau auf dem Bild wirkte potenziell indianisch, oder vielleicht hatte sie bloß schlechte Laune.

»Meine Uroma hat sich für ihr indianisches Erbe geschämt. Sie hat kaum darüber geredet«, sagte Flora.

Diese verschämte Oma war auch ein beliebter Topos. Ich erkundigte mich nach ihrem Stamm, und Flora blieb vage. Ojibwe oder Dakota oder Ho-Chunk, sie sei noch am Recherchieren. Ich hätte darauf gewettet, dass sie das Foto vom Grabbeltisch eines Trödelladens geangelt hatte, aber Flora beteuerte, es sei ihr überlassen worden, oder noch besser, »vermacht«. Ich war kurz davor, ihr unbequeme Fragen zu stellen, aber sie tat schon so lange gute Werke. Flora kümmerte sich um verirrte Native American Teens, sammelte Geld für ein Frauenhaus, war ehrenamtlich in der Community aktiv. Was war also schlimm daran, wenn sie eine noch so ausgedachte Verbindung brauchte? Sie kam zu jedem Powwow, jeder Demo, jeder Versammlung. Manchmal ging sie ihre Lieblingsindianer sogar unangekündigt besuchen. Und das Ding ist, sie brachte immer Geschenke – Bücher natürlich oder eine Tüte Gebäck oder eine Kaffeemaschine, die sie auf dem Flohmarkt ergattert hatte, Bänder und Stoffe. Außerdem war sie nett – gutmütig, nicht bloß umgänglich, sondern hilfsbereit. Ich meine, sie wusch einem die Wäsche. Warum hatte ich ein Problem mit ihren Nettigkeiten? Sie gab Essen aus, verlieh Geld, half vor Zeremonien beim Nähen der Quilts. Und sie hatte ständig Tickets für Vorpremieren im Kino, neue Theaterstücke, Vernissagen, meistens für irgendetwas mit indigener Thematik. Bei jeder Veranstaltung blieb sie bis zum bitteren Ende. So war sie immer gewesen, oder so hatte ich es zumindest gehört. Die Letzte, die aufbrach.

Wie im Leben, so auch im Tod. Sie wusste nie, wann es genug war.

Eines Morgens im Laden verlor ich die Geduld und sprach aus, was ihr anscheinend noch nie jemand ins Gesicht gesagt hatte – dass es allmählich reichte. Ich redete mit der Luft. Zeit zu gehen! Sie wurde ganz still. Dann kamen doch wieder ihre schleppenden, schleichenden Schritte. Zeichneten ein Bild ihres lauernden Unmuts. Ich bekam nicht gut Luft, wurde ängstlich, als könnte sich Flora direkt vor meiner Nase materialisieren. Sie war eine auffällige Erscheinung gewesen, eine Frau irgendwo in den Sechzigern von großem Selbstbewusstsein. Sie hatte markante, lebhafte Züge – eine kräftige Nase, ausgeprägte Wangenknochen, rosa Lippenpolster. Ihr graublondes Haar steckte sie gekonnt unordentlich hoch. Flora war hübsch, daran gewöhnt, alle Blicke auf sich zu ziehen, und das wollte sie nicht missen. Einige Natives hatten um sie geworben, aber geheiratet hatte sie irgendwie keinen. Flora liebte Powwows, hatte sich selbst ein traditionelles Outfit genäht, aus Wildleder mit lila Perlenstickereien. Sie hatte jede Menge Bekannte, die ihr das mit der Uroma glaubten oder die sie reden ließen, weil sie so nett war. Verzückt lächelnd hüpfte sie durch den Tanzkreis.

Flora hatte ein Pflegekind, eine inoffizielle Adoptivtochter, die sie als Teenager bei sich aufgenommen hatte: Kateri, benannt nach der Lilie der Mowhawks, Kateri Tekakwitha. Ihre Namenspatronin wurde im Jahr 2012 kanonisiert und ist die einzige indigene Heilige der katholischen Kirche. Die heutige Kateri war als junge Ausreißerin nach Minneapolis gekommen und hatte noch Verwandte in Grand Portage. Vor einem Jahrzehnt ungefähr war sie für Flora zum Mittelpunkt ihres Lebens geworden. Nach der Highschool hatte sich Kateri an der University of Minnesota eingeschrieben. Sie arbeitete gerade an ihrem Lehramtsabschluss. Als sie angerufen und mich über Floras Tod unterrichtet hatte, stellte ich nicht groß Fragen, sondern erkundigte mich nur nach der Beerdigung. Kateri sagte, es sei eine Autopsie geplant und kein Begräbnis. Sie wolle Bescheid sagen, wenn es eine Gedenkveranstaltung gab. Ich begann mich inzwischen zu fragen, wann diese Veranstaltung endlich stattfinden würde. Vielleicht würde eine schöne Zeremonie Floras Geist ja zufriedenstellen und diese Sache regeln.

Eine Woche oder so nach dem Anruf kam Kateri in den Laden. Ich dachte, sie wolle mich zur Gedenkzeremonie für ihre Mutter einladen, die garantiert im American Indian Center abgehalten werden würde. (Wenn sie könnte, hätte Flora aus dem Jenseits eine Schüssel Eintopf mitgebracht.) Kateri ist eine imposante junge Frau. Athletisch, ein bisschen tough. Ihr langes Haar war brutal zurückgestutzt – ein Akt der Trauer unter Natives. Sie trug einfache Kleidung – eine leichte schwarze Windbreakerjacke und Jeans. Kein Make-up, nicht mal Lippenstift. Ihre Augen waren dunkel gerändert und müde, ihr Ausdruck gefasst. Vielleicht übte sie diese Gefasstheit schon für ihre künftige Arbeit. Kateri würde Highschool-Lehrerin werden, eine, die sich nichts vormachen lässt. Ich könnte mir vorstellen, dass viele an ihr eine gewisse Wärme vermissen, aber ich finde ihre Kälte vertrauenerweckend. Sie ist ein unbeirrbarer Profi. Macht einen disziplinierten und hellwachen Eindruck. Von ihr als Vollzugsbeamtin hätte ich mich ferngehalten. Ich fragte mich, was für ein Buch ich ihr unter diesen Umständen verkaufen könnte. Aber sie hatte selbst eins dabei.

»Ich dachte, das solltest du bekommen.«

Sie gab mir das Buch. In Floras umfangreicher Bibliothek gab es seltene Ausgaben alter Werke, Manuskripte, Regionalgeschichte. Von ihren Lieblingsromanen bewahrte sie gern das Leseexemplar auf, und manchmal taten wir ihr den Gefallen, solche Ausgaben online für sie aufzuspüren. Wie alle Bücher, die sie sammelte, hatte Flora auch dieses in Papier eingeschlagen – immer dasselbe cremeweiße Archivpapier –, um den Originaleinband zu schützen. Auf dem Umschlag war ihr persönlicher Prägestempel zu erkennen. Von transparenter Plastikschutzfolie war sie noch nie ein Fan gewesen. Ich hatte ihre Sammlung oft genug gesehen. Die eierschalenweißen Regale in dem navajoweißen Haus mit den taubenweißen Büchern mit den kaum sichtbaren Stempeln machten mich wahnsinnig.

Kateri erklärte es mir. »Meine Mutter ist gegen fünf Uhr

morgens im Bett gestorben, und dieses Buch lag aufgeschlagen neben ihr.«

»Aufgeschlagen!«

Sie sei sehr plötzlich gestorben, antwortete Kateri, was wohl heißen sollte, dass ihr keine Zeit geblieben war, das Buch zuzuklappen. Kateri sagte, eins unserer Lesezeichen sei zwischen den Laken gefunden worden. Floras Tochter hatte das Buch behutsam von der Matratze genommen und sich die Stelle gemerkt. Unser blaues Lesezeichen markierte jetzt die letzte Buchseite, die ihre Mutter gelesen hatte.

Ich fand Kateris Impuls, diese allerletzten Worte zu markieren, krankhaft. Im Grunde war, wenn überhaupt, eher ich krankhaft, weil ich diese verstörenden Besuche aus dem Jenseits erlebte. Ich ertappte mich dabei, Kateri zu lange anzustarren, und schaute weg. Kateri blieb nicht lange. Gerüchteweise wollte sie in das Natursteinhäuschen ihrer Mutter in South Minneapolis umziehen, also hatte sie sicher viel zu tun.

Allein zurückgeblieben, in der Hand das Buch mit seinem bestoßenen, aber ansonsten makellosen Einband, spürte ich die Gegenwart seiner Besitzerin deutlich. Ich hatte mich immer über den Tresen zu Flora vorgebeugt. Ihre Stimme war oft von enttäuschter Hoffnung beladen gewesen. Trotz all ihres Großmuts war es selten vorgekommen, dass Menschen sie glücklich machten. Bücher hingegen schon. Auch jetzt beugte ich mich unwillkürlich vor, und da hörte ich – da bin ich sicher – ihre Stimme. Es war nichts zu verstehen, aber die Stimme gehörte Flora. Ich war so erschrocken, dass ich aufschrie, und dann sehr erleichtert, dass keine Kundschaft da war. Das Buch fest umklammert, wich ich zurück. Es war großformatig, ein solides Stück Handwerk, angenehm schwer und warm. Es verströmte den trockenen, subtilen Duft gut gelagerten Papiers. Ich schlug es nicht auf. Mich verwirrte die Freude, die ich plötzlich beim Klang von Floras Stimme empfand, nachdem mich ihre lebendige Gegenwart dermaßen genervt hatte. Wenn sie sich nicht gerade mit dem Kopf voran in die indigene Überlieferung stürzte, hatte sie sich beinahe religiös der Literatur hingegeben. Sie war eine allesfressende, loyale Leserin gewesen, hatte jede Buchserie bis zum Ende verfolgt. Von ihren Lieblingsautoren kaufte sie nur Hardcover und machte auch bei den Taschenbuchausgaben Unterschiede. Wir teilten Interessen miteinander und stritten um jedes einzelne Thema. Das vermisste ich. Ich vermisste, wie sie im Voraus gewusst hatte, welche Bücher in welcher Saison erscheinen würden. Ihre Vorbestellungen waren ein Zeichen gewesen, dass wir unsere für den Laden erhöhen konnten. Hin und wieder, wenn sie krank oder verhindert war, hatte sie uns gebeten, ihr eine Bestellung zu liefern. Ich war immer diejenige gewesen, die das entsprechende Buch zu ihr nach Hause brachte, und wenn Flora einfach sie selbst war und nicht tief in einer ihrer Indianerobsessionen steckte, setzte ich mich oft auf einen Tee oder einen Wein zu ihr. Wir hatten geredet. Und wie wir über Bücher geredet hatten!

Du musst noch nicht gehen, flüsterte ich, und fügte in einer plötzlichen Anwandlung hinzu: *Die neue Tokarczuk, wie fandest du die?*

Ich legte Floras Buch hoch oben in das Regal mit den Ojibwe-Körben und beschloss, es am Abend mit nach Hause zu nehmen. Da sie immer zu Besuch kam, wenn ich im Dienst war, fand ich, ich sollte es behalten. Außerdem hatte sie mit mir geredet. Nur mit mir, wie es aussah. Ich hatte gruselige akustische Halluzinationen ertragen müssen. Dazu kam, wie sehr die dunklere Jahreszeit die

Sinne schärfte. Die Bäume werden kahl. Im nackten Geäst beginnen sich Geister zu regen. Im November, heißt es, wird der Schleier fadenscheinig.

Raue Buchhandelsromanze

Ungefähr eine Stunde nach Kateris Besuch kam eine unserer jungen Mitarbeiterinnen hereingeschlendert, in ausgefransten weiten Hosen und einem schwarzen Buchladen-Hoodie mit zurückgeklappter Kapuze. Fast alle hier im Laden haben noch ein anderes Leben, und Penstemon Brown ist eine Künstlerin und schreibt. Ihre blau getönte randlose Brille war von Fingerabdrücken verschmiert und ihr Haar zu einem üppigen Knoten gebunden. Sie trug wie immer beneidenswert schöne Stiefel, schwarze Schnürstiefel mit dem metallenen Logo von Red Wing. Meistens bemerkt sie nichts von dem, was um sie herum vorgeht. Ab und zu bemerkt sie alles. Heute musterte sie kritisch das Büchersortiment auf unserem großen vorderen Aktionstisch. Pen ist eine der vielen jungen Natives, die sich in Bücher verlieben und ein reges Lektüreleben haben, eine echte Indigerati. Pen bekehrt Menschen zum Lesen, pflegt unsere Mitarbeiterempfehlungen, nimmt akribisch neue Titel ins Inventar auf und sorgt dafür, dass Schaufenster und Tische zum Stöbern einladen. Den Vordertisch hat ein Freund des Ladens aus den poetischen Überresten eines zerbrochenen Segelboots gezimmert, und Pen hat strenge Kriterien dafür, was sie darauf ausstellt.

»Warum liegt Clarice Lispector nicht draußen?«, fragte Pen.

»Du hast dich in ihre Augen verliebt, falls du dich erinnerst. Du hast sie mitgenommen.«

»Es gab noch ein zweites Exemplar. Das ist jetzt verkauft. Aber du hast recht, das andere habe ich im Rucksack.«

Pen hatte im Buchladen zu arbeiten angefangen, weil sie sich in lebende wie tote Autorinnen verliebte, und gerade pflegte sie eine ungleiche Romanze mit Isak Dinesens Erzählungen. Einmal hatte sie mir erzählt, sie wolle sich ihre Lieblingsautorinnen im Mount-Rushmore-Stil auf die Brust tätowieren lassen. Clarice, Octavia, Joy. Sie schwanke noch zwischen Isak Dinesen, Zitkala-Ša und Susan Sontag. Ich fand die ganze Idee unmöglich, also verunsicherte ich sie mit einem Votum für Marguerite Duras. Aber sollte sie Duras' junges Gesicht aus *Der Liebhaber* nehmen oder das spätere, sexy gereifte? Irgendwann sagte ich ihr, wie schlecht es für ihr Sexleben wäre. Wer will im Bett von vier Augenpaaren angestarrt werden?

»Du wirst überhaupt keinen Sex haben, wenn vier Omas über deine Dodooshag rüberlinsen«, rief Jackie aus dem Büro dazwischen.

»Wie kommst du darauf, dass ich dabei auf dem Rücken liege?«, fragte Pen.

»Und denk dran, was das Alter mit deinem Dekolleté anstellt«, sagte ich sehr sachlich. »Wenn du sechzig bist, sehen sie alle wie *Der Schrei* aus.«

»O mein Gott!«, rief Pen. »Könnt ihr Tanten mich bitte in Ruhe lassen?« Aber sie lachte mit.

Im Grunde ist Penstemon unheilbar romantisch, tief in ihrer Tradition verwurzelt, und ich habe Angst um ihr papierenes Herz. Kürzlich ist sie zu einer ihrer mysteriösen spirituellen Missionen aufgebrochen. Oder sie ist wieder verliebt und will es niemandem erzählen. Penstemon stürzt sich kopfüber in jedes ihrer Techtelmechtel. Heute sah sie aus, als wäre sie dabei im Müll gelandet. Ihr Pulli hatte kreideweiße Schlieren, und am Ärmel leuchtete ein Streifen Ketchup. Ihre Augen sahen vor Schlafmangel hohl aus.

»Bist du gestern überhaupt nach Hause gegangen, oder ist das jetzt deine neue Buchladen-Persona?«, fragte ich.

»Eine raue Persona.« Sie hob einen Fuß und begutachtete den Saum ihrer weiten Hosenbeine. »Ich hab jemanden kennengelernt.«

»Hier?«

Sie nickte und schaute sich im Laden um, wie um sicherzugehen, dass wir allein waren.

»Er ist weiß«, flüsterte sie.

»Stimmt sonst noch was nicht mit ihm?« Das war sarkastisch gemeint, aber Pen nahm es ernst. Sie hat eine Schwäche für rehäugige Jesusgestalten.

»Er mag keine Peperoni«, sagte sie und arbeitete mit leicht entrückter Miene weiter. »Aber er hat einen Bart und lange braune Haare.«

»Du schon wieder …«

Buchhandlungen besitzen den Charme gefährdeter intimer Orte, die jeden Moment vom Turbokapitalismus ausgelöscht werden können. Viele Menschen verlieben sich hier. Es hat sogar ein paar Heiratsanträge gegeben. Penstemon stapfte ins Büro, um signierte Bücher wegzuräumen und die Regale aufzufüllen. Eine Kundin kam herein und stürzte sich begierig auf den Segelbootaktionstisch. Eine Zeit lang stöberte sie herum, dann kam sie zum Tresen und fragte, ob ich Louise sei. Ich sehe Louise kein bisschen ähnlich. Sie ist um Jahre älter. Aber jede Frau, die hier arbeitet, und auch mancher Mann muss mit dieser Frage rechnen. Ich gab ihr die übliche Antwort, die oft sogar stimmte.

»Sie haben sie knapp verpasst.«

»Na schön, ich bin wegen Clarice Lispector hier«, sagte die Kundin. »Ich hätte das Buch auf Amazon bestellen können, aber ich habe mir gesagt – dabei lebe ich meilenweit weg, am anderen Ende von St. Paul –, ich habe mir gesagt, man soll die kleinen unabhängigen Buchhandlungen unterstützen. Deshalb bin ich den ganzen weiten Weg hergefahren, und das hat eine Stunde gedauert, wissen Sie, die I-94 ist nämlich wieder bis auf eine Spur gesperrt …«

»Einen Moment bitte«, sagte ich zu der selbstgefälligen Kundin, der ich trotzdem dankbar war. »Ich glaube, wir haben das Buch auf Lager.«

Ich ging ins Büro, wo Pen bei meinem Eintreten schuldbewusst zusammenzuckte. Sie blätterte in der Lispector.

»Hast du den Buchrücken eingeknickt?«

»Natürlich nicht. Nein. Nein. Ich habe es nur ganz leicht geöffnet.«

Sie betrachtete das Buch. »Es ist perfekt. Hör dir das an. *Von einem ganzen Leben, bei Gott, rettet sich manchmal nur der Fehler, und ich weiß, dass wir keine Rettung finden, solange unser Fehler uns nicht kostbar ist.*«

Mein Fehler. Mein kostbarer Fehler. An das Zitat dachte ich später zurück.

»Das ist aus der Erzählung ›Mineirinho‹. Ein innerer Monolog über die Gerechtigkeit. So ein guter Text!«

»Ich hab hier eine Kundin, die den weiten Weg aus St. Paul angereist ist und ihn lesen möchte.«

»Lass uns ihr einen Nachlass geben, weil ich das Buch aufgeklappt habe und alles. Kann ich es ihr bringen?«

Nichts macht Penstemon glücklicher, als eins ihrer Lieblingsbücher an jemanden zu verkaufen, der es haben will. Mir geht es genauso. Ich schätze, man könnte sagen, dass es uns Spaß macht, aber das Wort »Spaß« benutze ich selten. Es klingt so substanzlos. Glück finde ich bodenständiger, Ekstase ist das Ziel, Zufriedenheit ist am schwersten zu erreichen.

Kundschaft

Als ich damit anfing, Bücher zu verkaufen, war ich abgehärtet. Ich ärgerte mich über jeden, der hereinkam und meine Zwiesprache mit den Büchern in den Regalen störte. Aber die Menschen, die Bücher lieben, haben mich weichgeklopft. Kunden, schätze ich, aber wenn ich dieses Wort benutze, meine ich damit mehr. Wenn man ein Buch empfiehlt und eine Kundin es kauft, geht sie ein Risiko ein, sie vertraut einem. Mich macht Vertrauen nervös. Ich lache dann zu laut oder ramme aus Versehen den Segelboottisch. Es fällt mir schwer, mich zu beherrschen, wenn ich insgeheim denke: *Wenn du wüsstest, wer ich bin, wärst du bei drei zur Tür raus.* Aber es türmt nie jemand. Das Allerbeste ist, wenn ein Kunde wiederkommt und ein Buch mochte, das ich ihm empfohlen habe. Davon kann ich gar nicht genug kriegen.

JUNGE: Für das Buch habe ich mein Geld vom Rasenmähen angespart.

ICH: Ich wusste gar nicht, dass die Kids das immer noch machen.

JUNGE: Die Kids gucken auch immer noch in den Sofaritzen nach Kleingeld. Hier, sehen Sie?

Er hielt mir einen Beutel mit Münzgeld und kleinen Scheinen hin.

ICH: Mich laust der Affe.

JUGENDLICHE: Sie haben noch auf? Gott sei Dank. Ich hab's mir versprochen.
ICH: Was denn versprochen?
SIE: Dieses Buch. Ich habe Geburtstag, und das ist mein Geschenk an mich.

Sie hält die Biographie von Joan Didion hoch.
Die Begegnung versüßt mir den Rest der Woche.

FRAU IM TRAININGSANZUG: Mein Sohn ist ein Teenager und will wissen, wie man ein Feminist wird. Können Sie mir ein Buch empfehlen?

Ich reiche ihr Chimamanda Ngozi Adichies *Mehr Feminismus!*. Ich wünschte, ich wüsste, ob es dem Sohn gefallen hat, höre aber nie wieder von ihr.

FRAU: Es hat Jahre gedauert, aber mit Proust bin ich durch. Ich brauche was Schwieriges.
ICH: Wie wäre es mit den Russen?
SIE: Mein Gott, so weit ist es mit mir gekommen?

JUNGE FRAU: Was empfehlen Sie, wenn sich jemand wappnen muss? Also bildlich gesprochen natürlich.
ICH: Geht es um irgendeinen konkreten Anlass?
SIE: Ja. Ein Familientreffen. Und die meisten, die kommen, sind sauer auf mich.

Ich: Ich will nicht neugierig sein, aber …

Sie: Sie wollen mich dazu bringen, meine Verlobung zu lösen. Ich soll jemanden heiraten, der nicht … es geht um seine Hautfarbe. Sie sprechen es nicht aus, aber es ist so.

Ich: Ich empfehle Ihnen *Das mohnrote Meer* von Amitav Ghosh. Darin gibt's diese irre romantische Szene mit zwei verbotenen Liebenden, die einen Scheiterhaufen seiner Witwe berauben und über das Wasser dem Feuer entkommen …

Papierhandtücher

Nachdem Kateri mir das Buch gegeben und ich es mit nach Hause genommen hatte, blieb unser Hausgeist seinen Gewohnheiten treu. Aber nicht lange darauf beschlich mich die Ahnung, dass Flora auch nachts vorbeikam. Wenn ich morgens den Laden betrat, waren Papier- und Bücherstapel verschoben, als hätte jemand sie durchgeblättert. Ich kam auf eine seltsame Idee – vielleicht suchte Flora nach ihrem Buch, das Kateri mir überlassen hatte. Ich verwarf den Gedanken. Aber die behutsamen Razzien gingen weiter. Ich gewöhnte mich daran, morgens geradezurücken und zu sortieren. Asema Larson war dazu eingeteilt, den Laden aufzumachen.

Asema ist zweiundzwanzig und studiert an der University of Minnesota Geschichte und die Ojibwe-Sprache. Sie ist größtenteils Ojibwe, ihr Großvater unter anderem Sisseton Dakota, und der Rest von ihr ist norwegisch und irisch. Das hatte sie alles eines Tages auseinanderklamüsert, als wir auch mich analysierten. Gestern hatte sie sich krankgemeldet.

»Meine Blutlinien bekriegen einander wieder«, hatte sie gesagt.

»Wovon redest du bitte?«

»Vom historischen Determinismus. Und seinen physischen Manifestationen«, fuhr Asema fort. »Ich habe Bauchkrämpfe. Tut mir leid, kannst du meine Schicht übernehmen?«

Das tat ich, und heute war sie zurück.

»Wie steht es mit dem historischen Determinismus?«, fragte ich.

»Ein bisschen besser«, sagte sie. »Ich habe gestern den ganzen Tag Himbeerblättertee getrunken.«

»Gut, ich habe dich vermisst.«

»Ouuu. Du bist so süß.«

»Danke. Eigentlich war ich überfordert. Es war viel los im Laden. Benutzt ihr jungen Leute kein Midol?«

»Hey, wenn ich ernsthaft traditionsbewusst wäre, würde ich in einer Mondhütte sitzen und mir mit einem langen Stock den Rücken kratzen, damit ich mich nicht selbst beschmutze.«

»Hör bloß auf.«

»Ha, ha«, sagte Asema. »Du weißt ja, wie ich dazu stehe.«

»Wie war dein Sprachendings mit dem Ältesten?«

»Krass gut. Hank und ich sind im Golfmobil durch den Ort gefahren und haben Essen auf Rädern ausgeliefert.«

Mein Blick fiel auf ein Tattoo an ihrem Handgelenk. »Was heißt denn Tattoo auf Ojibwe?«

Asema blickte mich erschrocken an. »Keine Ahnung!« Sie murmelte ein paar mögliche Übersetzungen, dann textete sie Hank. Eine Zeit lang starrte sie auf ihr Handy.

»Mazinizhaga'ebii'igan«, sagte sie dann.

»Das ist ein viel längeres Wort.«

»Auf Ojibwe ist alles viel länger.«

Sie sah mich bedeutungsvoll an, was ich ignorierte. Was die Tattoos angeht, ist sie weiter als Penstemon. Auf der linken Schulter trägt sie einen Habicht, der im Sturzflug ein paar Schwalben zum Handgelenk hinab jagt. Sie spart darauf, dass die Schwalben ihren rechten Arm hochfliegen können, um dort auf der Schulter ihre Nestlinge zu füttern. Wenn sie dann die Hände ineinanderlegt, erzählt ihre Haut eine Geschichte des Überlebens. Ihr langes braunes Haar ist zu zwei kindlich über die Ohren hängenden Zöpfen geflochten. Sie ist eine gnadenlose Kritikerin. Gegenüber allem. Nicht nur Bücher entlarvt sie, sondern Geschichte, politisches Wortgeklingel, Lokalgrößen, Musik, weiße Menschen, andere Indianer und auch die Abläufe im Laden. Ich wartete hoffnungsvoll darauf, dass sie die morgendliche Unordnung erwähnte, weil sie neulich morgens aufgemacht hatte, aber es kam nichts. Als ich fragte, ob alles an seinem Platz gewesen sei, als sie reinkam, sagte sie, ich hätte wie immer alles ordentlich hinterlassen.

Also kannte dieser Geist unseren Schichtplan, und anscheinend galt sein Interesse auch diesmal nur mir.

»Unsere Regalstopper sehen schlimm aus«, sagte Asema und stellte die Bücher weg, die wir gerade ins System aufgenommen hatten.

»Damit hat Pen gestern angefangen«, sagte ich.

»Ich mach's fertig.«

Pen ist die Ordentlichste von uns im Laden, aber Asema erträgt es nicht, wie am nächsten Tag alles wieder scheinbar bergab geht.

»Außerdem brauchen wir einen besseren Staubsauger«, sagte Asema. »Ich hasse es, wenn die Fliegen nach dem Sommer sterben, und im Winter schlüpfen die Larven, und die sterben dann auch, und es wird immer inflationärer.«

»Eine Tote-Fliegen-Inflation quasi. Verstehe.«

»Wir brauchen einen kleinen Handstaubsauger«, sagte Asema. »Unser Laden hat ein Staubproblem.«

»Ich find's großartig, wenn ein junger Mensch wie du sich mit Staubproblemen abgibt!«

»Ach, Mama Bär.«

»Nenn mich nicht so!«

»Und die Fenster. Echt eklig.«

Asema sprühte Essigwasser auf die Scheiben, wischte sie sauber und machte mit den Toiletten weiter.

»Scheiße«, hörte ich sie sagen.

»Wortwörtlich?«

»Nein, nur wieder die Papierhandtücher. Irgendjemand zieht immer zu viele Tücher aus dem Spender und verstreut sie überall.«

»Warte mal.«

Ich ging rein, um ihr zu helfen. Die billigen braunen Papierhandtücher lagen auf dem Boden verteilt, genau so, wie Flora sie in ihrer Eile immer hinterlassen hatte.

Lachsforellen

Zusammen mit Flora verloren wir auch das Licht. Zum Ende der Sommerzeit verschob sich der Tagesablauf rückwärts, was ich immer als unangenehm empfunden habe.

Vormittags war es heller, aber es wurde beklemmend früh dunkel. Der Himmel war schwarz, wenn ich um sechs den Laden abschloss und heimging, mit knurrendem Magen, weil seit einer Stunde der Duft von Soupe au Pistou aus dem Restaurant nebenan durch die Wand drang. Die Fenster der Häuser, an denen ich vorbeikam, waren wie kleine, zartgolden ausgeleuchtete Theaterbühnen. Anfangs ertrugen Pollux und ich es nicht, im Dunkeln an beleuchteten Fenstern vorbeizugehen. Als Kinder hatten wir in dieser Stadt gehungert. Aber inzwischen wohnten wir in einem bürgerlichen Stadtteil und gewöhnten uns an die flüchtigen Einblicke in kleine Dramen oder tröstliche Szenen. Eine Frau redete gestikulierend mit einem Kind, das den Kopf über ein Treppengeländer reckte. Ein Mann starrte auf seinen Computerbildschirm. Ein Junge betrat das Zimmer und drehte sich hin und her, um seine Hose zu bewundern. Vor einem Rechteck voller bewegter Bilder zeichneten sich zwei Köpfe auf dem Sofa ab. Die kleinen Tableaus sind oft nur für kurze Zeit zu sehen – bevor die Leute sich für die Nacht einigeln. Es lag noch kein Schnee, denn es war für die Jahreszeit ungewöhnlich warm. Schon bei diesen Spaziergängen durch die stillen Straßen befiel mich eine Nostalgie, ein Gefühl träumerischer Verstörung und dann Verzweiflung darüber, wie der Klimawandel mit geschmeidiger Leichtigkeit unsere Welt verändert und das Kostbare, die Normalität zu Fall bringt. Im November eine schöne Straße entlangzuspazieren und sich im Pullover wohlzufühlen war ein getrübtes Vergnügen.

Unser Haus gehört auf der Straße, auf der wir wohnen, zu den letzten kleinen Gebäuden. Die Allee wird noch von ein paar verkrüppelten Ulmen beschattet, und wir haben einen wild wuchernden, altmodischen Garten. Es gibt ein voll ausgestattetes Bad im oberen Stockwerk und unten ein kleines, neben dem winzigen Arbeits- oder Gästezimmer hinter der Küche. Wir haben unter der Treppe noch ein Klo eingebaut – man muss sich durch die Tür ducken und passt nur gebückt auf die Schüssel. Pollux ist zu groß, um da reinzupassen. Sein Onkel, ein Bauunternehmer, hat das Haus gekauft, als in den Neunzigern die Preise am Boden waren, weil er nah an einem See wohnen wollte. Durch die Vordertür betritt man einen gemütlichen Wohnraum, von dem der Küchenbereich durch einen schweren alten Mahagonitisch abgetrennt ist. Den haben wir bei einer der vielen Haushaltsauflösungen gekauft, die hier in der Gegend stattfinden. Wir besitzen sogar eine handgemachte, puppenhausgroße Nachbildung eines der Häuser mit den typischen Säulen, die über beide Stockwerke reichen. Alles ist mit Möbeln aus Nachbarhäusern ausgestattet, die sich leeren, weil ihre Besitzer sich verkleinern, wegziehen oder sterben. Die vagabundierenden Sessel, die endlos weitergereichten Vitrinen und geschnitzten Bettgestelle, die Sofas und vielgeliebten Schreibtische drehen ihre Runden von einem Leben zum nächsten. An ihre Vorbesitzer erinnern nur ein zufälliger Orca-Sticker, die Zahnabdrücke eines Hundes am Tischbein oder, wie bei meinem Schreibtisch, eine Buddha-Postkarte und eine bebilderte Anleitung zur Herz-Lungen-Wiederbelebung, die in einer der Schubladen festgeklebt wurden.

Pollux und ich taten, als hätten wir einen harten Tag hinter uns und müssten uns auf das Sofa fläzen. Mein Tag war tatsächlich etwas anstrengend gewesen mit der unheimlichen Erscheinung, die ich für mich behalten musste, während ich Regale einräumte, Lagerbestände prüfte oder Kunden anrief. Aber Pollux' Tag ziemlich sicher nicht. Er war angeln gewesen. Nach dem Tod seiner Mutter war mein schläfriger, silbrig bezopfter Potawatomi von seiner raubeinigen, heißgeliebten Nookomis, seiner Großmutter Noko, aufgezogen worden. Weil sein Vater ihn eine Woche lang allein in der Wohnung zurückgelassen hatte. Weil sein Vater ihn im Wald zurückgelassen hatte. In einem Einkaufzentrum. Weil sein Vater ihn bei einem Freund zurückgelassen hatte, der einen Herzinfarkt erlitt und starb, während Pollux ihm die Füße warm hielt. Deshalb nahm Noko ihn auf, und sie zogen ins nördliche Minnesota. Sie heiratete einen Ojibwe. Das Leben wurde besser. Pollux ging auf eine normale Highschool und begann seine Boxkarriere. Als er das Boxen aufgab, trat er den Dienst bei der Stammespolizei an. Und nach meiner Festnahme kündigte er dort und zog wieder nach Minneapolis zurück. Sein Onkel gab ihm Arbeit in seinem Bauunternehmen und hinterließ es ihm später, ebenso wie das Haus. Anfang 2008, kurz vor der Krise, verkaufte Pollux die Firma und zwei neue Häuser. Den Erlös investierte er in Aktien, als der Markt dann einbrach. Seit wann gehen Indianer an die Börse? Das habe ich ihn irgendwann gefragt. Er sagte bloß: »Weißer Mann viel verrückt. Ich das nutzen.« Seine Aktien stiegen auf mehr als ihren früheren Wert. Jetzt verschaffen sie uns ein bescheidenes Einkommen. Pollux baut in seiner Garage Designermöbel. Von dem Gewinn kauft er Materialien für seine zeremoniellen Rasseln und Adlerfederfächer. Er hatte sogar beim U. S. Fish and Wildlife Service beantragt, dass sie ihm einen Adler schicken sollten. Seit fast einem Jahr wartete er auf seine Bestellung. Pollux nimmt oft als Oshkaabewis, als Helfer, an Ojibwe-Zeremonien teil. Wir können es uns

– beinahe – leisten, dass er mit der Handtrommel herumspringt und ich in einem Buchladen jobbe.

Leibliche Kinder haben wir keine, aber Pollux' Bruder hat uns eine Nichte hinterlassen. Traditionsgemäß stehen die Kinder gleichgeschlechtlicher Geschwister ihren Onkeln und Tanten nahe. Pollux nennt seine Nichte Tochter und sie ihn Dad.

»Hetta hat sich gemeldet«, sagte Pollux.

Mein Herz schlug schneller. Mir bedeutet Hetta auch viel, und ich betrachte sie auch als meine Tochter, obwohl sie mich nicht mag. Er bemerkte meine Erregung.

»Keine Panik, ihr geht's gut. Sie hat die Rolle nicht angenommen.«

»Ah, Gott sei Dank, das klang so fragwürdig.«

Hetta hat ihr Studium am Institute of American Indian Arts in Santa Fe abgebrochen und kellnert. Sie wird öfter eingeladen, in Filmen oder Videos mitzuwirken, besonders wenn zur Zeit des Indian Market die ganze Stadt von Künstlern und Sammlern wimmelt. Ich habe Angst um sie, weil sie unfassbar lebhaft ist, sturköpfig und ganz schön wild. Sie ist mit Asema befreundet.

»Ich glaube nicht, dass es so was wie ein Pornofilm war. Jedenfalls hat sie abgelehnt! Mach dir keine Sorgen. Wenn sie angenommen hätte, wäre ich persönlich hingefahren und hätte sie nach Hause geschleift.«

Hetta redet seit fast acht Monaten nicht mit mir, aber zu Pollux hält sie Kontakt.

»Ich weiß, dass du dich gekümmert hättest. Ich bin so eine schlechte Mutter.«

»Fang gar nicht erst an.« Pollux wackelte mahnend mit dem Finger. »Ich habe sechs Forellen gefangen.«

Der Herbst war so warm, dass manche Bäche noch keine

Eisdecke trugen. Er ging gut eine Stunde entfernt in Wisconsin mit einem Freund auf Fischfang und kam meistens mit fertig ausgenommenen, einen Fuß langen Forellen in Gefriertüten nach Hause. Die Fische sahen so perfekt aus, dass ich ihn verdächtigte, einen dieser extra bestückten Forellenteiche für Touristen besucht zu haben, aber er beteuerte, dass dem nicht so sei. Er erkundigte sich nach meinem Tag in der Buchhandlung. Ich erzählte ihm von einer Lesegruppe aus strickjackentragenden, praktisch frisierten Damen, die sich Marlon James' *Schwarzer Leopard, roter Wolf* ausgesucht hatten und sich entschlossen in seine erzählerischen Fieberträume stürzten. Sie lasen einander voller gedämpfter Begeisterung daraus vor.

»Gibt es sonst noch was Neues von Hetta?«

»Nein, nichts.«

Ich wusste, dass das nicht stimmen konnte. Trotzdem lehnte ich mich ins Polster zurück und schloss die Augen. Es hat sich eingespielt, dass Pollux Fleisch kocht und ich Fisch. Mit Suppen wechseln wir uns ab. Ich schob innerlich alles beiseite bis auf die Forellen. Im Garten wollte ich ein großes Bund Petersilie, Oregano, Estragon und Rosmarin pflücken, die alle längst hätten erfrieren sollen und stattdessen unter einer dünnen Schicht Kiefernnadeln weiterwuchsen. Die Kräuter wollte ich hacken und den Fisch damit und mit Knoblauch füllen, um ihn anschließend in Butter zu dünsten. Meersalz, Wein. Wie köstlich sie schmecken würden, diese rotfleischigen, wie ein Bach glitzernden Forellen.

Und genau so kam es.

Nach dem Essen gingen wir spazieren. Der harte Strahl meiner Stirnlampe durchschnitt das schaumige Grau der urbanen Nacht. Es war ein minderes, menschengemachtes Dunkel, ganz anders als das herzzerfleischende Schwarz des

Nordens. Unter dem Schlafzimmerfenster führte ein abschüssiger Gartenpfad an einer gewaltigen Weymouth-Kiefer vorüber. Das Grundstück endete an einer schmalen Hintergasse, nicht mehr als ein Feldweg. Diesen Weg entlang, jenseits der Schnellstraße, erstreckte sich ein überraschend wildes Gehölz aus Eschen, Sibirischen Ulmen, Ahornbäumen, Eschenahorn, Zürgelbäumen, Kreuzdorn und Kletten einen Hang hinunter. Zu dessen Füßen ein Ort voller verborgener Schönheit: Ein Rad- und Fußweg verlief unter den wankenden Kronen von Pappeln und Birken und bog ab in ein Stück wiederhergestelltes Prärieland, das sein Graslicht verströmte und den Sommer über vor Insekten summte. Dort unten holperte nachts ein Güterzug vorüber. Auf dem Weg in den Wald mussten wir eine Baustelle überqueren. Die Stadt hatte beschlossen, quer über die grüne Fahrradtrasse Tramschienen zu bauen. Eines Tages würden die Häuser in unserem Viertel – viele waren Privatpensionen gewesen – modernen Mietskasernen weichen, das Dickicht zahm zurechtgestutzten Parks.

Oder alles würde noch mehr verwildern.

Die Gegend gehört zur Heimat der Dakota, zum Territorium von Cloud Man und seinen Leuten. Ihr Dorf lag irgendwo am Bde Maka Ska, dem See der weißen Erde. Als alles noch Sumpfgebiet war, wuchs hier Wildreis. Dazu die sorgsam eingebetteten Maispflanzungen der Dakota. Elche wateten durch die Tümpel. Vielleicht hatten Wölfe ihren Bau, wo jetzt unser Garten liegt. Bären streiften durch die licht bewaldete Savanne und mästeten sich an Eicheln. Heute gingen wir schweigend spazieren und lauschten den Eulen.

Im flüsternden Dunkel dachte ich an Asemas Leute, die Dakota-Vorfahren ihres Vaters. Sie waren 1862 von hier geflohen, zu Beginn des Dakotakriegs, als die Regierung von Minnesota freiwilligen Scouts fünfundzwanzig Dollar für jeden Indianerskalp bot. Womöglich waren sie bis dahin mit genau diesem Flecken Erde verbunden gewesen oder sogar mit dem Boden, auf dem die Buchhandlung steht. Ich schaute in die Bäume hoch, in die schlanken Äste, die sich im Windhauch aneinander rieben. Das Gestrüpp wimmelte von verstohlen raschelnden Geräuschen. In vielen Büchern und Filmen hallten Erlebnisse nach wie meine heimlichen Begegnungen mit Flora. Der Standard waren ruhelos umhergeisternde Indianer. Hotels wurden von den Menschen heimgesucht, deren Knochen unter ihren Fundamenten und Kellern lagen – eine präzise übersinnliche Archäologie des schlechten Gewissens angesichts der brutalen amerikanischen Geschichte. Vieles von dem, was mit mir passierte, passierte auch in Geschichten. Ruhelose Indianer. Gab es auch ruhelose Siedler? Ruhelose Möchtegerne? Nach Penstemons Ansicht werden Ereignisse in unsichtbaren Welten vom Magnetfeld der Erde gesteuert. Vielleicht kreuzen sich da, wo der Buchladen steht, geheimnisvolle Sphären. Sie mussten sich berührt haben, während einer kosmischen Verschiebung, während eines Sonnensturms womöglich – etwas hatte die Realität erschüttert. Vielleicht waren Cloud Mans Verwandte sauer auf mich, weil ich eine Beziehung mit einem Potawatomi hatte.

Ich griff nach der Hand meines Mannes und fragte ihn, wer die Erbfeinde der Potawatomi gewesen waren.

»Wir waren Feuermacher«, sagte er. »Daher mochten uns die Leute.«

Boodawe, das Wort, aus dem vielleicht Potawatomi wurde, bedeutet auf Ojibwe »ein Feuer entzünden«. Manche Ältesten nennen die Potawatomi die Feuermacher.

»Vielleicht waren deine Vorfahren Brandstifter«, sagte ich. »Warum hätte man euch sonst nach etwas benennen sollen, was jeder konnte?«

»Oh, wir waren was Besonderes. Wir konnten mit bloßen Händen Feuer machen.«

Er blieb stehen, rieb kräftig seine Hände aneinander und legte mir die heißen Handflächen an die Wangen. Wir standen auf einem kahlen Flecken neben dem Fußweg. Meine Stirnlampe schien ihm direkt in die Augen. Ich hob die Hand und knipste sie aus. Wir verharrten im atmenden städtischen Dunkel, und ich lehnte mich an ihn. Ließ mich in Pollux hineinfließen. Ich konnte an meiner Brust sein Herz schlagen spüren, tastete mich ohne Licht auf den Pfaden in seinem Innern voran. Wenn ich in seinem Herzen eine Klippe hinunterstürzte, würde er mich jederzeit auffangen. Mich ins Licht zurückbringen. Ich erinnerte mich an seinen Anblick vor den leuchtend bunten Kajaks von Midwest Mountaineering, an seinen Umriss und den Schatten darin.

»Glaubst du an Gespenster?«, fragte ich.

»Du weißt doch, dass ich das nicht tue. Oder was ich darüber denke.«

»Ich dachte, vielleicht hast du ja deine Meinung geändert.«

»Nein.«

»Aber wenn du doch deine Meinung ändern würdest und es gäbe Gespenster, wen würden sie heimsuchen? Würden sie normale Menschen heimsuchen? Gute Menschen? Oder eher Menschen wie mich?«

Pollux knipste seine Stirnlampe an, umfasste meine Schultern und stellte mich vor sich hin. Ich hielt mir die Hand über die Augen.

»Mach die aus, ja?«

»Ich will bloß sehen, wen ich vor mir habe. Wer sind diese ›Menschen wie ich‹?«

»Menschen, die die Toten entehren.«

»Er war vorher schon ehrlos«, sagte Pollux.

»Ich weiß. Er war ein Frettchen. Aber es gibt trotzdem so einiges, was ich bereue. Vor allem bereue ich, dass ich Budgie nicht in die Achselhöhlen geschaut habe.«

Pollux nahm meinen Arm, und wir machten uns schweigend auf den Heimweg. Ich wusste, dass er meinte, Menschen, die Gespenster sahen, hätten keine funktionierenden mentalen Grenzen. Sie glaubten auch an lauter andere Dinge, die ihn nervten. An böse Feuerkugeln zum Beispiel oder an irgendwelche Wesen, die ihm kein Wort wert waren. Ich wollte auf keinen Fall, dass Pollux mich für beschädigt hielt, jedenfalls nicht so.

Als wir zu Hause angekommen waren und unsere Jacken und Handschuhe ablegten, machte er den Mund auf.

»Du solltest aufhören, so was zu denken, Tookie. Du bist nicht dieselbe, die damals den alten Budgie schanghait hat. Sondern eine nerdige Bücherfrau, die tausend unterschiedliche Fischrezepte kennt.«

»Danke, Ninaabem«, sagte ich. »Aber was wäre, wenn? Was, wenn ich von einem Gespenst heimgesucht würde?«

Pollux warf mir den genervten Blick zu, den ich so fürchtete, aber dann wurde sein Ausdruck milder.

»Das kommt jetzt nicht von mir, ja? Aber wenn das je passieren sollte, würde meine Großmutter sagen, man solle mit ihm reden, es bitten, einen in Ruhe zu lassen, das Haus mit Zeder und Salbei räuchern, Tabak niederlegen, dem armen Geist etwas Trost gönnen, sich aussöhnen.«

»Okay«, sagte ich. »Danke. Ich gehe heute früh schlafen.«

Pollux gab mir einen Kuss auf den Scheitel und schloss die Schlafzimmertür. Er wusste, dass ich manchmal einen Rückzugsort brauchte. Ich schlüpfte nackt in unser großes Doppelbett mit der Schaumauflage und dem Überzug, der sie festhielt. Mit sorgfältig ausgewählten Kissen aus dem Outlet-Store. Mit billigen weißen, aber richtig weißen Laken und Bezügen. Wenn ich mich ins Bett lege, erlebe ich das Glück und die Erleichterung eines Menschen, der eine geheime Dimension betritt. Hier darf ich nutzlos sein. Die Welt kann sich ohne mich weiterdrehen. Hier hält mich die Liebe.

Doch selbst in dieser perfekten Zuflucht weigert sich mein Bewusstsein oft, loszulassen. Jackie, die an Schlaflosigkeit leidet, hat mir erzählt, ihr ginge es genauso. Sie sei überwachsam, sagt sie, und habe Schwierigkeiten, die Kontrolle abzugeben. Ich lag wach und dachte an Flora. Ich würde den Laden räuchern. Und ich wollte mir ihren üblichen Weg durch den Verkaufsraum merken. Es schien da nämlich ein Muster zu geben. Irgendwann legte sich Pollux zu mir und schlief sofort ein. Ich versuchte nicht, mich gegen die Schlaflosigkeit zu wehren. Ich lauschte den Atemzügen meines Mannes, bis er in den Tiefschlaf sank und neben mir schnarchte. Der Güterzug zog im langsamen Galopp durch die Wälder und Felder. Eulen schwatzten, ein Fuchs bellte. Auf der Straße zogen betrunken lachende Menschen vorüber. In der Ferne heulten Sirenen. Eine Weile rauschte der Wind durch die Weymouth-Kiefer – mein Lieblingsgeräusch. Diese einsame Intensität schlich sich ein, dieser Schauder des Seins-oder-Nichtseins. Irgendwann begann ich mir Sorgen um Geld zu machen, bis mein Hirn kapitulierte.

Miigwechiwigiizhigad
(Der Danksagungstag)

Unser alljährliches vorweihnachtliches und vorerntedankliches Strategietreffen. Wir trugen alle Sitzgelegenheiten aus dem Laden zusammen und machten es uns zwischen den Young-Adult-Regalen gemütlich. Unser Einkäufer, allwissender Internetguru, Technikfreak und Problemlöser war über Lautsprecher zugeschaltet. Nick arbeitet von zu Hause.

»Da sind wir wieder«, sagte er.

»Von Osten geht ein Stern auf«, sagte Louise.

»Der Stern des Reichtums«, sagte Asema.

»Der Alles-oder-Nichts-Stern«, sagte Jackie.

Jackie trug ein Paar der silbernen Federohrringe, die wir im Laden verkaufen, und hatte diesen ernsten, einschüchternden, Native-Frau-in-den-besten-Jahren-regelt-das-alles-Ausdruck im Gesicht. Die meisten, entscheidenden Umsätze des Jahres machten wir immer vor Weihnachten. Und es gab Zeiten, harte Zeiten, in denen das nicht klappte.

»Bis jetzt sind wir im Rückstand«, sagte Jackie.

»Weil's noch nicht geschneit hat«, sagte Asema. »Nur der Schnee lockt den Minnesotaern das Geld aus der Tasche. Das erste Weiß löst immer eine kleine Panik aus.«

»Ich hasse Weihnachten«, sagte ich.

»Tun wir das nicht alle? Aber so ist der Einzelhandel«, seufzte Pen wie in einem abgeklärten Fernsehdrama.

»Du guckst wieder *Battlestar*, oder? Habt ihr euch getrennt?« Jackie schaute streng.

»Er hat nicht funktioniert«, sagte Pen.

»Ganz schön hohe Fluktuation.«

»Er hat sich die Haare geschnitten und den Bart abgenommen.«

»Lasst uns wieder auf Weihnachten zurückkommen«, sagte Nick. Er lieferte eine kluge, konzise Zusammenfassung alles Wesentlichen und verabschiedete sich aus der Runde.

Alle starrten auf das Telefon. Pen winkte.

»Können wir alle mehr arbeiten?«, fragte Jackie. »Gruen?«

Gruen, ein Freund von Asema, war im letzten Weihnachtsgeschäft als Aushilfe zu uns gestoßen, aber weil es dermaßen gut lief, war er praktisch zum Vollzeit-Mitarbeiter geworden. Gruen ist ein deutscher Austauschstudent, der sich in indigene Sprachen verliebt hat. Er will Ojibwe-Lehrer werden, was Asema ebenso sehr ärgert wie freut. Wir stellten unsere Schichtpläne zusammen und sorgten uns darum, ob wir zu Stoßzeiten genug Platz für die vielen Kunden haben würden, und dann sorgten wir uns darum, ob überhaupt genug Kunden kämen. Wir hörten auf, uns zu sorgen, und aßen Jackies Kekse, gewürzte Hafercookies mit Rosinen. Wir tranken warmen Cider und beratschlagten über unsere komplizierten Versandabläufe und ob wir eine zweite Geschenkverpackungsstation einrichten sollten, auch wenn sie womöglich den Weg zu den Toiletten versperrte. Die Kinderbuchabteilung wurde ausgiebig daraufhin begutachtet, ob sich dort weitere Bücher zwischenlagern ließen.

Ich war ganz woanders. Bei der Geschichte mit dem Versand hörte ich gar nicht zu, obwohl ich das Problem selbst aufgebracht hatte. Irgendwas mit der Reihenfolge der Bestelleingänge? Ich schaute mich in der Runde um. Alle verstummten und warteten, dass ich etwas sagte. Die Cookies waren weich und saftig. Zur Hölle damit, dachte ich, und wandte mich an alle.

»Es geht um Flora.«

Jackie lehnte sich in ihrem Stuhl zurück. Pen verschränkte die Hände ineinander und senkte den Blick, ob im Gebet oder weil ihr etwas nicht passte. Gruen schien sich zu fragen, ob er mich richtig verstanden hatte. Asema weitete ihre großen braunen Augen und berührte Louise an der Schulter.

»Wie bitte?«, fragte Louise.

»Flora«, sagte ich.

Gruen schaute erwartungsvoll. Er interessierte sich immer für alles, was ich sagte. Für meine indigene Perspektive. Ich nahm allen Mut zusammen, um zu sagen: *Ich schwöre euch, sie kommt immer noch in den Laden, sie besucht mich jeden Tag …*

»Du hast recht«, sagte Louise. »Wir sollten eine Gedenkstunde abhalten. Eine Karte für Kateri schreiben. Und vielleicht irgendwo einen großen Stapel indigene Bücher in ihrem Namen spenden.«

Asema griff ins Regal und nahm eine von Carly Bordeaus Postkarten mit Wölfen heraus.

»War sie aus dem Wolfclan?«, fragte Gruen.

»Aus dem Waschbärclan«, sagte Asema und gab die Karte samt Kugelschreiber an Penstemon weiter, die schon ihren eigenen violetten Fineliner in der Hand hielt. Pen beugte sich vor und schrieb.

»Waschbärclan? Das ist aber interessant.« Gruen wartete auf mehr, aber Asema ignorierte seinen fragenden Tonfall.

»Sie macht sich über dich lustig«, sagte Jackie. »Einen Waschbärclan gibt es nicht.«

»Nicht soweit du weißt jedenfalls«, sagte Penstemon und gab die Karte weiter. »Ich wette, irgendwo gibt es doch einen Stamm mit einem Waschbärclan. Das sind allesfressende kleine Trickster.«

»Flora war eine Allesfresserin«, sagte Asema. »Beim Lesen, meine ich.«

»Sie war meine nervigste Lieblingskundin«, sagte ich. »Flora war so oft bei uns im Laden, dass ich immer noch, ich meine, *jetzt* noch hören kann, wie sie jeden Tag zur selben Zeit hier auftaucht und sich umschaut.«

Mir schlug das Herz bis zum Hals. Jetzt war es raus. Aber so wie ich es formuliert hatte, klang es viel zu plausibel. Ich hatte nichts von Geistern gesagt, von Heimsuchungen oder Spukgestalten.

»Ach, Tookie! Aber echt.«

Louise lebt schon lange mit einem Hausgeist unter einem Dach. Aber es ist eine freundliche Seele. Niemand, den sie kennt. Das Gespenst erscheint so oft in ihrem Arbeitszimmer, dass Louise sogar vermutet, es sei gekommen, um ihr beim Schreiben zu helfen.

Jackie wedelte vor mir mit dem Cookieteller und sagte: »Hier, komm, nimm zwei.« Das war ihre Art, Trost zu spenden, und meistens half es.

Asema holte die Abalonemuschel hervor, die wir unter dem Tresen aufbewahren, und rollte etwas Präriesalbei zu einer Kugel. Gruen gab ihr sein Feuerzeug, und sie zündete das Bündel in der Muschelschale an, um zu räuchern. Die Schale wurde einmal herumgereicht, jeder benetzte sich mit dem Rauch, und dann drehte Asema eine Runde durch den Laden und wedelte ihn in jede Ecke. Währenddessen versuchte ich mit dem Gespenst zu reden, wie Pollux' Großmutter es mir geraten hätte.

»Flora, du musst jetzt loslassen«, sagte ich.

Meine Kolleginnen hoben die Brauen, wirkten aber nicht sonderlich verwundert. Ich wartete. Von Flora kam keine Antwort.

»Was auch immer du suchst, ist nicht hier«, rief ich. »Hast du gehört, Flora? Es wird Zeit, loszulassen.«

Asema wandte sich von der Belletristik ab, und mit einem satten Klatschen fiel ein Buch zu Boden. Jeder Einzelne von uns zuckte zusammen. Wir saßen wie angewurzelt da und schauten mit offenen Mündern vom einen zur anderen.

»Ich hab's runtergeworfen! Kriegt euch ein!«, sagte Asema. Damit war der Bann gebrochen, aber ihre Stimme klang dünn. Sie stand weit von dem Regal entfernt, aus dem das Buch heruntergefallen war. Der Aufprall auf dem Boden hatte wütend geklungen, fand ich. Er hatte geklungen wie damals, wenn meine Mutter, statt zu reden, etwas gegen die Wand oder auf den Boden geworfen hatte. Ich ging hin und sammelte das Buch auf. Es war *Euphoria* von Lily King. Ich stellte das Buch ins Regal. Rückte es zurecht.

»Kein Grund zur Aufregung!«, sagte ich mit gepresster Stimme. Ich versuchte zu lachen, aber mir wummerte das Herz gegen die Rippen. »Es stand quer davor, es musste irgendwann fallen.«

Das war nicht die Wahrheit.

Bücherpfade

Oft folgt das Bewusstsein einer Buchhändlerin den stöbernden Kunden. Den ganzen Tag über sammeln sich in einer Nische des Bewusstseins Wegskizzen von den Bewegungen der Käufer an. Bei Ladenschluss müssen Bücher, die auf Sesseln, Fensterbänken oder im falschen Regal zurückgelassen wurden, an ihren Platz zurück. Ich weiß immer, wo jedes einzelne herkommt. Ich weiß, welche Kundin welches Buch mit sich herumgetragen hat. Ich weiß, welches von wem verworfen wurde, wer noch ein weiteres gewählt und auf einen Sessel oder ins Regal gelegt hat.

Wie alle anderen Kunden hinterließ Floras Geist eine Spur. Nachdem sie eine Weile im Beichtstuhl herumgeraschelt hatte, begann sie immer in ihrer Lieblingsabteilung, der Belletristik, schlich dann zu den Sachbüchern und Biographien und führte heimliche Ermittlungen in der Abteilung für indigene Literatur. Wenn ich wegsah, durchstöberte sie den Segelboottisch. Schließlich glitt sie an den Kochbüchern und der Lyrik vorüber. Irgendwann drangen wieder Geräusche aus dem Beichtstuhl. Dann Stille. Flora war eine extrem fromme Katholikin gewesen, und vielleicht tröstete sie der Beichtstuhl, den wir inzwischen die Versöhnungskabine nannten.

Eines Tages warf Flora wieder das Lily-King-Buch herunter. Sie beschädigte das Buch in einem Anflug von Frustration, wie es aussah, und in mir regte sich Mitleid. Denn wenn sie mit ihren Ektoplasma-Augen nicht gerade durch das Papier hindurchsah, konnte Flora nur stöbern, ohne je ein Buch aufzuschlagen und darin zu blättern. Zwar verstreute sie Papierhandtücher und schob Bücher aus den Regalen, aber sie konnte nie eins hochheben, es fühlen, es in den Händen wiegen und öffnen, um die Wörter darin zu lesen. Die Vorstellung, wie unsere Wiedergängerin durch die Bücher hindurchglitt und vergeblich nach den Seiten zu greifen versuchte, machte mir so zu schaffen, dass ich manchmal Bücher aufgeklappt liegen ließ, wenn sie schwer genug waren, von selbst offen zu bleiben. Sie wurden nie umgeblättert. An jenem Abend schlug ich ein Buch für sie auf und beschwerte die Seiten mit den glatten Basaltsteinen, die wir wie Haustiere halten. Es war eine hochwertige Ausgabe von *Flora and Fauna of Minnesota.* Ich wählte es, weil es so groß war und die Seiten biegsam genug, dass man sie mit Steinen beschweren konnte. Später fragte ich mich aber, ob es nicht Flora war, die mir dieses Buch aufdrängte, weil ihr Name im Titel vorkam.

Das andere Ich der Penstemon Brown

Pen ist ein filigraner Mensch. Sie sieht aus, als wäre sie nicht gewachsen, sondern von einem Künstler behutsam in die Länge gezogen worden. Einem begabten Künstler, der ihre Arme und Beine, ihren Rumpf und Hals in perfekten, grazilen Proportionen hinbekommen hat. Sie wirkt anmutiger, als sie in Wahrheit ist. Pen bewegt sich ruckartig, mit kindlichem Eifer, besonders wenn sie sich auf etwas freut. Und sie freute sich sehr auf Weihnachten, weil sie alles liebt, was mit Ritualen, Engeln, Fantasiewelten, Schokolade und Geschenken zu tun hat. In den Tagen davor strahlte sie wie von einem glühenden Weihnachtsscheit erleuchtet.

»Was wird dieses Jahr dein Weihnachtsritual?«, fragte ich.

»Ich will mit Engeln kommunizieren«, sagte sie. »Mit Seraphim, genauer gesagt. Und mit Schneegeistern.«

Pen war mit einer ganzen Palette überirdischer Wesen im Einklang. Sie war eine eklektische Sammlerin und Bewahrerin alles Bedeutsamen – ob es mit den Traditionen ihres Stammes zu tun hatte oder nicht. Jetzt erzählte sie mir von ihren letzten Festtagsritualen und dass sie sich zu Halloween ganz in Schwarz gekleidet hatte (was sie sowieso oft tat; heute trug sie ein schwarzes T-Shirt und einen Bleistiftrock, schwarze Söckchen und dick besohlte Wanderschuhe). So hatte sie sich unsichtbar gemacht und war zu einem bestimmten Ort am Ufer des Mississippi gefahren. Dort hatte sie sich im Gebüsch verkrochen und, als sonst niemand da war, mit einer Pflanzkelle kleine Löcher gegraben. Sie beerdigte die vier Teile einer zerbrochenen CD. Das war ein Mixtape für ihren Freund gewesen, die Liebschaft vor dem Mann, über den sie mir zuletzt etwas zugeflüstert hatte, den Stöhner. Pen erfindet immer Spitznamen für ihre Männer. Der, von dem sie sich gerade getrennt hatte, hieß Warmduscher Post Christi. Zu Halloween hatte sie außerdem Kiesel vergraben, die sie das Jahr über gesammelt hatte. Sie mit Erde bedeckt und dazu in mehreren Sprachen gechantet, zu guter Letzt noch das Vaterunser auf Latein gesprochen. Wofür diese Steine standen und wie sie sie ausgewählt hatte, erklärte sie nicht weiter, außer: »Ich trenne mich von Dingen, die mir an meinem anderen Ich nicht passen.« Nach diesem Ritual war sie heimgegangen und hatte so viel Schokoladenkuchen gegessen, wie sie wollte.

Das war einer der Gründe, warum ich Pen so liebte – weil sie Schokokuchen in ihre heiligen Rituale einband.

»War es Red-Velvet-Kuchen?«

»Wie, was meinst du?« Aus irgendwelchen Gründen wirkte sie schuldbewusst.

»Zu Halloween. Habe ich mich nur so gefragt.«

Pen schaute mich an und hob und senkte den Kopf. »Kannst du jetzt hellsehen?«

Eine Zeit lang arbeiteten wir schweigend, dann kamen Kunden und wollten ihre Einkäufe in unser beliebtes Birchbark-Geschenkpapier eingewickelt haben. Ich bin nicht so gut darin. Vielleicht löst Klebeband bei mir einen Anfall von Posttraumatischer Belastungsstörung aus. Meine Einwickelfähigkeiten sind so mies, dass ich mir immer die Finger festklebe oder meine Hände aneinandertape. Aber verkaufen? Ist und bleibt mein Ding. Eine Kundin kam rein, und ich eilte nach vorn. Ich liebe das Algorithmische am Buchverkauf, den Part, wo ich eine Kundin frage, was sie liest, und dann andere Titel durch mein Assoziationsnetzwerk laufen lasse. Es ist eine Kunst, die ich unwissentlich in der Einzelhaft eingeübt habe, als ich meine innere Bibliothek zusammenstellte. Dieser Kundin gefiel die Krimiautorin Louise Penny, also schwärmte ich von Donna Leon. Aber Geschichte interessierte sie auch, also gab ich ihr Jacqueline Winspear und John Banville. Ein paar Fragen lenkten das Gespräch in eine neue Richtung. Ich lobte Kate Atkinson und P.D. James und empfahl *Deckname Flamingo*. Sie erwähnte, dass ihr *Children of Men* gefallen habe. Ich erwähnte *Der Report der Magd*, was sie natürlich schon kannte, dann wagte ich den Sprung zu meiner ganz besonderen Lady Octavia Butler. Eine meiner allerliebsten Figuren ist die verbitterte, wütende, zarte Lilith, die jede Menge überweltlichen Sex hat, in einer Ménage-à-trois mit einem Menschen und einem außerirdischen Ooloi. Aus Gründen der Transparenz sollte ich erwähnen, dass ich genau diese Szenen während einer meiner Halluzinationen nacherlebt habe. Zuletzt legte ich noch einen Roman von Olga Tokarczuk obenauf, dessen Titel übersetzt *Lenk deinen Pflug über die Gebeine der Toten* lautete, und beim Einbongen der auf den Tresen gestapelten Bücher wurde mir schwindlig.

»Sieht fast so aus, als hättest du Spaß daran, diesen Buchtitel laut auszusprechen«, sagte Pen, als die Kundin gegangen war und wir den Laden für uns hatten.

»Den habe ich tatsächlich. Der Satz hat so einen galoppierenden Rhythmus. Er ist von William Blake.«

»Das hätte ich wissen sollen. Was bin ich bloß für eine Buchhändlerin?«

Sie verstummte, holte ihr Telefon hervor, starrte in die Kristallkugel, murmelte etwas von der Vermählung von Himmel und Hölle und seufzte ein paarmal. Ich spürte, dass sie mit sich kämpfte. Immer wieder holte sie Luft, wie um etwas zu sagen, hielt sich dann aber zurück.

»Was ist los, Pen?«, fragte ich schließlich.

»Okay!«, platzte sie heraus. »Ich habe wirklich Red-Velvet-Kuchen. Den habe ich mir zum Mittagessen eingepackt. Schon gut, du kriegst was ab.«

»Ich wollte gar nicht … Ich wusste nicht …«

»Um dich geht es nicht. Es geht um mich und den Kuchen und meine Traditionen. Meine Oma hat immer gesagt, ein Sioux gibt, bis es wehtut. Also …«

»Ich will deinen Schmerzkuchen gar nicht«, sagte ich, aber sie war schon im Büro. Heraus kam sie mit zwei Papptellern, auf denen prachtvolle Kuchenstücke lagen.

»Mir egal. Du musst ihn essen. Ich habe meinen inneren Kampf gewonnen.« Sie grinste und hielt mir einen Teller mit Gabel hin. Ich nahm ihn nur ihr zuliebe.

»Selbst gemacht?«

»Joh«, sagte sie mit vollem Mund und Tränen in den Augen.

War er dermaßen gut? Ja, war er.

Der Beichtstuhl

Der Beichtstuhl stammt von einem Entrümpelungsbetrieb, der früher dicht am Mississippi einen Laden unterhalten hat. Er hat ein paar rührende Details wie den kleinen Ventilator, der in die Kabine für den Priester eingebaut ist. Anscheinend drohte der Geistliche sonst zu überhitzen. Außerdem gibt es einen Kasten mit fragilen, billigen Kopfhörern daran, auf dem »Confessionaire« steht und mit dem die geflüsterten Sünden für die tauben Ohren des Priesters verstärkt werden konnten. Der Beichtstuhl ist reich verziert und nicht allzu schwer beschädigt. Nachdem er in der Buchhandlung seinen Platz gefunden hatte, betrachtete Louise den heiligen Kasten offenbar als Ausgangspunkt für ein obskur motiviertes Kunstprojekt und beauftragte Pen mit einer Collage. Von Zeit zu Zeit klebte Pen seitdem Papierschnipsel an die Innenwände. Oft tat sie das, wenn sie ein Bild fertig hatte und nach der nächsten Idee suchte. Manchmal erweiterte sie die Collage nach Flugreisen, wenn sie überzeugt war, durch die Stratosphäre geschleudert zu werden hätte sie Hirnzellen gekostet. Sie wurde die Vorstellung nicht los, Teile ihres Geistes seien am Himmel verstreut. Nach der Landung hatte sie das Bedürfnis, Dinge zusammenzuleimen.

Am nächsten Tag hatte Penstemon frei, kam aber trotzdem, kurz nachdem ich den Laden geöffnet hatte. Sie schleppte eine Plastikkiste voller Künstlerbedarf zum Beichtstuhl und setzte sich hinein.

»Was ist los? Willst du dir gar keinen neuen Mann krallen?«, fragte ich.

»Ich habe schon einen.«

»Na klar.«

Ich ging eine Kundin beraten. Den ganzen Vormittag saß Pen unter einer trüben Funzel in der Priesterkabine und schnitt mit ihrer winzigen Schere Formen und Figuren aus den Papierschnipseln, die sie mitgebracht hatte. Das Geräusch der Schere und ihr gelegentliches Gemurmel begannen mich irgendwann abzulenken. Ich ging zum Beichtstuhl, um mir ihr Werk anzuschauen, und eine Wolke von Klebstoffdunst schlug mir entgegen.

»O mein Gott, Pen, ist alles in Ordnung?«

»Hier ist noch jemand drin«, flüsterte sie.

Penstemon lachte. Lautlos. Das jagte mir Angst ein. Ich rief Asema zu, sie solle die Ladentür öffnen. Kalte Luft wirbelte herein. Ich riss die Tür des Beichtstuhls auf, und Pen taumelte aus der Priesterkabine. Sie legte sich in der Naturabteilung auf den Boden und ließ die Arme kreisen.

»Wer war da bei dir?«, fragte ich leise.

»Niemand. Irgendjemand. Es gefällt mir echt gut im Beichtstuhl«, sagte sie.

Asema zerrte sie hoch. »Das geht so nicht. Du musst die Kappe draufschrauben«, sagte sie. »Du musst was gegen die Dämpfe machen.«

»Nein, die helfen mir«, sagte Pen.

Ich brachte sie vor die Tür. Sie ließ sich an der frischen Luft auf die Stufen sinken. Ich überließ es Asema, den Kleber wegzuräumen, und legte Penstemon ihre Jacke um die Schultern. Es war eine dicke schwarze Daunenjacke mit einem Innenfutter aus brennend rotem chinesischem Brokatstoff. Sie trug alberne Moon Boots, die sie im Wohlfahrtsladen aufgegabelt hatte.

»Was meinst du mit ›Niemand, irgendjemand‹?«

»Da war eine Stimme«, sagte Penstemon. »Eine vorwurfsvolle Stimme. Ich konnte aber nichts verstehen. Vielleicht eine übrig gebliebene Bußanweisung des Priesters. Oder wahrscheinlich war jemand im Keller. Und die Stimme ist durch den Boden gedrungen. Ich fühl mich komisch.«

»Soll ich jemanden anrufen? Soll Pollux dich vielleicht nach Hause bringen?«

»Ist schon gut. Er weiß das vermutlich.«

»Weiß was?«

»Dass Collagen gefährlich sein können«, sagte Pen.

»Wenn du den Klebstoff schnüffelst, ganz sicher«, sagte ich.

»Nein, das meinte ich nicht. Zu viele Bilder. Zu viel Papier.«

»Und Stimmen.«

»Mit Stimmen komme ich klar. Es ist das Papier. Wusstest du, dass ich Papier aus den Straßen Berlins habe? Ich wollte Müll aus anderen Ländern, und Gruen hat bei seinem letzten Besuch zu Hause ein paar Fahrkarten und Bonbonpapiere aufgesammelt. Ich wollte einfach das, was sich am Straßenrand findet, aber dafür waren wohl die Straßen zu sauber. Gruen musste die Sachen aus einem Mülleimer angeln, was ihm sehr peinlich war. Ich habe sie gerade eben im Beichtstuhl angeklebt.«

Sie legte den Arm um mich. Ich tätschelte ihr Knie.

»Italienische Lottoscheine«, sagte sie raunend, als würde sie mir etwas über große Reichtümer verraten. »Kopien von in Stahl gravierten Fossilien. Streichholzschachteln aus obskuren Pubs in Irland, in denen Asema sich auf dem Boden wiedergefunden hat, als sie ihre Heimat besuchen wollte. Und Streichholzheftchen aus verschwundenen Bars in der Southside, aus denen ich es immerhin noch auf allen vieren zur Tür raus geschafft habe.«

»Pen! Hast du wirklich so viel getrunken?«

»Nur manchmal. Und du?«

»Na ja, du weißt ja. Aber jetzt geht's mir gut.«

»Ja, uns geht es gut, oder?«

Auf einmal umklammerten wir einander die Knie, und sie starrte mir in die Augen. Ihre Stimme klang rau.

»Wie ist Flora gestorben? Was ist passiert? Warte, ich will's nicht wissen. Erzähl's mir nicht.«

Pen beugte sich vor und legte den Kopf in die Hände.

»Der Klebstoff hat mich erwischt. Ich reagiere sensibel auf Chemikalien. Tut mir leid, wenn ich dir einen Schreck eingejagt habe.«

»Hör zu.« Ich war aufgewühlt. »Du hast doch eine Stimme gehört. Vielleicht war das Flora. Wir haben alle unsere Vorgeschichte mit Flora. Bitte erzähl mir von eurer Beziehung zueinander.«

»Beziehung? Belästigung wohl eher.«

»Das ist auch eine Form der Beziehung.«

»Die eine Last ist, ja. Es war verstörend.«

»Du weißt doch, dass mich nichts schreckt, Pen. Was ich beim Treffen gesagt habe, war ernst gemeint. Bitte glaub mir – sie kommt mich wirklich jeden Tag besuchen. Ich höre ihre Kleidung rascheln, einmal war da sogar ihre Stimme. Du hast sie auch gehört, heute, im Beichtstuhl. Es spukt hier im Laden. *Es spukt*«, sagte ich noch einmal ganz deutlich, um mich auch wirklich verständlich zu machen.

Pen starrte mich wütend an, ließ den Kopf wieder in die Hände sinken und schluchzte auf. »Warum lässt sie uns nicht in Frieden?«

Als Pen das aussprach und einfach voraussetzte, dass ich die Wahrheit sagte, wurde ich von unsagbarer Erleichterung durchflutet.

»Sie hat uns in den Wahnsinn getrieben«, sagte Pen. »Es sollte mich wohl kaum überraschen, dass sie selbst jetzt nicht damit aufhört. Die typische Anspruchshaltung. Die meisten Natives sind höfliche, geduldige Menschen. Das hat sie ausgenutzt. Uns kostbare Energie geraubt, um davon ihre gierige Seele zu nähren.«

Ich antwortete tastend und zögernd. »Weißt du, Penstemon, das ist ganz schön hart. Aber ich bin dankbar. Die meisten Leute hätten mir nicht geglaubt.«

»Dass sie hier ist? Vielleicht sogar jetzt? Ich glaub's dir. Und ich hoffe bei Gott, dass sie mich gehört hat.«

»Sie ist jetzt tot, Pen.«

»Ja, und sie hat's mit ins Grab genommen.«

»Was denn?«

»Ach, egal. Frag Asema. Zumindest geht es mir besser, Tookie. Die Blätter stieben nicht mehr so durch die Lüfte.«

Es war ein windstiller Tag, nichts regte sich in den kahlen Ästen der Bäume.

»Gut.« Ich tätschelte ihr die Hand. »Dann fahre ich dich heim.«

Verurteilt

Zwei Tage später schlug ich endlich Floras Buch auf, das innen ganz anders war, als der nüchterne weiße Einband vermuten ließ. Darunter befand sich ein antikes Notizbuch mit von Hand marmoriertem Vorsatzpapier – dunkelrote, indigoblaue, goldene Wirbel. Ich nahm es behutsam aus der Hülle und betrachtete es. Der Einband war bestoßen und abgenutzt, das glatte, gelbliche Leder aber in sehr gutem Zustand dafür, dass es über hundert Jahre alt war. Die Bogen waren in die Bindung eingenäht statt verleimt. Das alte Papier war mit seinem hohen Textilfaseranteil würdevoll gealtert. Die krakeligen Wörter darin wirkten nicht verblasst, aber die hastige, ungewöhnliche, ausgreifende Handschrift war schwer zu entziffern. Die Schreiberin oder der Schreiber hatte sämtliche t-striche und i-Punkte weggelassen – vielleicht war das Buch in Eile vollgeschrieben worden oder heimlich. Ich schaute genauer hin. Die Tinte war graublau. Aber das Buch musste alt sein. Mit dieser Einbandform kannte ich mich aus, weil ich am College dazu geforscht hatte. Ich war sogar kurz in der Minnesota Historical Society gewesen – bis die chemische Formel $C_{20}H_{25}N_3O$ der Sache ein schmähliches Ende setzte. Es gab eine Art Titelblatt:

Verurteilt
Indianische Gefangenschaft
1862–1883

Der restliche Inhalt der Seite war schwer lesbar. Ein paar Namen waren verwischt. Daten ausgeblichen. Ich steckte die Nase ins Buch. Pollux drehte sich leise murmelnd von dem Strahl meiner Stirnlampe weg. Ich strich ihm über den Rücken und betrachtete die dichte, schnell fließende Handschrift. Allmählich konnte ich mehr entziffern. Aber die Handlung, die mitten in einer ganz anderen Geschichte anzufangen schien, war verwirrend. Das alte Papier verriet mir, dass das Buch tatsächlich gegen Ende des 19. Jahrhunderts geschrieben worden sein dürfte. Sein Untertitel war interessant, denn er klang wie ein Gegenstück zu den meisten Gefangenengeschichten aus der Frühzeit Neuenglands – reißerischen, frommen Berichten weißer Frauen, die von Indianern entführt worden waren. Hier schien es umgekehrt zu sein; hier war es eine Indigene, die ihre Gefangenschaft beschrieb. Das war so ungewöhnlich, dass es mich gleich faszinierte. Und dann dieser Titel: *Verurteilt.* Vielleicht ging es um ein Internat oder um die Gefangenschaft einer Frau nach dem Dakotakrieg, aber das Wort

Pembina war mir aufgefallen, der Name einer Stadt am Red River. In Pembina hatten damals meine Vorfahren gelebt, die Chippewa und die Métis. Eine Wendung fiel mir ins Auge: *Zum Weißsein verurteilt. Sentenced to be white.*

Dem Datum nach schien es wahrscheinlich, dass die Verfasserin eine Dakota war. Nach dem Ende des Dakotakriegs im Jahr 1862 wurden über 1600 Dakota, mehrheitlich Frauen und Kinder, unter inhumanen Bedingungen in Fort Snelling zusammengepfercht, nur wenige Meter von Bdote, dem heiligen Ursprung ihrer Welt. Heute wandern Urlauber oder fahren mit Langlaufschi über den Grund und Boden, auf dem so viele Internierte an der Cholera starben. Da die Dakota von dem grausigen Interesse der Weißen an ihren Körpern wussten, begruben viele ihre Angehörigen direkt unter den Tipis und schliefen auf ihren Gräbern, um sie zu beschützen. Nach dem Ende des Krieges wurden die Väter, Brüder und Verwandten der gefangenen Frauen und Kinder aufgrund bloßer Verdächtigungen und ohne Anwälte verurteilt. 303 wurden für schuldig befunden. Präsident Lincoln reduzierte ihre Anzahl auf 38. Diese Männer wurden 1862 am Tag nach Weihnachten gehängt. Die Überlebenden, darunter konvertierte Christen, Frauen und Kinder, wurden entweder weggesperrt oder ins von Dürren heimgesuchte Crow-Creek-Reservat verbannt.

Wie jeder Staat unseres Landes begann Minnesota mit Blut, Enteignung und Menschenhandel. Offiziere der U.S. Army kauften und verkauften versklavte Menschen, darunter ein Ehepaar, Harriet Robinson und Dred Scott. Unsere Geschichte prägt uns. Manchmal glaube ich, die Gründungsjahre unseres Staates spuken überall herum: in den Versuchen Minneapolis', die eigene rassistische Herkunft mit progressiven Ideen zu überformen, in dem Umstand, dass wir die Geschichte nicht ändern können und trotzdem gezwungen sind, uns entweder damit auseinanderzusetzen oder sie zu wiederholen. Und das Ding ist, unsere Kundschaft lässt mich daran glauben, dass wir es schaffen.

Ich klappte das Buch zu. Ich meine, ich schloss es ganz behutsam, aber ich hatte längst aufgehört zu lesen.

Neben meinem Bett gab es immer einen Seicht-Stapel und einen Schwierig-Stapel. Floras Buch legte ich auf den Schwierig-Stapel, zu Atul Gawandes *Sterblich sein*, zwei Büchern von Swetlana Alexijewitsch und einigen Bänden über das Artensterben, Viren, Antibiotikaresistenzen und die Herstellung von Trockennahrung. Alles Lektüre, um die ich mich drückte, bis sich irgendwo plötzlich eine Quelle mentaler Energie auftat. Trotzdem wurden auch diese Bücher früher oder später durchgelesen. Auf dem Seicht-Stapel lag ganz oben *Rebecca* von Daphne du Maurier, das ich gerade noch einmal las, weil mir Rebecca – die böse Rebecca – so viel besser gefiel als die schwindende, superbrave Erzählerin. Doch trotz all der herrlichen Beschreibungen von Manderley – im Gefängnis war das mein düsterer Tagtraumort gewesen – legte ich *Rebecca* bald weg. Ich brauchte Manderley nicht mehr. Ich hatte jetzt Minneapolis. Ich schalt mich für meine Feigheit und wappnete mich dafür, ein bisschen tiefer in den Text von *Verurteilt* abzutauchen. Ich streckte sogar die Hand danach aus, ließ sie dann aber sinken. Ich hatte Angst vor dem Leid, das mir in dem Buch begegnen würde. Allein der Gedanke an die Gefangenschaft der Verfasserin jagte mir schon den Puls hoch. Also ließ ich Floras Buch auf dem Schwierig-Stapel liegen, aber wie sich herausstellen sollte, machte ich mir etwas vor, wenn ich glaubte, ich könnte es meiden. Das Buch hatte seinen eigenen Kopf und sollte mich noch zwingen, mich damit auseinanderzusetzen, genau wie die Geschichte.

So dankbar!

Die Woche vor Thanksgiving – oder, wie es viele von uns jetzt nannten, Thankstaking – blieb weiterhin mild. Am Tag vor dem Fest redete ich vor dem Laden mit Asema, als eine Frau auf uns zutrat. Sie trug einen weichen blauen Hut und einen weichen blauen Mantel, in derselben Farbe wie ihre großen, wimpernlosen, starren blauen Augen.

»Ich muss Ihnen eine Geschichte erzählen«, sagte die Frau.

»Einen Moment bitte, ich spreche gerade mit Tookie«, sagte Asema freundlich.

»Hören Sie …« Die Frau schob sich zwischen uns und drängte mich mit der Schulter beiseite. Es gab Zeiten, da hätte ich sie mir vorgeknöpft. Aber wir standen hier direkt vor meinem Arbeitsplatz.

»Aber bitte, natürlich!« Ich ließ ihr mit einer Verachtung den Vortritt, die der Frau, um die fünfzig und frisch ihrem Sportwagen entstiegen, der farblich zu ihren Augen und der Kleidung passte, nicht auffiel.

»Sie handelt von meinem Ururgroßvater«, sagte sie zu Asema. »Eine Familienüberlieferung!«

»Ach, tatsächlich«, sagte Asema und warf mir einen Blick zu.

»Also damals, da kommt er in sein Haus am Lake Calhoun, ja?«

»Nein«, sagte Asema. »Der See heißt jetzt Bde Maka Ska.«

»Wie bitte? Das war damals, als hier lauter Ferienhäuser standen. Er kommt also rein, und da sind Indianer im Haus, mitten im Wohnzimmer! Am Kamin! Stehen da einfach so mir nichts, dir nichts in seinem Haus!«

Asema bedachte die Frau jetzt mit einem Blick, bei dem ich unwillkürlich zurücktrat. Wir werden häufig von den Besitzern von Ferienhäusern an den Seen Minnesotas angesprochen. Dieses Ferienhaus und die benachbarten Ortschaften sind oft der einzige Berührungspunkt weißer Minnesotaer mit Natives. Warum? Weil die Häuser auf den wertvollsten Flurstücken der Reservate liegen, an den Seeufern, die immer auf irgendeine Weise geraubtes Land sind. Und deshalb kann Asema, die kein Seegrundstück besitzt, aber aus Leech Lake stammt, es überhaupt nicht leiden, wenn ihr Ferienhausbesitzer mit ihren Indianergeschichten kommen.

»Na, jedenfalls«, fuhr die von sich selbst begeisterte Frau fort, »stellte sich raus, dass die Indianer sehr hungrig waren. Also, am Verhungern quasi. Und da hat mein Ur …«

»Lassen Sie mich raten«, sagte Asema mit einem aufgesetzten Lächeln. »Er hat ihnen ihr Land zurückgegeben.«

»Oh, nein, nein.« Die Frau lachte. »Aber hören Sie. Er schickte seinen Chauffeur in die Stadt zurück und ließ ihn einkaufen, und das Essen hat er dann den Indianern gegeben.«

»Seinen was, seinen Chauffeur?«, murmelte ich empört.

Die Frau grinste Asema erwartungsvoll an, aber Asemas Gesicht war ganz starr vor Wut.

»Aber danach hat er ihnen dann ihr Land zurückgegeben, oder?«

»Nein«, sagte die Frau. »Aber ein Jahr darauf sind dieselben Indianer noch mal wiedergekommen und haben ihm ein richtiges Birkenrindenkanu geschenkt. Sie wollten sich erkenntlich zeigen, weil er sie mit dem Essen über den Winter gebracht hatte. Sie waren so dankbar!«

Die Frau strahlte in die Runde. *So dankbar!*

Asema winkte ab und wollte gehen. Aber die Frau erhob noch einmal die Stimme. »Hören Sie zu, es geht ja noch weiter! Meine Großtante nämlich, bei der waren hinterm Haus am Lake Minnetonka solche Hügel mit Artefakten darunter. Ständig wurden wieder welche ausgegraben.«

Jetzt dachte ich, Asema würde ersticken. Oder sie als Historikerin würde diese Frau erwürgen. Erschrocken legte ich ihr eine Hand auf den Arm, falls sie der anderen an die Gurgel gehen sollte. Die redete unterdessen munter weiter.

»Und meine Großtante, ja? Als sie in einem der Hügel zwei Skelette gefunden hat, da hat sie die Knochen mit Drähten verbunden. Sie hat sie bei der Minnesota State Fair ausgestellt und dafür das blaue Band im Bereich Wissenschaft bekommen!«

Mir klappte der Kiefer runter, aber es kam nichts raus.

Asema und ich waren wie gelähmt. Wir hatten das Gefühl, wir wären ins Rutschen geraten. Wie wenn man das Auto vor einem auf der vereisten Straße seitlich weggleiten sieht. Das befällt Indigene öfter, wenn wieder ein nicht-indianischer Mensch einen unglaublich rückständigen Umgang mit Indianern gutheißt.

Die Frau war immer noch nicht fertig. »Nach der State Fair wusste meine Großtante nicht mehr, wohin mit den Knochen! Ich meine, was macht man mit so was? Sie hat sie unter dem Bett verstaut.«

»Was?«, krächzte Asema. Dann beugte sie sich zu der Frau vor, rückte ihr richtig auf die Pelle. »Hat sie die Gebeine zurückgegeben? Und das Land?«

Plötzlich bemerkte die Frau, dass Asema nicht ergriffen lauschte. Ihr Gesicht verhärtete sich, und sie erwachte aus ihrem Wohlbehagen. »So weit kommt's noch.«

Asema lächelte höflich. »Ich höre solche Geschichten ständig. Wenn sie nicht damit enden, dass wir wiederbekommen, was uns gehört, dann kann ich echt auf diesen Scheiß verzichten.«

Die Frau schaute hilfesuchend zu mir, aber ich lächelte jetzt auch. Ich habe gehört, dass mein Lächeln manchen Leuten Angst macht. Die Frau mit dem blauen Hut überquerte eilig die Straße und stieg in ihr farblich passendes Auto. Wir schauten ihr nach, als sie wegfuhr.

»Was für eine Verschwendung von Blau«, sagte ich.

»Ich hatte Angst, dass du auf sie losgehst.«

»Ich? Nicht eher du?«

»Oh, das würde ich nie tun. Wir sind dran gewöhnt. Ich bin dran gewöhnt. Wir haben eine Mission. Man kann sogar sagen, dass es Teil dieser Mission ist, uns so was anzuhören, egal, wie übel es ist. Es tut mir im Grunde echt leid. Ich hätte nicht die Beherrschung verlieren sollen. Ich meine, sie meinte es schließlich nur gut, oder?«

Ihre Stimme klang immer schwächer. Reue nach dem Sturm ist etwas, das ich mit Asema gemeinsam habe.

»Sie geht mit der Geschichte schon seit Jahren hausieren. Höchste Zeit, dass ihr jemand Kontra gibt.«

»Die Leute brauchen eine Anlaufstelle für ihre Indianergeschichten und Fragen«, sagte Asema. »Aber dass sie dich so weggedrängt hat …«

»Tja. Ich schätze, ich bin auch nur so eine Anlaufstelle.«

Mir fielen ein paar Fragen ein, die mir im Lauf der Zeit im Laden gestellt worden waren.

Fragen an Tookie

Können Sie mir sagen, wo es hier in der Nähe Ayahuasca-Rituale gibt?

Können Sie mir ein bisschen Seelenranke verkaufen?

Wie kann ich mich als Indianerin eintragen lassen?

Wie viel Indianer steckt denn in Ihnen?

Könnten Sie meine Türkiskette mal schätzen?

Würden Sie sie verkaufen?

Wüssten Sie einen schönen indianischen Namen für meinen Hund/Hamster/Hengst?

Wie kann ich einen Indianernamen bekommen?

Gibt es eine indianische Weisheit zum Thema Tod?

Wissen Sie so was Indianisches, was wir in unsere Trauerfeier einbauen könnten?

Wie kann ich rausfinden, ob ich ein Indianer bin?

Gibt es überhaupt noch echte Indianer?

Echt

»Ich bin echt«, sage ich immer. »Echter wird's nicht.«

Tatsächlich gibt es aber Zeiten, in denen sich alles unecht anfühlt. Ich werde selten krank – vielleicht habe ich ein übernatürlich fittes Immunsystem als Nachfahrin von dem einen von zehn Indigenen, die sämtliche Krankheiten überstanden haben, die aus der Alten Welt bei uns eingeschleppt wurden. Mein Urahn mit den Lottogenen hat mir dann diese Widerstandsfähigkeit vererbt. Andererseits ist es vernichtend, wenn man alle verliert, die man liebt. Und es gibt Leute, die glauben, dass Traumata Spuren in den Genen hinterlassen. Ich weiß nicht, ob das stimmt, aber wenn ja, dann habe ich nicht bloß eine robuste Gesundheit geerbt, sondern auch ein Gefühl des Ausgelöschtseins.

Hin und wieder begegnet mir dieses Gefühl in Gestalt eines unechten Ichs. Dieses unechte Ich ist wie gelähmt von einem bodenlosen Gedanken: Ich habe mir dieses Format nicht ausgesucht. Ich habe nicht darum gebeten, zu einer Tookie zusammengesetzt zu werden. Wer oder was hat das getan? Und warum? Was passiert, wenn ich diese Zumutung nicht akzeptiere? Es ist nicht leicht, diese Form beizubehalten. Ich kann mir lebhaft vorstellen, wie es wäre, wenn ich mir die Mühe sparte. Ohne die ständige Kraftanstrengung würde das Format namens *ich* sich zersetzen. Ich schließe »meine« Augen und sehe den verblüfften Budgie vor mir. In seinem Gesicht war keine Abwehr zu erkennen. Nur eine Frage. *Was ist das hier? Was war das?* Das sind die Fragen, die ich den Gardinen stelle.

Das Medizinhistorische Militärmuseum

Mein Vorsatz, die Aufzeichnungen der Gefangenen zu vergessen, ließ sich nicht halten. Das Wissen darum begleitete mich wie ein nerviges Summen. Ich spürte den Luftzug, wenn meine Gedanken kreisten und zu dem Buch zurückkehrten, das ich nicht lesen wollte. Wenn ich nicht aufpasste, ploppte jedes Mal die Überlegung auf, dass ich hineinschauen sollte, selbst wenn es schmerzhaft war. Lust hatte ich definitiv keine, in die Geschichte abzutauchen. Ich war nicht bloß faul, sondern ich hatte Angst. Dann musste ich wieder an die Geschichte der Frau mit dem Ferienhaus denken, die »So dankbar«-Geschichte, und mir fiel etwas ein: In der Region waren damals die Ho-Chunk und die Ojibwe umhergezogen, aber die »dankbaren« Indianer und die Gebeine waren vermutlich Dakota gewesen. Wenn ich deren Leid ignorierte, war ich nicht besser als diese Knochenlady. Dann wich ich aus. Das alles hatte mit Flora zu tun. Wenn ich meinen Quälgeist loswerden wollte, musste ich herausfinden, was sie auf dieser Seite des Schleiers hielt. Ich musste das Buch, das sie getötet hatte, öffnen und lesen.

Am Abend schlug ich das Buch auf. Ich war ganz bestimmt kurz davor, es zu lesen. Aber wieder kamen mir Knochen dazwischen.

Asemas Name erschien auf meinem Handy. Ich konnte es kaum glauben. Rief sie mich allen Ernstes an? Pollux kriegt Anrufe von Hetta, aber bei mir hatte sich noch nie jemand unter dreißig telefonisch gemeldet. Szenarien blitzten auf. War sie entführt worden? Mit leerem Tank auf einer einsamen Landstraße gestrandet? Ich nahm sofort ab.

»Ich alles in Ordnung bei dir? Was ist passiert?«

»Ich muss dir was aus den Quellen für meine Projektarbeit vorlesen. Ich forsche zu menschlichen Überresten hier in Minnesota. Natürlich habe ich mir zuerst Dr. Mayo vorgenommen. Hast du kurz Zeit?«

Ich war verärgert, als hätte man mich betrogen.

»Nein, ich will gerade *Rebecca* lesen.«

»Da geht es letztendlich auch um Knochen.«

»Die Knochen einer Frau, die umgebracht wurde, weil sie stark war und Sex haben wollte.«

»Sag ich doch. Also. Ich habe einen Zeitungsausschnitt aus dem Jahr 1987 gefunden – also vor dem Gesetz, mit dem unsere Gräber geschützt werden sollen –, in dem es um das medizinhistorische Museum der Streitkräfte am Smithsonian geht, um die 1860er bis 1890er Jahre. Der Generalarzt und die Mitarbeiter des Museums haben an Indianern geforscht, Männern, Frauen und Kindern. Ich lese dir was vor.«

»Muss das sein?«

Sie überhörte die Frage. »Truppenarzt B. E. Fryer in Fort Harker, Kansas. Im Jahr 1868 wartet er drei Wochen auf den Tod eines im Kampf verwundeten Kaw. Er hält den Mann für richtig gutes Anschauungsmaterial und lauert wie ein Ghul. Die Familie des Kaw weiß das und versteckt sein Grab. Fryer lässt danach suchen und gräbt ihn aus, beklagt sich aber, eine frische Leiche wäre wertvoller gewesen …«

Ich hielt das Telefon von meinem Ohr weg und schaute mich hektisch im Zimmer um.

»Dann war da der Truppenarzt G. P. Hackenberg. Was für ein passender Name. Er hat in Fort Randall gearbeitet, im heutigen Iowa. 1867 ist er ganz begeistert, eine Lakotafamilie überlistet zu haben, und schreibt: ›In der Annahme, dass sie kaum erwarten würden, jemand könne seinen Kopf bergen, ehe er im Grab erkaltet war, gelang es mir am Abend, mit zwei Assistenten diesen Fund zu sichern‹. Später schickt Hackenberg noch einen Schädel ein, den er behalten hat, ›weil sie ausnehmend schöne Zähne hatte‹. Er schreibt: ›Ich hatte ein rasantes Abenteuer, das dazu beigetragen haben mag, dass ich den Fund so lange bei mir behalten habe, quasi als Trophäe.‹«

»Hör auf, ich kriege eine Panikattacke.«

»Tut mir leid. Aber vielleicht war es kein Zufall, dass diese Frau mit ihrer Geschichte über die Auszeichnung für das Skelett unseres indigenen Verwandten auf der State Fair bei uns aufgekreuzt ist. Ich meine, ich war sauer. Die Frau dachte wirklich, das wäre okay. Sie hat nicht mal damit gerechnet, dass wir es persönlich nehmen, Tookie.«

»Worauf willst du hinaus?«

»Jetzt chill mal, Tookie.«

»Hör zu, Asema. Ich bin vielleicht kein bisschen besser als dieser Hackenberg. Ich habe auch Leichenraub begangen.«

»Ich weiß, das meine ich ja.«

»Vielen Dank auch. Auf Wiederhören.«

»Warte. Du weißt noch gar nicht, worauf ich hinauswill. Kann es sein, dass du an einer Posttraumatischen Belastungsstörung leidest? Vielleicht war Floras Tod ein Auslöser für dich.«

»Nein! Flora ist echt. Ich meine, ein echtes Gespenst eben. Könnte sein, dass Budgie sie mir auf den Hals gehetzt hat. Er stand total auf Vergeltung.«

»Du hast ihn nicht als Ausstellungsstück oder Museumsartefakt verscherbelt.«

»Nein, aber es an Respekt fehlen lassen. Ich habe ihm ein Tuch um den Kopf geknotet und ihn zwischen Tomatenkisten in einen Kühlwagen verladen. Sellerie war da auch drin.«

»Wow, Tookie. Von den Details wusste ich gar nichts.« Asema schwieg einen Moment. »Hat er Sellerie gemocht?«

»Wer mag denn Sellerie? Komm schon.«

»Okay, aber pass auf. Ist es nicht komisch, dass Weiße denken, ihre Häuser oder Gärten oder Aussichtspunkte würden von toten Indianern heimgesucht, obwohl es eigentlich umgekehrt ist? *Wir* werden heimgesucht, von den Siedlern und ihren Nachkommen nämlich. Vom Medizinhistorischen Militärmuseum und unzähligen anderen naturhistorischen Museen oder kleinen Heimatmuseen, die immer noch unidentifizierte Gebeine in ihren Sammlungen haben. Und auch von …«

»Asema. Vergiss nicht. Eine Gruppe, die sich in erster Linie über ihre Opferrolle definiert, hat sich aufgegeben. Und wir geben nicht auf, oder?«

»Niemals.«

»Also reiß dich zusammen. Ich muss jetzt Schluss machen. Da ist gerade ein Müllwagen vom Himmel gefallen und in meinem Garten gelandet.«

»Sehr witzig. Warte …«

Schlummersonntag

Erst kommt Thanksgiving, dann Black Friday, Small Business Saturday und schließlich der Schlummersonntag. An dem Tag schlafe ich aus und erhole mich von einem Tag der großen Portionen und zwei Tagen der großen Umsätze. Dafür bin ich dankbar. Der Laden hat in den letzten zwei Jahren langsam, aber stetig seine Umsätze gesteigert. Asema glaubt, den Leuten wären ihre Kindles kaputtgegangen. Louise' Tochter Pallas gibt ihr recht, weiß aber auch von der großen Entkindelung zu berichten, die einsetzte, als den Leuten klar wurde, dass ihre Lesegeräte Daten zu ihrem Leseverhalten sammeln, zum Beispiel bis zu welcher Seite sie gelesen haben. Jackie meint, die Leute wollten wieder echte Seiten umblättern. Gruen sagt, es sind die Notizen, die Unterstreichungen, die den Leuten fehlen. Penstemon ist fest überzeugt, dass es um den Duft des Papiers geht, so sauber, trocken und zart. Sie trägt sogar ein Parfüm namens Paperback. Ich trage kein Parfüm. Aber manchmal versprühe ich am Schlummersonntag welches im Zimmer.

Diesen Monat bleiben mir nur noch zwei Schlummersonntage. Unsere Tochter kommt zurück. Am 19. Dezember kommt Hetta zu uns und bleibt über die Feiertage. Silvester will sie in Santa Fe verbringen, weil dann die Plaza so schön ist, von Piñon-Lagerfeuern erwärmt, und es gibt heiße Schokolade, heißen Rum mit Butter und frische Biscochitos. Sie will dort wohnen bleiben, zumindest bis der Stadt das Wasser ausgeht, und dann will sie an den Lake Superior umziehen.

»Das wirst du dir nicht leisten können, genauso wenig, wie du dir jetzt Santa Fe leisten kannst«, sagte ich, als sie uns das alles erzählte.

Gesagt habe ich das anscheinend, weil ich eine beschissene Bitch bin. Ich bin Hetta nicht böse, dass sie meinen Kommentar mit dieser Diagnose quittiert hat. Ich kann ihr nicht böse sein, weil ich selbst nicht verstehe, wie ich zu ihr bin. Wie sie es fertigbringt, dass mir sämtliche Sicherungen durchbrennen, wenn sie da ist. Ja, sie wirft Salatblätter in meinen Hirschfleischeintopf, verbraucht das Geschirrspülmittel, zerbricht Holzlöffel, verklumpt die Bratensoße und befleckt meine Laken – nicht mit Menstruationsblut, wofür ich Verständnis hätte, sondern mit gelber Senfsoße von French's, die sie, als sie high war, in bedeutungsvollen Mustern aus der Flasche gequetscht hat.

Sie ist mir so ähnlich.

Das hält jedenfalls Pollux für den Grund, warum ich in ihrer Gegenwart so bin.

Aber zurück zum Schlummersonntag.

Pollux war zu einem seiner Abenteuer aufgebrochen – er wollte einen neuen Gesang lernen. Einen Gesang, sagte er, der dafür sorgen sollte, dass die Erde sich weiterdrehte. Das fand ich prima, mir kam es nämlich vor, als wäre sie stehen geblieben. Der Himmel war so grau wie die kalte Rinde der Bäume. Vom See stieg Nebel auf. Selbst die Sonne war grau und mein Blut, falls ich überhaupt noch welches in den Adern hatte. Meinem Gefühl nach nicht. Statt Blut hatte ich Agar im Körper, das nur graue Zellen ernährte. Ich spürte nicht einmal meinen Herzschlag. Ein Gespenst. Ich war als Gespenst aufgewacht. Es war Schlummersonntag, also würde mich niemand vermissen, im ganzen Universum, ob Mensch oder Unmensch. Es war der Tag, der keine einzige Forderung an mich stellte. Der perfekte Tag, um mich aufzulösen.

Oder zum Lesen.

Ich wählte den Schwierig-Stapel. Warum ich das tat, wo ich mir nicht einmal die Mühe machen wollte, meine erkennbare Form beizubehalten, weiß ich selbst nicht. Vielleicht hatte ich es vergessen, was normalerweise ein gutes Zeichen wäre. Manchmal vergesse ich mich und gewinne dadurch den Kampf gegen das Ausgelöschtsein. Jedenfalls hielt ich meine Hand nicht auf. Sie griff nach dem schwierigsten Buch auf dem Stapel. *Verurteilt.* Diesmal las ich, weil das Grau schon auf mein Agar-Herz abfärbte und weil ich überraschender- und beruhigenderweise einen ängstlichen Anflug von Selbsterhaltungstrieb verspürte, das Buch Zeile für Zeile. Dabei machte ich mir ein Bild von der Person, die da schrieb. Verwundert stellte ich fest, dass sie so ähnlich aussah wie Floras fiktive Großmutter auf dem Foto. Eine junge Frau mit einem Ausdruck verhaltenen Leids in den Augen. Sie war bedrückt. Befallen. Wovon genau, hätte ich noch nicht sagen können. Die Frau, deren Geschichte ich las, sah aus wie eine, die zu sehr langer Gefangenschaft verurteilt war – *a long sentence.* Denselben Ausdruck hatte ich auf meinem eigenen Gesicht getragen.

Dennoch bemühte ich mich, den Text zu lesen. Ich entzifferte mehrere Sätze:

> *Als ich durch diese Tür ging, beschlosz ich, egal, wie sie sich apmühten, mich zu ändern, dasz es niemals gelingen würde. Egal, was sie taten, ich würde nie vergessen, dasz ich »lebenslänglich« verurteilt war, eine Weiße in der falschen Haut zu sein. Zum Weiszsein verurteilt, das war mein Schicksal. Aber wie sich herausstellte, war das nicht die schlimmste Prühfung, der ich unterworfen werden sollte.*

Dann beging ich einen Fehler. Ich blätterte vor. Ich schlug die Seite auf, in die Kateri ein Lesezeichen gelegt hatte, die letzte Seite, auf die Floras Blick gefallen war, bevor sie starb. Ich fühlte mich dazu hingezogen. Auf der markierten Seite war die Handschrift noch schwerer zu entziffern. Ich mühte mich Buchstabe für Buchstabe damit ab. Wenn ich ein Wort beisammenhatte, sprach ich es leise aus. Versuchte den Sinn zu erfassen. Formte wieder die nächsten Buchstaben mit den Lippen. Dann das nächste Wort. Dabei erinnerte ich mich jeweils eine Weile an die einzelnen Wörter, aber jetzt weiß ich sie nicht mehr. Ich war so in die Arbeit vertieft, dass mein Herz schneller schlug. Ich hörte es draußen pfeifen, aber das war kein Zug.

Es war etwas anderes, ein dumpfer, vertrauter Ton dicht am Fenster. So ein Pfeifen hatte ich schon einmal gehört. Etwas Ungutes war darauf gefolgt. Ich erschrak – dann geschah es. Ich spürte, wie sich mein Körper in einen Sturzbach aus Zellen auflöste. Wie meine Gedanken im allesverschlingenden Grau zerflossen. Ich sah meine Atome wie schwarzen Schnee durch mein Schlafzimmer stieben. Ich schaute auf mich selbst herab, und dann merkte ich, dass ich aus vielen Blickwinkeln schaute – auf die Wände und zu den Fenstern hinaus. Ich war kaleidoskopisch geworden. Vieläugig war ich, allsehend. Schneller und schneller lösten sich Zellen aus meinem Körper, und dann – plopp – war ich weg. Lange Zeit war nichts.

Allmählich, lange Zeit später, lag ich wieder im Bett.

Sobald ich meine Hände bewegen konnte, schloss ich das Buch.

Schwarzer Schnee

Nie

Ich versuchte, ein Buch zu verbrennen. Ich bin Buchhändlerin – das ist eine Identität, eine Lebensweise. Absichtlich ein Buch zu verbrennen, und dann noch ein Einzelstück, ein Original, das ist etwas, das ich nur in verzweifelten Notlagen überhaupt erwägen würde. Jetzt allerdings kam es mir so vor, als enthielte dieses Buch einen Satz, der sich je nach den Fähigkeiten der Leserinnen veränderte und der irgendwie tödlich sein konnte. Ich wollte nicht feststellen, ob an dieser schrecklichen Vorstellung etwas dran war. Ich wollte das Buch zerstören. Nach meiner Nahtoderfahrung, nachdem ich das Buch hatte fallen lassen, hatte ich anscheinend den Rest des Tages über tief geschlafen. Während ich noch schlief, war Pollux heimgekommen und hatte sich zu mir ins Bett gelegt. Ich habe normalerweise einen leichten Schlaf, aber diesmal weckte er mich nicht. In der Nacht kam ein Sturm auf und fällte die 102-jährige Ulme hinter dem Haus, die das Dach nur knapp verfehlte. Am nächsten Morgen blickte ich in eine auf den Kopf gestellte Welt voller Äste. Hätte ich den Satz zu Ende gelesen, vielleicht wäre der Baum dann genau auf uns gestürzt, hätte das Dach durchstoßen, mich getötet, Pollux eingeklemmt, uns beide getötet mit seinen verzweigten Armen? War dieser Satz eine Wendung der Geschichte, die ich zum Glück verpasste? Ich wollte es nicht wissen. Es waren keine

Ermittlungen nötig, keine weiteren Fragen. Dieses Buch hatte meine nervigste, treueste Kundin zum Tode verurteilt. Mich hätte es auch fast getötet. Auf unserer Terrasse stand ein Hibachi-Grill, und ich war mit einer Flasche Flüssiganzünder bewaffnet.

Es ist beängstigend, wenn etwas so offensichtlich Entzündliches nicht brennt. Wie jeder weiß, fangen Bücher bei 451 Grad Fahrenheit Feuer. Ich zündete Kohlen an und versuchte das Buch zu grillen. Ich versuchte es aus nächster Nähe abzufackeln, aber der cremeweiße Schutzumschlag und das edle Papier blieben unverändert. Das ärgerte mich dermaßen, dass ich fast vergaß, Angst zu bekommen. Als ich mir meine Niederlage schließlich eingestehen musste, setzte ich mich auf die Stufen und starrte auf das beinahe unversehrte Buch. In dem Moment hätte ich vielleicht sogar Pollux um Hilfe gebeten, aber er war frühmorgens zum Lake Nokomis aufgebrochen. Dort ging er gern spazieren, um seiner Großmutter zu gedenken. Ich starrte also auf das Buch und wusste nicht weiter.

Die Axt?

Oder das Handbeil. Wir hatten eins, das wir zum Campen mitnahmen. Ich schob das Buch vom Grill herunter und hackte mit der frisch geschärften Klinge darauf ein. Das Buch überstand es. Kaum eine Delle, keine Verunstaltung, keine Schmutzspuren oder verkohlten Stellen. Noch nie im Leben war mir ein Gegenstand begegnet, der sich dermaßen den Naturgesetzen entzog. Also begann ich zu fluchen, rauf und runter, kreuz und quer, jeden Fluch, den ich kannte oder der mir einfiel. Dann holte ich eine Schaufel und grub im Garten hinter dem riesigen umgestürzten Baum ein Loch. Den ganzen Vormittag über grub ich, so tief ich konnte, legte das Buch in die Grube und schaufelte die Erde obenauf. Natürlich bleibt Erde übrig, wenn man ein Loch wieder vollfüllt, weil sie beim Graben aufgelockert wird. Diese übrige Erde verteilte ich säuberlich im Garten und ließ mich anschließend mit ein paar Büchern von Mark Danielewski aufs Sofa sinken. Seine Texte zu lesen war eine sportliche Anstrengung, die mich vielleicht von all dem ablenken würde, was gerade passiert war. Ich knipste die Leselampe an. Ich telefonierte mit Jackie, um mit ihr eine Schicht zu tauschen, und nahm mir vor, eine Portion gefrorene Ochsenschwanzsuppe aufzutauen. Ich machte Bein- und Bauchmuskelübungen, und dazwischen las ich stoßweise in Danielewskis seitwärts, vorwärts und rückwärts geschriebenen Büchern. Man sieht mir aber nicht an, dass ich muskulös bin. Egal wie viele Sit-ups ich mache, ich werde immer die weich gerundeten Hüften mittelalter Frauen haben. Es ist echt ärgerlich. Vielleicht liegt es am Bier.

102 Jahre

Mehr als ein Jahrhundert war er herangewachsen, und jetzt lag mein Lieblingsbaum dicht neben dem Haus auf der Seite, hatte uns wie mit Absicht knapp verfehlt. Seine breite Krone aus eng verflochtenen kahlen Ästen füllte die Fenster. Ich strich über die mit Flechten bewachsene, tief gekerbte Rinde. Es war ungewöhnlich, dass ein Baum ohne die Angriffsfläche des Laubs vom Sturm umgerissen wurde, und das zu einer Zeit, wo die Erde zwar nicht gefroren, aber doch fester war als im regnerischen Sommer. Ja, es musste am Buch liegen, beschloss ich. Das am Straßenrand hochgeklappte Wurzelwerk war faszinierend und beunruhigend zugleich. Weil die Wurzeln unter der Erde abgebrochen und gerissen waren, wirkte die Basis dürftig, aber Pollux versicherte mir, als er heimkam, dass der Wurzelballen des Baums ein Spiegelbild seiner Krone gewesen sein musste. Die Wurzeln reichten unter der Straße hindurch, unter dem Rasen bis tief in meinen Garten, umgaben vielleicht das Haus.

»Wie oben, so unten«, murmelte ich.

Wir sahen einander an.

»Die untere Welt nährt die obere«, sagte er. »So einfach ist das.«

Pollux sprach über die Ziegel, aus denen das Nachbarhaus gebaut war, über die steinernen Pfeiler eines Tors, über Erdgastanks und Wurzeln, über verborgene Grundwasserleiter, Metalle.

»Das kommt alles aus der Erde, oder? Wir ziehen schon zu lange alles Leben aus dem Boden«, sagte er.

»Jetzt fängst du jeden Moment an, von fossilen Energieträgern zu reden.«

»Ölförderung und Bergbau.«

»Schon geht's los.«

»Alles wird besser, wenn wir uns an die Oberfläche der Erde als Lebensgrundlage halten, an Wind und Licht.«

»Bist du bald fertig?« Ich wollte mich mit meinem Mann nicht ins Unterholz begeben. Lieber in den Baum. Er hatte uns Kaffee gekocht, und wir kletterten auf die Äste, um uns dort hinzusetzen. Es war ein klarer Tag, die Luft wässrig und warm. Im verblüffend grünen Gras war der Raureif geschmolzen. Wir suchten uns einen Platz in der Krone des Baumes, so würdevoll und mächtig, so einladend, selbst in Seitenlage. Plötzlich war ich bei aller Trauer um meinen Baum überglücklich, dass ich dort sitzen konnte, in der Krone einer 102-jährigen Ulme, und nicht einfach nur Kaffee trank, sondern einen äthiopischen Kaffee, den Penstemon mir geschenkt hatte und von dem sie sagte, sein Duft sei aus Blumen gemachte Erde. Sie hatte recht. Pollux lehnte sich gegen einen der Äste und schloss die Augen.

Asema kam vorbei, weil ich ihr in einer Textnachricht von meinem Baum und seinem vermeintlichen Alter erzählt hatte. Sie liebt Bäume. Sie lehnte sich an den Stamm.

»Ich wünschte, ihr könntet ihn einfach hier liegen lassen, wie er ist.«

Ich warf einen Blick auf die Stelle, an der ich das Buch vergraben hatte, und stellte zufrieden fest, dass der Boden unverändert wirkte und die Stelle kaum auffindbar gewesen wäre. Ich fragte mich, ob das Buch wie vorher aussehen würde, wenn ich es ausgrub. Wäre der Umschlag gewölbt, die Bindung zersetzt, hätte die Nässe die Seiten aneinandergeklebt und den tödlichen Satz endlich unleserlich werden lassen? Mir stand ein Bild des blassen Buches vor Augen. Ich schüttelte es ab, lehnte mich mit meinem Kaffee in der Hand an einen Ast, schloss die Augen.

»Euer Baum sieht so schön aus, so freundlich. Als hätte ein Riese seine Hand auf den Boden gelegt, um eine Maus zu wärmen.«

Wieder sah ich das Buch vor mir, und seine Seiten fächerten sich auf und blätterten sich um wie vom Wind getrieben.

»Vielleicht sollten wir besser nicht hier sitzen«, sagte ich.

»Klar sollten wir«, sagte Pollux. »Denkst du, unsere Nachbarn halten uns sonst für komisch? Keine Sorge, das tun sie sowieso schon.«

Das war es nicht. Mir war unwohl dabei, wie sich mir der Anblick des Buches immer wieder ins Bewusstsein drängte und dass ich seinem Grab so nah war.

»Ach, vergiss es«, sagte ich.

Ich begann über den Laden zu reden. Welche Bücher sich verkauften, welche wir nachbestellen mussten. Asema kletterte durch die Krone, berührte die geborstenen Äste, sammelte abgeplatzte Rindenstücke auf und stöberte furchtlos unter den wackelig aufgestützten Ästen herum. Pollux schloss die Augen, um ein wenig zu dösen. Bald stellte ich fest, dass ich nur noch mit mir selbst sprach und Asema verschwunden war. Ich sprang erschrocken auf und sah, dass sie genau auf den Flecken Erde starrte, unter dem das Buch lag. Es ging alles so schnell. Bis ich bei ihr war, hatte sie schon etwas Erde mit der Schuhspitze angehoben und wieder festgetreten.

»Was machst du da?«, fragte ich.

»Nichts«, sagte sie.

»Warum hast du dich genau da hingestellt und in der Erde gegraben?«

Asema runzelte verwundert die Stirn.

»Ich war in Gedanken«, sagte sie. »Oder nicht mal das. Tut mir leid, dass ich deinen Rasen umgegraben habe.«

»Das meine ich nicht. Ich meine, wie kamst du dazu, dich genau da hinzustellen?«

»Wieso? Liegt hier jemand begraben?«

»Ja«, sagte ich. »Nein. Nur ein Hund.«

»Wessen Hund denn?«

»Ein Streuner.«

»Du hast einen Streuner begraben?«

»Der war über Nacht hier im Garten gestorben.«

»Das hast du mir nie erzählt.«

»Es war kein großes Ding. Aber traurig.«

»Und warum machst du dir dann Sorgen um sein Grab? War es ein Stephen-King'scher Cujo? Oder ein Kuscheltierhund?«

»So ähnlich. Ich träume immer noch von ihm.«

»Armes Ding«, sagte Asema, die jetzt auch traurig wurde.

Nachdem Asema gegangen war, wachte Pollux auf, und plötzlich fand ich mich im Haus wieder, weil er einen Arm um mich gelegt und mich hineinbugsiert hatte. Er sagte, ich solle mich setzen und mich nicht von der Stelle rühren, bis er mir ein Sandwich mit Spiegelei und grünen Chilis gemacht hätte. Das Ganze auf einem extragroßen, getoasteten englischen Muffin. Ich gehorchte. Ich konnte ihm schlecht sagen, dass sich meine bedrückenden Gedanken und düsteren Träume um einen Geist und jetzt auch noch um ein Buch drehten. Er kannte mich aus Zeiten, als solche Geschichten noch mit einer Reihe interessanter Drogen zu tun gehabt hätten, unter anderem Ayahuasca. Es hätte sich angehört wie ein schwerer Rückfall.

»Du hast deinen Baum verloren«, sagte er und servierte mir das Sandwich auf einem Steingutteller. »Er war dein Freund und Beschützer.«

»Ja, das stimmt. Mein Baum. Meine liebe Seele.«

Pollux legte mir eine Hand auf die Schulter, drückte tröstend zu und nahm die Hand wieder weg. Als ich das Sandwich aufgegessen hatte, schien ihm einzufallen, was er im Halbschlaf mitgehört hatte, und er platzte heraus: »Ein begrabener Hund? Was sollte das denn?«

»Asema ist mir auf die Nerven gegangen«, sagte ich; ich war jetzt satt und glücklich. »Sie ist übereifrig. Da war nie ein Hund.«

»Sie stand bloß auf unserem sogenannten Rasen«, sagte Pollux. »Was hattest du dagegen? Warum hast du diesen Hund erfunden?«

»Nur so! Komm, leben wir im Moment!«

»So was Verrücktes habe ich ja noch nie gehört.«

»Verrückt ist eher, wie lecker dieses Sandwich geschmeckt hat«, sagte ich und schaute auf meinen leeren Teller.

»Sollen wir uns noch eins teilen?«

»Es wäre mir eine Ehre. Lass mich dir helfen, indem ich dich vollquatsche, während du es machst.«

Blau

Obwohl ich das Buch vergraben hatte, besuchte Flora weiter den Laden. Langsam kam immer mehr Weihnachtskundschaft, aber am späten Vormittag blieb es gewöhnlich ruhig. Flora war verlässlich. Um Punkt elf hörte ich in der Belletristik ihre Armbänder klimpern. Sie schien inzwischen ihren langen, glatten Daunenmantel zu tragen, denn er streifte leise schabend den Segelboottisch. Eine alte mexikanische Decke, die bei den Biographien über einem Sessel hing, landete oft auf dem Boden. Flora hatte immer gesagt, der Sessel müsse neu gepolstert werden. Sie raschelte in den Toiletten, schaffte es aber selten, die Papierhandtücher herauszubekommen, und dann verschwand sie wie immer im Beichtstuhl, ohne seine Tür zu öffnen.

Als hier renoviert wurde, hatten Freunde des Ladens heiligen Tabak, Süßgras, Wacholder und Salbei in den Wänden verborgen. Die Vorder- und Hintertür hatten sie blau gestrichen, um schädliche Energien fernzuhalten. Überall auf der Welt – in griechischen Dörfern, im amerikanischen Südwesten, bei den Tuareg – schützt die Farbe Blau vor dem Bösen. Blaue Glasflaschen auf den Fensterbänken halten den Teufel fern und so weiter. Deshalb hatten wir hier die geisterblaue Eingangstür und das leuchtend blaue Vordach über den Fenstern.

Welches Blau genau? Es gibt Tausende Blautöne.

Den Buchladen kannte ich als einen Ort, wo mit den Horden von Lesern hin und wieder auch ein Ärgernis zur Tür hereinkam. Aber soweit ich wusste, hatte nie etwas Böses die Schwelle der blauen Tür überschritten. Flora war ein unermüdlicher Geist, rastlos und reizbar. Trotzdem hätte der Schutzanstrich sie eigentlich fernhalten müssen. Vielleicht hatte sie sich durch eine Bodenritze geschoben. Mit Ausnahme dieser einen Begegnung, als ich ihr befohlen hatte zu gehen und ihre sirrende Wut zu spüren bekommen hatte, sagte ich mir wieder und wieder, sie sei doch eigentlich harmlos.

Ganz anders als dieses Buch natürlich.

Das Buch lag unter meinen Gedanken verborgen, wie alte Trauer oder unerlöste Wut. Es lauerte da unten wie etwas Schreckliches, was einem in der Kindheit passiert ist. Manchmal tauchte der Gedanke daran wieder und wieder auf wie ein Ohrwurm. Ich sehnte mich nach Schnee, weil ich hoffte, die kalte weiße Schicht würde mich vor dem Buch beschützen. Seit ich im Baum gesessen und seit ich gesehen hatte, wie Asema direkt zu seinem Grab ging, hatte ich nämlich das ungute Gefühl, es nicht mit einem leblosen Gegenstand zu tun zu haben. Ich hatte da draußen etwas lebendig begraben.

Eines Vormittags, als der Laden bis auf das Schleifen von Floras Mantel am Rand des Segelboottisches leer war, fragte ich sie, ob das Buch sie getötet habe.

»Flora?«

Ich spürte, dass sie mich hörte.

»Hast du den Satz zu Ende gelesen? Ist es so passiert?«

Ich spürte eine jähe Konzentration. Als das Buch noch im Laden gewesen war, hatte ich einmal sogar Floras Stimme gehört. Die Vorstellung, dass sie jetzt zu mir sprechen könnte, gefiel mir gar nicht, aber meine Angst vor dem Buch war schlimmer. Ich brauchte Antworten. Und ich spürte, wie sehr Flora mir antworten wollte. Ich spürte, wie sie es versuchte, wie Floras Wissen sich gegen die dünne Trennwand zwischen uns stemmte. Lebend oder tot, was hieß das schon? Wir waren einander so nah. Ich konnte kaum atmen. Ich warf Flora aus meinem Körper hilfreiche Energie entgegen. Wir verharrten in dem Bemühen, durch die knisternde Luft über dem Büchertisch einander zu erreichen. Kraftwellen türmten sich auf, ebbten ab, schwollen wieder an. Dann betrat ein Kunde den Laden.

Unzufrieden

Unzufrieden ist ein gebeugter, sehniger, hartnäckig sportlicher Schwarzer Mann jenseits der siebzig. Wir können beobachten, wie er langsam einmal um den See joggt, aber wenn er den Laden betritt, sieht sein Trainingsanzug immer tadellos aus. Heute trug er den marineblauen mit den orangefarbenen Streifen und über der dünnen Jacke einen schwarzen Parka. Legere Kleidung, aber er trug sie mit

Würde. Wie immer lag auf seinem Gesicht ein Ausdruck distinguierter Empörung.

»Was gibt's Neues?« Er blieb mit finsterem, kämpferischem Blick auf der Schwelle stehen. Ich schaute genauso finster, weil er meinen Verständigungsversuch mit Flora unterbrochen hatte. *Verschwinde! Ich rede mit einer toten Kundin!*

Aber das sagte ich nicht. Ich gab nach. Dass er so unmöglich zufriedenzustellen war, machte Unzufrieden zu einem meiner liebsten Kunden. Außerdem wollte ich nicht schon wieder hören, er habe nur noch ein Jahrzehnt Lesezeit übrig. Er hatte es immer eilig, und man musste alles stehen- und liegenlassen. Er ist ein Verdammter, ein Tantalus, an dem ein Lektürehunger nagt, den er nicht stillen kann. Unzufrieden hat alles schon gelesen, oft auch mehr als einmal. Weil er mit sechs angefangen hat, Bücher zu verschlingen, geht ihm allmählich die Belletristik aus. Mir gefällt die Herausforderung, ihm etwas zu verkaufen, und ich fing wie üblich damit an, ihm Geschichtsbücher, Politik und Biographien vorzuschlagen. Ich wusste, dass er nur Belletristik wollte, aber so hatte er die Chance, ein wenig Dampf abzulassen. Er knurrte und wischte alle meine Vorschläge beiseite.

Asema kam herein und versuchte zu helfen.

»Okay«, sagte sie mit fester Stimme, »das hier sollten Sie wirklich lesen.« Bevor ich einschreiten konnte, hielt sie ihm *Der schmale Pfad durchs Hinterland* von Richard Flanagan hin. Eine quälende Lektüre über Kriegsgefangene, die beim Bau einer Straße durch einen unpassierbaren Urwald zu Tode geschunden wurden. Er winkte nicht bloß ab, sondern wehrte sich mit beiden Händen dagegen.

»Zu hart«, sagte er.

»Tja, wie wär's dann hiermit?« Sie zeigte ihm Hans Falladas *Jeder stirbt für sich allein.*

»Das ist nur wieder die Geschichte des Zweiten Weltkriegs«, sagte er und schob das Buch von sich.

»Stimmt«, sagte sie, »aber es kann nie schaden, sich damit auszukennen, oder?«

Er blickte auf. In seiner Stimme lag ungläubige Verachtung.

»Soll das ein Witz sein? Da war ich *dabei*, Süße.«

Asema schaute ihn voller jäher Neugier an.

Er nickte ihr zu und ließ seine Augen blitzen.

Sie blitzte zurück.

»Wie, dabei?«

»Mein Dad war ein G. I. Meine Mama war Deutsche. Sie haben sich verliebt. Ich wurde geboren, und sie hat mich auf dem Rücken herumgetragen, wenn sie die Trümmer durchsuchte. Schließlich hat er meine Mutter geheiratet, und wir sind hierhergezogen. Gilt das?«

»Ich schätze, schon«, sagte Asema matt.

Es ist nicht so, dass er sich Bücher mit einem Happy End wünscht. Er hasst solche Bücher. Er wandte sich wieder mir zu und entließ Asema mit einem Zucken der Finger aus dem Gespräch. Unzufrieden trägt eine dicke Brille, hat kluge, junge goldbraune Augen und ein langes, kantiges Gesicht mit breitem Unterkiefer, strengem Strichmund. Sein dichtes graues Haar trägt er kurz. Seine Hände sind einzigartig – lang und schmal mit auffällig zarten Handgelenken. Mit hungrigen, geschickten Fingern blättert er zielstrebig durch unsere Bücher. Er hält die Luft an, und entweder stößt er sie nach der ersten Seite lautstark aus – ein Zeichen des Ekels –, oder er blättert lautlos um. Wenn ihm die ersten Seiten gefallen, liest er das Buch meistens auch zu Ende. Er gibt nicht auf, selbst wenn es ihn irgendwann abstößt.

Jetzt stand ich neben ihm und ließ die Erfolge und Misserfolge der letzten Monate noch einmal Revue passieren. Toni Cade Bambara und Ishiguro: ja, alles von Murakami: ja, Philip Roth, James Baldwin, Colson Whitehead: also bitte, alles hundert Mal gelesen. Yaa Gyasi: ja; Rachel Kushner: ja, und auch W.G. Sebald, aber bitte keine Krimis, weil er davon obsessiv wird. Vor einem Monat hatte ich ihm Denis Johnsons *Engel* verkauft, was er gar nicht schlecht fand. Er hatte auch *Ein gerader Rauch* gelesen und nahm es Johnson übel, dass dem Roman die Recherchearbeit des Autors zu sehr anzumerken war, gab aber zu, dass er auch seine Stärken hatte. Dann hatte ich ihm *Train Dreams* in die Hand gedrückt. Er kam wieder und baute sich mit zusammengebissenen Zähnen vor mir auf.

»Was habt ihr noch von dem Mann?«

Ein Zeichen, dass er extrem bewegt war. Es hielt gut eine Woche. Jetzt hat er alles von Denis Johnson durch. Wir haben ein Problem. Wenn ich ihm ein Buch verkaufe, das ihm nicht gefällt, steht mein Lieblingskunde bald darauf wie ein Schwerverletzter im Laden und beklagt sich mit enttäuschter, gramzerfurchter Stimme.

Was nehmen wir also?

Ich ziehe *Frühlingsanfang* von Penelope Fitzgerald aus dem Regal. Er kauft es mürrisch. Später am selben Tag, kurz vor Ladenschluss, kommt Unzufrieden wieder. *Frühlingsanfang* ist schließlich schmal. Er packt mit beiden Händen ein Exemplar von Fitzgeralds Meisterwerk *Die blaue Blume* und trägt es mit sich fort.

Die Verwechslung

An meinem freien Tag rief Kateri bei mir zu Hause an. Unsere Festnetznummer steht nicht im Telefonbuch, aber das war die Nummer, die sie benutzte. Wahrscheinlich hatte sie sie im Adressverzeichnis ihrer Mutter gefunden. Ich hatte schon gemerkt, dass Kateri keinen Smalltalk mochte. Aber die Dringlichkeit, mit der sie diesmal loslegte, überraschte mich doch.

»Es ist was passiert«, sagte sie.

»Du musst dich verwählt haben.«

»Nein, hier ist Kateri. Es ist was passiert.«

»Dir auch einen guten Morgen.«

»Guten Morgen. Es ist dringend.«

Ich schwieg.

»Es ist wegen Mom.«

»Was ist mit ihr?«

»Ich weiß es nicht genau. Ich erzähle es dir, wenn du hier bist.«

»Ich habe heute frei und bin beschäftigt. Hier zu Hause. Aber das weißt du ja, weil du meine nicht im Telefonbuch verzeichnete Festnetznummer gewählt hast.«

Kateri schwieg kurz, um ihre Strategie zu überdenken.

»Hör zu«, sagte ich. »Ich will dir ja helfen. Wenn wir, die wir im Einzelhandel arbeiten, mal frei haben, helfen wir überhaupt niemandem mit überhaupt nichts – es sei denn, wir werden freundlich darum gebeten.«

»Wow, als Highschoollehrerin wärst du aber nicht geeignet. Tut mir leid, dass ich so mit der Tür ins Haus falle«, sagte Kateri. »Ich bin nicht leicht aus der Fassung zu bringen, aber jetzt gerade bin ich echt aus der Fassung. Es hat mit Mom zu tun. Und ihr wart beste Freundinnen.«

»Wie, ›beste Freundinnen‹?«

Wir schwiegen beide. Die Vorstellung erschreckte mich, und sie entsprach nicht der Wahrheit. Zumindest aus meiner Sicht nicht. Meine einzige Verbindung zu Flora waren die Bücher.

»Mom hat gesagt …«

Kateri verstummte. Ihre Stimme hatte gequält geklungen.

Mich packten Schuldgefühle. Was, wenn Flora mich wirklich als enge Vertraute angesehen hatte? Wenn sie noch als ungeschickter Geist versuchte, die Freundschaft zu erhalten?

»Hör zu«, sagte Kateri, »Bücher haben meiner Mutter alles bedeutet. Sie waren ihr Leben! Und du hast dieselbe …«

»Ganz so schlimm ist es nicht«, sagte ich. »Aber schon ziemlich schlimm. Wir waren mitten in *Auf dem Weg zu Swann*, als …«

Kateri antwortete nicht.

»Bist du noch da?«, fragte ich.

»Ja. Du hast gerade geklungen wie sie. Ich vermisse sie so. Bitte, kannst du herkommen?«

Ich hatte wenig Lust dazu, konnte aber nicht Nein sagen, wenn sie über Bücher sprach und mich so nett fragte. In ihrer Stimme lag ein flehender Ton, der gar nicht zu der jungen Frau passte, die ich kennengelernt und die mich angerufen hatte.

»Na gut, ich komme vorbei. Aber wo bist du?«

»Auf der Hauptwache im fünften Bezirk.«

»O Gott, vergiss es.«

»Ich musste mit der Polizei reden. Und jetzt bin ich zu fertig, um heimzufahren. Ich warte gleich hinter dem Eingang.«

Während sie mir die Adresse durchgab, die ich schon kannte und wo ich nicht hinwollte, schaute ich aus dem Fenster. Mein sterbender Baum reckte sich, auf dem Rücken liegend, nach dem Himmel, die Äste wie flehende Arme. Es dauert eine Weile, bis aus grünem Holz alles Leben schwindet. Ich spürte die Hilflosigkeit, die Handlungsunfähigkeit, die Wut dieses Baumes. Von den Wurzeln abgeschnitten, konnte er nie mehr den Nachtwind schmecken.

Das Gebäude war ein unauffälliger Glas-und-Ziegel-Bau in einer Ladenzeile mit glaubensunabhängigen weißen Festtagslichtern über dem Eingang. Drinnen begrüßte mich Kateri. Ich war extrem unglücklich darüber, mich in einer Polizeiwache wiederzufinden, aber sie schien nichts davon zu merken. Sie nahm meinen Arm. Mein Blick fiel auf den Schreibtisch hinter ihr. Er war aufgeräumt, sparsam dekoriert, nur mit einem Foto von einem Hund und mit einer billigen, transparenten Glasvase, die unten verfärbt war und in der eine braun verschrumpelte Rose steckte. Ich bin abergläubisch, was das Aufbewahren abgestorbener Blumen angeht.

»Vielen Dank, dass du mich abholst. Ich mein's ganz ehrlich. Ich muss unbedingt mit jemandem reden. Und wenn ich es dir erzähle, verstehst du auch, warum es nicht am Telefon ging.«

Mein Herz wand sich. Mir schwitzten die Hände. Na gut, Tookie, sagte ich mir, jetzt wissen wir zumindest, dass du immer noch allergisch auf Polizeiwachen bist.

»Erzähl schon«, sagte ich.

Kateri biss sich auf die Lippe. Sie legte sich die Hände aufs Herz und atmete tief durch.

»Okay. Also. Erstens – im Krematorium wurde ihre Asche verwechselt. Ich hab die falsche Asche bekommen.«

Jetzt wurde mir schwindlig.

»Und als wäre das nicht schlimm genug, ist gestern ihre Leiche wiederaufgetaucht, in der örtlichen Leichenhalle.«

»Aber wie …«

»Verrückt, ich weiß. Sie haben den falschen Leichnam kremiert. Die Assistentin des Bestatters hatte einen schlechten Tag. Sie hat sich entschuldigt. Die haben auch manchmal schlechte Tage, sogar öfter. Sie musste aus einer überheizten Wohnung eine besonders dicke Leiche abholen, die da wohl schon eine Weile gelegen hatte, und dann hat dieses Zeug, das sie Leichensaft nennen, das hat sie von oben bis unten vollgespritzt, als ihrem Kollegen die Füße aus der Hand gerutscht sind. An dem Tag kamen viele Leichname rein, und die Asche, die ich bekommen habe, war anscheinend ein Teil von diesem dicken Mann. Die Autopsie hat überhaupt nicht stattgefunden. Es tut mir leid, dass du dir das alles anhören musst. Die Assistentin hat mir das viel zu detailliert geschildert, genau wie ich jetzt, weil ich dermaßen, dermaßen … Ach, mir blutet das Herz.«

Kateri vergrub ihren kahlgeschorenen Kopf in den Händen. Was sie erzählt hatte, war mir alles zu viel, und dann dieser letzte Satz. Er war so seltsam altmodisch. Allerdings hatte auch Flora manchmal ungewöhnliche, veraltete Ausdrücke verwendet.

»Ich musste gerade hin und meine Mutter identifizieren. Und ich weiß nicht, wie ich es sagen soll, aber …«

Kateri brachte den Satz nicht zu Ende.

»Ich weiß gar nicht, wie ich wieder hergekommen bin«,

sagte sie. »Ich habe Angst, selber heimzufahren, weil ich so zittere. Siehst du? Weil mich jetzt alles einholt.«

Kateri streckte eine Hand vor. Aber die Hand blieb ruhig.

»Na ja, egal«, sagte sie. »Es passiert alles innen drin.«

Ich brach fast zusammen vor lauter Anstrengung, meine eigenen Gedanken zurückzuhalten. Mir schmerzte der Kiefer.

»Gehen wir«, brachte ich mit Mühe heraus.

Sie stand auf und folgte mir zum Ausgang. Ich parkte elegant aus und fädelte mich in den Verkehr ein, obwohl ich innerlich bebte und mir die Ohren schrillten. Mit ein paar tiefen Atemzügen beruhigte ich mich so weit, dass ich das Gefühl hatte, sicher fahren zu können. Schön bewusst atmen, sagte ich zu mir. Aber es half nicht. Ich fuhr einen Umweg über ruhigere Straßen. Die ganze Fahrt kam mir unwirklich vor. Vor der Tür von Floras Natursteinhäuschen musste ich mich körperlich davon abhalten, zu reden, indem ich mir die Faust gegen die Zähne presste. Es war ganz offensichtlich nicht der beste Zeitpunkt, um Kateri von ihrer Mutter zu erzählen, aber ich fühlte mich inzwischen richtig krank. Und wenn ich versuchte, jeden Gedanken daran abzublocken, wurde der Druck nur stärker. Ich hatte Angst, auf der Stelle verrückt zu werden, wenn ich mich weiter zurückhielt. Aber dann kam Kateri mir zuvor, indem sie eine Frage stellte.

Hast du je davon gehört, dass jemand nach dem Tod auf einmal jünger aussieht? Ich meine, nicht bloß glatter, sondern deutlich jünger?

Ich schaute Kateri an, als sie diese überraschende Frage stellte, und bemerkte zwei prägnante neue Falten in den Mundwinkeln, die wie Satzklammern ihre Lippen rahmten. Sie stieg aus. Ich schaute ihr nach, als sie wackligen Schrittes zur Haustür hochstieg, und biss mir so hart auf die Knöchel, dass ich mein Blut schmeckte.

Geröstete Maissuppe

»Was ist passiert?«

Pollux nahm meine geschundene Hand in seine. Er zupfte am Pflaster. Ich war nicht scharf darauf, ihm zu erzählen, dass ich mich wie ein tollwütiger Hund selbst gebissen hatte.

»Au!«

»O Mann, tut mir leid.«

»Ich hab mich in die Hand gebissen.«

»Schon wieder? Ach, Mädchen.«

Er hob meine Hand und küsste das Pflaster. Es war ein Pflaster mit einem Findet-Nemo-Motiv aus dem Bodensatz der Pflasterschublade.

»Armer kleiner Nemo«, sagte Pollux.

Ich drückte ihn zu fest an mich, und er verstand den Wink, legte die Arme um mich und streichelte mir das Haar.

»Was ist hier los?«

Ich erzählte Pollux schnell von Kateris schlechten Neuigkeiten über den Leichnam ihrer Mutter. Er verstummte, und als ich ihn ansah, machte er große Augen. Außer gegen Gespenster hat Pollux auch eine extreme Abneigung gegen alles, was mit Tod und Sterben zu tun hat. Und er hat feste Ansichten über das Jenseits. Er ist überzeugt, dass jeder nach seinem Tod in genau den Himmel kommt, an den er glaubt – eine ziemlich komplexe Vorstellung, die er da konstruiert hat. Ich habe gar keine, aber seine schließt mich mit ein, also ist für mich gesorgt. Seine Zuversicht wirkt erstaunlich tröstlich. Als er gerade auf die Neuigkeiten reagieren wollte, klopfte Jackie an der Tür.

Ich machte ihr auf. Gut möglich, dass ich verärgert oder gestresst aussah. »War das heute?«

Pollux rief: »Ich koche dein Rezept für geröstete Maissuppe, schon vergessen?«

Ich nahm Jackie an die Hand, zog sie ins Haus und erzählte ihr alles, was ich gerade Pollux erzählt hatte. Ihre Hündin Droogie folgte uns. Sie war ein schwerfälliger, fauler, sehr anhänglicher brauner Rottweiler-Pudel-Husky-Mischling. Jackie hatte einen großen Beutel dabei.

Ein Freund von ihr hatte seinen Wildreis geerntet, und diese Portion war für uns. Der Reis war ordentlich gesäubert, leuchtend grünlich braun. Ich tauchte meine unversehrte Hand in den Beutel. Die Textur der Reiskörner und der kühle Seegeruch taten mit gut. Wir betrachteten eine Handvoll und bestaunten die Länge der Körner. Die Natives hier in der Gegend nehmen Wildreis sehr ernst. Ich habe oft gesehen, wie Gesichter versteinern, wenn jemand Industriereis, dieses eintönig braune, kommerziell angebaute Zeug, auch nur erwähnt, es als Wildreis bezeichnet oder jemandem unter falscher Flagge auftischt. Damit ist nicht zu spaßen. Echter Wildreis wächst wild, wird von Natives geerntet und schmeckt nach dem See, in dem er gewachsen ist. Dieser hier war erstklassig. Ich machte den Beutel zu, und mir ging es schon besser. Als ich dafür bezahlen wollte, sagte Jackie, der Reis sei eine Sonderzulage vom Laden. Unsere Sonderzulagen sind ziemlich unterschiedlich. Einmal hat Jackie ein ganzes Lamm von einer nahen Farm gekauft, und wir durften die kleinen Koteletts und Keulen untereinander aufteilen. Beim nächsten Mal war es sauer eingelegtes Gemüse.

Jackies Hund kann Parkettboden nicht leiden. Unser Haus liebt Droogie, weil gleich hinter der Haustür der erste Läufer liegt und sie nirgends Gefahr läuft, in einem Meer aus glatten Böden zu stranden. Also war Droogie gutgelaunt eingetreten, hatte sich in Habachtstellung hingesetzt und schaute uns zu. Sie verfolgte unser Gespräch mit den Augen, lauschte auf unseren Tonfall und wartete vermutlich auf eine Wortfolge, die sie kannte. Droogie verfügte über ein breites Vokabular.

Seit einem Jahr perfektioniert Pollux mein Lieblingsrezept unter den Suppen, die mich gerettet hatten – eine Maissuppe. Erst karamellisiert er frisch vom Kolben geschnittenen Mais, röstet ihn langsam in einer großen Pfanne, gibt Zwiebeln dazu. Dann brät er gewürfelte, in Butter geschwenkte Kartoffeln, bis sie leicht knusprig werden. Das Ganze kocht er in einer knoblauchigen Hühnerbrühe mit geriebenen Karotten, Cannellinibohnen, frischem Dill, Petersilie, einer Prise Cayennepfeffer und Crème fraîche. Der Geruch allein versetzte mich in einen Glücksrausch. Und trotzdem.

»Ich muss dir noch mehr über Flora erzählen«, sagte ich.

Jackie und ihr Hund legten beide den Kopf schief, im gleichen Winkel, mit dem gleichen Ausdruck. Es sah komisch aus, aber ich lachte nicht darüber.

»Dann mal los«, sagte Jackie. »Du hast gesagt, dass eine Autopsie geplant war. Ich dachte, es war ein Schlaganfall.«

»Nein, es war ihr Herz.«

»Sie hatte kein Herz«, sagte Jackie.

»Harte Worte«, sagte ich nach einem kurzen Stocken.

»Ich habe sie gebeten, etwas zurückzugeben, das sehr wichtig war«, sagte Jackie. »Eigentlich hat es Asema gehört. Flora hat sich geweigert.«

Es sah Jackie gar nicht ähnlich, einer Toten etwas nachzutragen.

»Also keine Autopsie«, murmelte sie. Sie schaute mich an und runzelte die Stirn. »Worüber wolltest du noch reden?«

Ich erzählte ihr genauer, wie Kateri die Asche ausgehändigt bekommen hatte und dann Floras echter Leichnam aufgetaucht war. Also war es offenbar nicht ihre Asche gewesen.

Jackie nickte. Überraschenderweise wirkte sie nicht überrascht. Sie verschränkte die Arme und schaute mit gerunzelter Stirn Droogie an, die mit einem langen Blick antwortete und sich dann auf den Boden legte, den Kopf auf den Vorderpfoten. Jackie sah so respekteinflößend aus, dass ich mich hütete, ihren Gedankengang zu unterbrechen. Schließlich ergriff sie das Wort.

»Ich wusste doch, dass das zu einfach war.«

Ich starrte sie mit offenem Mund an. Zu einfach? Im Ernst? Mir war das alles dermaßen zu kompliziert, dass ich schon Kopfweh hatte.

»Manche Menschen sind schlüpfrig«, fuhr Jackie fort. »Mit denen hat man es schwer, wenn sie tot sind. Sie benehmen sich nicht wie Tote. Sie widersetzen sich.«

Ich atmete auf. Also gab es eine Erklärung? Mein Kopf weitete sich in einer solchen Erleichterung, dass ich nicht einmal nachhakte, als Jackie direkt zum Thema Wildreis zurückkehrte und Pollux aus der Küche nach uns rief. Ich genoss es einfach, mich geistig gesund zu fühlen.

Etwas Wein, Suppe, Brot und Salat später sagte Jackie, der geröstete Mais habe den Gipfel der Perfektion erreicht und sie müsse nach Hause. Ihre Enkelin im Teenager-Alter habe Besuch von einer Freundin. Sie wollten für die Schule lernen, sagte Jackie, und brauchten ihre lästige, aber auf komische Art und Weise ermutigende Präsenz.

»Oh-oh, hier kommt eine Nachricht von den beiden. Sie kochen sich Chinanudeln. Ich muss los, bevor sie alles anbrennen lassen.« Gemeinerweise machte sie sich davon.

Als Jackie weg war, beschloss ich, die einzig mögliche Therapie für mich wäre, in meinen blauen Putzhandschuhen Geschirr zu spülen. Ich ließ die Hände ins extraheiße Wasser gleiten und schrubbte. Ich benutzte eine Menge Spülmittel mit Lavendelduft. Da ich immer den Abwasch mache, wenn Pollux kocht, habe ich beschlossen, die Aufgabe ein bisschen sinnlicher zu gestalten, was sich vielleicht seltsam anhört, wenn es um dreckige Töpfe geht. Aber Pollux legt gern die Arme um mich, wenn ich im Schaum und Dampf an der Spüle stehe.

»Hey, Baby.« Er atmete mir ins Ohr. »Deine Putzhandschuhe sind so sexy.«

»Hm, du bist faszinierend«, sagte ich, »aber nicht so, wie du denkst.«

Ich drehte mich zu ihm um und schüttelte Wasser von meinen dicken blauen Fingern. »Ist das ein anzügliches Grinsen?«

»Sollte es eins sein?«

»Ich habe so oft davon gelesen. Männer grinsen ständig anzüglich in Büchern. Ich wollte schon immer wissen, wie das aussieht.«

»Vielleicht solltest du mal diese Handschuhe ausziehen. Dann kriegst du ein anzügliches Grinsen zu sehen.«

»Und ich glaube, ich sehe es jetzt schon. Hör auf, so anzüglich zu grinsen!«

»Es ist bloß ein Ausdruck.«

»Ein Ausdruck wovon?«

»Von Hoffnung. Einer traurigen Männerhoffnung.«

»Traurig, oh ja. Ich jedenfalls stehe auf Männer, die ihr Begehren nicht mit dem Gesicht ausdrücken, sondern mit den Händen.«

»So ungefähr?«

»Nein, so.«

»Oh.«

Und später: »Würdest du die Handschuhe ausziehen? Bitte zieh jetzt die Handschuhe aus, ja?«

»Bist du sicher?«

»O Gott! Warte. Okay. Lass sie an.«

Und noch etwas später:

Ich wühle mich in die Kissen. Von Pollux getröstet, drapiere ich mich um ihn herum. Die Aufregung des Tages, Kateris seltsames Verhalten, Floras grausige Beharrlichkeit, diese Fragen und das Buch, immer wieder das Buch. Die gingen mir nicht aus dem Kopf. Dann spürte ich es. Die Welt hielt die Luft an. Ein allmähliches Loslassen folgte, eine sanft herabrieselnde Stille. Ich knipste meine Lampe aus, und meine Gedanken verebbten. Es hatte zu schneien begonnen. Endlich fiel der reine, zarte Schnee auf uns herab und trennte die Luft vom Erdboden, die Lebenden von den Toten, die Leserin vom Buch.

Sonnenwendfeuer

Hetta

Pollux fuhr Hetta vom Flughafen abholen, und während er unterwegs war, zauberte ich ein Blech Hafercookies. »Zauberte« klingt vielleicht ein bisschen zu sehr nach Expertise. In Wahrheit ist Backen das Einzige, was ich in der Küche nicht mache. Ich las mir die Rückseite einer Packung Quaker-Haferflocken durch, kniff die Augen zusammen, runzelte die Stirn, versuchte kalte Butter zu zerdrücken, kippte mir Flocken auf die Füße und tat zweimal oder dreimal so viel Zucker in die Schüssel. Wir hatten keine Rosinen, also nahm ich getrocknete Cranberrys und förderte eine antike Packung weißer Schokodrops aus dem Tiefkühlfach zutage. Die kippte ich unaufgetaut in den Teig, nur um festzustellen, dass manche zu Klumpen zusammengefroren waren. Ich rückte ihnen mit dem Hammer zuleibe. Na ja. Ich heizte den Ofen vor und löffelte den Teig auf ein Blech, zwackte und drückte daran herum, damit gleich große Cookies entstanden. Ich schob das Blech in den Ofen und setzte mich hin. Nach ungefähr fünf Minuten stellte ich den Timer. Ich hatte Lust auf ein Glas Wein, wollte aber nicht, dass Hetta meine Fahne bemerkte und mich für das Letzte hielt. Also saß ich nur da und starrte wie gelähmt vor mich hin. Von Geistern heimgesucht zu werden und dann noch Hetta im Haus zu haben, kam mir wie eine unfaire Pechsträhne vor, wie ein

Witz, und ich als Spielball des Schicksals war für solche Gemeinheiten leichte Beute. Ich rief Jackie an, die meine Vorgeschichte mit Hetta kannte.

»Boozhoo, Frau Lehrerin.«

»Oh-oh. So nennst du mich nur, wenn was im Argen ist.«

»Du hast mich durchschaut. Ich sitze hier und warte auf Pollux, der Hetta vom Flughafen abholt. Für die Wintersonnenwende, weißt du, die Hetta statt Weihnachten feiert.«

»Die ist übermorgen, oder, am einundzwanzigsten?«

»Ich habe gerade ein Blech Cookies gezaubert.«

»Sind sie im Ofen?«

»Ja.«

»Hast du einen Timer gestellt?«

»Natürlich.«

»Komm mir nicht mit ›natürlich‹. Weißt du noch, wie du einmal den Ofen in Brand gesetzt hast?«

»Ja. Ich weiß jetzt, dass man den Brandy erst nach dem Grillen auf den Früchtekuchen träufelt.«

»Nach dem Backen.«

»Okay. Ich mag keine Meisterbäckerin sein, aber so viel weiß ich. Ich habe nicht wegen dem Timer angerufen.«

»Na dann. Wie kann ich dir helfen?«

»Red es mir aus.«

Schweigen. Schließlich sagte sie: »Deine Reaktion ist völlig angemessen, warum sollte ich dir also irgendetwas ausreden wollen? Hetta ist ein Monster. Nein, warte, ich korrigiere mich, sie kann manchmal ein bisschen anstrengend sein.«

»Ein bisschen.« Ich lachte. »Irgendwelche Prognosen?«

»Sie wird innerhalb, sagen wir, innerhalb von drei Minuten eine sarkastische Bemerkung über deine Cookies machen.«

»Sehr wahrscheinlich.«

»Sie wird etwas Hautenges und darüber etwas Transparentes tragen.«

»Ist notiert.«

»Sie wird nur über sich reden, ohne je nach dir zu fragen.«

»Natürlich.«

»Sie wird lieb zu ihrem Vater sein, um ihm Geld aus den Rippen zu leiern.«

»Das ist immer schmerzhaft mit anzusehen.«

Wir verfielen in Schweigen.

»Lass uns wieder lachen«, sagte sie.

»Da gibt's nichts zu lachen. Ich ertrage es nicht.«

»Na gut, dann werden wir eben philosophisch. Du hast Pollux. Er liebt dich und du ihn. Selten und kostbar. Sie ist die Fliege in der Salbe. Das ist übrigens eine ziemlich seltsame Redewendung. Warte kurz. Das schlage ich gleich mal im Slangwörterbuch nach.«

Ich hörte, wie sie das Telefon weglegte und sich ihre Schritte auf dem knarrenden alten Holzfußboden entfernten. Um im Strafvollzug Pluspunkte zu sammeln, hatte ich mich einem Bibellesekreis angeschlossen. Ich kannte die King-James-Version der Heiligen Schrift mehr oder weniger auswendig und wusste deshalb schon, dass der Ausdruck aus dem Buch Prediger Salomo stammte, Vers 10,1: »Tote Fliegen bewirken, dass das Öl des Salbenbereiters stinkt und verdirbt.« Das erinnerte mich an meine Cookies. Sie waren fertig, duftend und unverdorben. Ich legte das Telefon weg und eilte zum Ofen, um sie herauszuholen. Ah und oh, sie waren perfekt! Ich stellte das Blech zum Abkühlen auf einen Rost. Das sage ich gleich noch einmal, weil es klingt, als ob ich richtig Ahnung hätte. *Ich stellte das Blech zum Abkühlen auf einen Rost.* Als ich das Telefon wieder in die Hand nahm, war die Verbindung unterbrochen. Ich sonnte mich immer noch in meinem Triumph. Vielleicht konnte ich alles andere auch. Ich könnte mit dem Stricken anfangen, sinnierte ich, oder Flöte spielen lernen. Ich könnte einen der Cookies essen. Ich nahm einen vom Blech, brach ein Stück ab, ließ es noch ein bisschen abkühlen und steckte es mir in den Mund. Mir taten die Zähne schon weh, bevor ich irgendetwas schmeckte. Der dreifache Zucker. Verdammt. Aber ich schluckte den Bissen hinunter, weil ich Pollux in die Auffahrt einbiegen hörte. Ich wollte besonders gastfreundlich sein, also lief ich zur Haustür. Als ich winkte, fiel mir ein, dass ich die Cookies in den Müll hätte werfen sollen. Zu spät.

Und schon wurde es ein bisschen anstrengend.

Die beiden stiegen aus. Pollux schaute über die Wagentür zu mir herüber und winkte so zaghaft, dass mir das Herz in die Hose rutschte. Es musste irgendetwas besonders Schlimmes passiert sein. Hetta war schon ausgestiegen und beugte sich in den Wagen. Bevor ich noch einmal tief durchatmen konnte, drehte sie sich um. Sie hatte eine Art Korb von der Rückbank geholt, den sie nun in der Armbeuge auf mich zu trug. Ich bat sie ins Haus und registrierte misstrauisch, dass sie eine Babytragschale benutzte, um vermutlich irgendwelche verbotenen Substanzen hereinzuschmuggeln. Aber dann zog sie die Decke von der Tragschale, und darunter lag etwas, das aussah wie – nein, es war tatsächlich *ein echtes Baby.* Mir blieb das Hirn stehen. Fast hätte ich aufgeschrien. Aber der viele Zucker verklebte mir die Kehle. Ich verschluckte mich, hustete. Mir tränten die Augen. Als Hetta zu mir hersah, mussten meine glänzenden Augen und die Tränen auf den Wangen ihr den Eindruck vermitteln, ich sei gerührt.

»Wow, Tookie. Ich hatte dich für knallhart gehalten. Aber du bist weich geworden«, spottete sie. Aber es war nur halbherziger Spott und eine dermaßen milde, zahnlose Bemerkung, dass ich sie mir erstaunt noch einmal ansah. Sie hatte ihren schweren silbernen Septumring herausgenommen und trug nur ein Paar Ohrringe. Im nächsten Moment sagte sie: »Sind das Cookies? Das riecht, als wollte hier jemand einen auf mütterlich machen. Als die Einzige hier im Raum, die mit ihrem eigenen Körper ein Kind auf die Welt gebracht hat, würde ich sagen …«

Hetta angelte einen Cookie vom Blech und nahm einen großen Bissen. Dann noch einen. Ihr Gesicht leuchtete vor Verblüffung auf.

»… dass das geklappt hat! Die sind superlecker!«

Sie nahm gleich noch zwei und erklärte, sie bräuchte Nährstoffe, weil sie stille. Pollux holte die Milch aus dem Kühlschrank. Man braucht Milch, um Milch geben zu können, oder? Ich spürte, dass er das dachte. Er schenkte ein Glas voll und gab es seiner Tochter. Hetta setzte sich, immer noch kauend, an den Tisch und enthüllte das Wunder in ihrem Arm.

Ich beäugte das erschreckend neugeborene Baby. Es war länger her, dass ich so ein winziges Exemplar zu sehen bekommen hatte. Es hatte einen großartigen dunkelbraunen Haarschopf. Seine Gesichtszüge, fand ich, waren ganz schön markant für ein Baby. Aber was weiß ich schon? Es schien wirklich viel Haarwuchs zu haben für sein Alter. Ich sprach es aus.

»Ja, oder?«, sagte Hetta beglückt. Sie wickelte das Baby fest ein und setzte es sich auf den Schoß, damit wir es bestaunen konnten. »Sein Vater hat auch so dichtes Haar.«

Ich schielte zu Pollux hinüber. Er zuckte mit dem Mundwinkel und hob die Brauen. Das bedeutete, dass er keine Ahnung hatte, wer der Vater war, dass er noch nicht gefragt oder noch keine Antwort erhalten hatte. Weil ich Tookie bin, sprang ich sofort auf ihre Bemerkung an. Ich formulierte meinen Gesprächsbeitrag als Kompliment und Frage zugleich. Außerdem zeigte ich mich von meiner gastfreundlichsten Seite.

»Der muss was Besonderes sein, der Mann mit den tollen Haaren. Kommt er auch her? Es ist Platz genug.«

Was war das? Hetta schaute mich mit einem Ausdruck an, den ich noch nie an ihr gesehen hatte. Ihr Blick sah warm aus, und das galt nur mir. Ich schaute genauer hin. Vielleicht war ihr Eyeliner verschmiert. Oder es lag am Zucker. Ich hätte es zu gern gewusst. Die harten Kanten der geometrischen Tattoos auf ihren Händen wurden weicher, als sie dem kleinen Bündel auf ihrem Schoß über den Bauch strich und es mit einer sanften Bewegung ihrer Beine wiegte. Alles an ihr strahlte Erschöpfung und Freude zugleich aus. Und sie hatte etwas Melancholisches an sich. So offen hatte sie ihre Gefühle noch nie zu erkennen gegeben, außer natürlich Wut, Zynismus, Verärgerung und so weiter. Alles an ihr wirkte verändert, selbst streng gehegte Details. Vielleicht ließen ihr die Mutterpflichten keine Zeit, ihre Haare in Festiger zu tränken, denn sie fielen mit ihren hennaorangefarbenen Spitzen ganz natürlich in einer prachtvollen Welle auf eine Seite. Ihre nächsten Worte überraschten mich ebenso sehr wie das mit dem Baby.

»Danke«, sagte sie. Und dann noch etwas, das mich endgültig umhaute: »Wie geht es dir, Tookie? Was gibt's Neues?«

Später, nachdem Hetta ein Truthahnsandwich und eine Schüssel Ingwereis vertilgt hatte, wurde das Baby wach, und sie zog sich in das hintere Schlafzimmer zurück, in dem sie immer übernachtete und das sonst Pollux' Arbeitszimmer war. Ich trug ihr eine pralle Reisetasche nach. Als sie eintrat, seufzte sie und sagte: »So schön, nach Hause zu kommen.«

Ich schaute über die Schulter und machte Pollux ein Handzeichen, als platzte mir der Kopf vor Staunen. Hatte sie das wirklich gesagt? Er zuckte skeptisch mit den Schultern und wandte sich ab. Im nächsten Moment stellte ich die Frage, die ich gleich zu Anfang hätte stellen sollen.

»Deinem Vater hast du es bestimmt schon gesagt, aber ich habe es in der Aufregung ganz zu fragen vergessen. Wie heißt dein Kleiner?«

»Jarvis«, sagte sie. »Nach seinem Urgroßvater.«

»Ein Klassiker«, sagte ich. Es war auch ein sehr erwachsener Name, der nicht recht zu einem Baby passen wollte.

Ich stand verlegen auf der Schwelle und bemühte mich, leutselig zu wirken. Hetta fragte, ob ich das Baby halten könnte, während sie sich bettfertig machte. Als ich antwortete, ich wüsste nicht, wie man das machte, bog sie meine Arme zurecht und gab mir das Baby trotzdem. Sie verschwand im Badezimmer, und da waren wir. Jarvis und ich. Ich war nervös, und wie; ich versuchte meine Atmung zu beruhigen und bemerkte, dass ich mich unnatürlich vornüberkrümmte. Ich hörte die Dusche laufen. Hetta duschte immer dermaßen lange, dass sie das gesamte warme Wasser aufbrauchte. Da ich Jarvis eine ganze Weile würde halten müssen, versuchte ich mich zu entkrümmen und setzte mich hin.

»Sorry, Kleiner«, sagte ich, als ich mich zurechtgerückt hatte.

Jarvis öffnete ein winziges, dunkles, herausforderndes Auge. Er schaute mich unverwandt an, ohne zu lächeln, aber weinen tat er auch nicht. Was für ein cooles Kind, dachte ich. Er musterte mich. Das machte mich nervös, aber ich war auch fasziniert davon, so ein exquisit geformtes, winziges intelligentes Wesen im Arm zu halten. Vielleicht besaß er wirklich die herbe Würde eines Jarvis. Ich will es sagen, wie es ist: Jarvis war wunderschön. Wie alt mochte er sein, vielleicht drei Wochen? Er hatte noch keinen Speck angesetzt. Seine Züge waren mit dem Fineliner gezeichnet. Die einzigartige Kurve seiner Oberlippe, der Schwung der Augenbrauen, so zart! Seine Nasenspitze wirkte unglaublich aristokratisch, ein bisschen früh für sein Alter, dachte ich, war mir aber nicht sicher. Er war das erste Baby, das ich mir je genau angeschaut hatte. Jarvis blinzelte nicht mal, wie ein Ganganführer im Gefängnis. Er verzog keine Miene. Das Interesse war also gegenseitig. Er starrte Löcher in mich rein. Schaute mir direkt ins Herz und schien sich nicht daran zu stören, dass es von Feigheit, Hochmut, Dummheit und Reue entstellt war. Das alles bedeutete ihm überhaupt nichts. Er sah nur meinen guten, liebevollen Kern. Vertraute darauf, dass ich ihn nicht fallen lassen und nicht erschrecken würde. Ich blinzelte, um die Tränen zurückzuhalten. Er wurde unruhig und knautschte beängstigend das Gesicht zusammen. Ich spürte, wie meine Arme sich von alleine regten, und stellte fest, dass ich ihn wiegte, nicht in großen, weiten Tookie-Schwüngen, sondern zart, wie es zu seinen Bedürfnissen passte. Sein Gesicht entknitterte sich, und ihm fielen die Augen zu. Er schlief wieder, machte Kätzchengeräusche. Wie viel konnte mein armes altes Herz ertragen? Noch viel mehr, wie es aussah, denn Hettas Duschorgie hatte gerade erst begonnen.

Noch später, mitten in der Nacht, lag ich wach und lauschte den untröstlichen hohen Schreien in der unteren Etage. Hetta hatte erzählt, dass der Vater des Kindes aus Minneapolis stammte oder aus einem Vorort und dass er schon in der Stadt war. Er wohnte vorübergehend bei seinen Eltern, hatte aber schon eine Wohnung im Auge. Er hatte die Anzahlung geleistet. Sie war nicht einmal weit weg, in einem Viertel, das multinationale Entwicklungsgesellschaften unter sich aufgeteilt hatten. Sie bauten große Kästen voller überteuerter Wohnungen und sorgten nicht für Ersatz für die getöteten Bäume. Unsere Stadt wurde immer trister, kahler, austauschbarer, aber die Suppe hatte mich nun mal für sie eingenommen. Ich bin und bleibe loyal. Hetta erklärte, ihr Haus liege hinter einem der neuen Kästen, ein kleines Mehrfamilienhaus in einer Seitenstraße nahe der Hennepin Avenue. Sie wollten nur einen Mitbewohner haben, der »das mit dem Baby chill fand«. Jarvis' Vater würden wir bald kennenlernen, sagte sie, er müsse bloß sein Buch fertig schreiben. Sie blinzelte verschwörerisch und weigerte sich, seinen Namen zu nennen.

»Er schreibt?«

Hetta nickte.

»Ist er ein bekannter Autor?«

»Noch nicht. Er schreibt einen Roman.«

»Gibt's schon einen Plot?«

»So halb.« Hetta lächelte ihrem Baby zu und warf ihr Haar zurück. »Ein junger Mann lernt eine gepiercte Frau kennen, während er ihr die Hände tätowiert. Sie verlieben sich unsterblich. Sie wird schwanger und bekommt ein Baby, das sie vor ihrer Familie geheim halten, bis sie es zur Sonnenwende mit nach Hause bringt.«

»Autofiktion also?«

»Nein, das Zeug kann er nicht leiden. Sein Buch ist schwer zu beschreiben. Es passt in keine Kategorie, würde ich sagen.« Sie gestikulierte mit ihren kunstvoll verzierten Händen und stieß ihr tiefes, melodiös glucksendes Lachen aus, das an dem abweisenden Tigermädchen von früher unpassend geklungen hatte und zu der jungen Mutter, zu der sie geworden war, perfekt passte.

Einundzwanzigster Dezember

Pollux und ich sind auf den Feiertagsrummel allergisch. Wir haben einen Widerwillen gegen rot-grüne Dekorationen und gegen Weihnachtslieder, die die Straße beschallen, wenn auch nicht so sehr gegen bunte Lichter und glasierte Cookies. In unserer Nachbarschaft ziehen die Leute tatsächlich von Haus zu Haus und geben Weihnachtsständchen, und wenn wir sie kommen hören, machen wir schnell das Licht aus. Das Einzige, was uns an den Feiertagen gefällt, ist, vor dem Kamin zu sitzen und einander zu beschenken. Da sind wir uns einig. Geschenke sind nett. Und gegen gutes Essen haben wir auch nichts. Wir hatten kein Problem damit, einen ganzen kurzen Tag lang die

Wintersonnenwende zu feiern. Ich hätte sogar Spaß daran gehabt, aber wer im Einzelhandel arbeitet, muss den Ansturm verkraften und die Welle reiten. Ich war erschöpft. Am Abend der Sonnenwende wollte ich nach der Arbeit die Füße hochlegen und mich bemitleiden lassen. Als ich dann durch den knirschenden Schnee heimlief, wurde ich von Zärtlichkeit überwältigt. Der kleine Jarvis war bei uns zu Hause, und ich konnte es nicht erwarten, ihn in den Armen zu halten. Ich fragte mich, welche Fortschritte er an diesem Tag gemacht haben würde, ob seine Fingernägel gewachsen waren, wie weit er gezielt schauen konnte, ob er Farben erkannte, ob seine Augen unmerklich dunkler geworden waren, ob es wohl möglich war, dass er es irgendwie fertigbrachte zu lächeln.

Hetta hatte sich das Baby umgebunden und tanzte durchs Zimmer. Sie spielte alte LPs aus Pollux' Plattensammlung ab. Um den Plattenspieler lagen Prince-Alben ausgebreitet. Eine der Hüllen stand aufrecht. Prince in seiner ursprünglichen Schönheit. Ich legte mir die Hand aufs Herz wie beim Fahneneid, wie beim Treueschwur auf alles, was unser Zuhause ausmacht. Es roch köstlich. Pollux dünstete Zucchiniwürfel mit Knoblauch und Zwiebeln. Vielleicht hatte er vor, ein scharfes Curry zu kochen. Ich zog die Jacke aus und begann kreiselnd und fäusteschwingend zu tanzen. Ich bin eine lausige Tänzerin, womöglich gefährlich, aber Hettas Zurufe klangen ermutigend, nicht spöttisch. Ich drehte mich wie ein Windrad und hüpfte, bis ich knallrot wurde. Als mein Herz hämmerte wie wild, ließ ich mich lachend aufs Sofa sinken. Hetta schnallte die Babytrage ab und legte mir Jarvis in die Arme.

»Dad hat ihm einen Spitznamen gegeben«, sagte sie. »Du kannst ihn Cubby nennen.«

Manchmal kann ich über Pollux' diplomatisches Geschick nur staunen.

Bei mir war allerdings Jarvis schon hängen geblieben. Mit dem Baby in der Armbeuge legte ich die Füße auf einen Hocker und lehnte mich in die Polster. Hetta ging in die Küche, um ihrem Vater zu helfen oder ihm Gesellschaft zu leisten. Ich beobachtete das Baby, solange ich konnte, dann stützte ich meine Arme mit zusammengerollten Decken ab und schloss die Augen. Wie konnte es sein, dass ich in einem so herrlichen Leben gelandet war?

Später machten wir ein kleines Sonnenwendfeuer. Normalerweise wären wir in den Garten gegangen, aber wegen Jarvis blieben wir drinnen und begnügten uns mit dem Kamin. Hetta entfachte das Feuer mit Birkenrinde und Kleinholz. Das heidnische Feuer dürfe nicht mit etwas Menschengemachtem genährt werden, sagte sie. Ihr Feuer war kundig aufgeschichtet, brannte gut an und flackerte fröhlich drauflos. Ich fragte, ob Pollux ihr die Kniffe der Potawatomi beigebracht habe.

»Er hat mir gezeigt, wie man es im strömenden Regen mit nur einem Streichholz schafft«, sagte Hetta. »Wir waren völlig durchnässt, aber wir hatten ein Feuer, um uns wieder zu trocknen.«

Das angenehme Knacken der Zweige und Zapfen, die sie als Anmachholz benutzt hatte, ging in gemütliches Wabern über, als das Feuer die Scheite erfasste. Ich fragte mich, was Penstemons Sonnenwendritual sein mochte. Ich textete ihr die Frage.

Sie antwortete: »Normalerweise habe ich an dem Termin

interdimensionalen Sex, aber Muffelkopf schmollt mal wieder.«

Ich vermutete, dass das ihr neuer Freund sein musste, fragte aber nicht nach.

»Ich habe eine Vorahnung«, schrieb sie.

»Freut mich.« Ich verabschiedete mich. Jetzt bereute ich es, sie angeschrieben zu haben, weil ich Vorahnungen nicht mag. Wann verheißen sie je etwas Gutes?

Die Kälte kam schließlich doch noch, und zwar richtige Kälte. Nicht die minus vierzig Grad von früher vielleicht, aber inklusive Windchill waren es minus dreißig. Ja, es war kalt, und unser Haus war kalt, aber ich blühe bei Kälte auf und liebe es, mich warm einzupacken. Hetta war nur noch für wenige Tage bei uns. Pollux brachte schüchtern eine Verlängerung ins Spiel.

»Nichts wäre mir lieber«, sagte ich. »Hetta sollte noch bleiben.«

Er bemühte sich, nicht verblüfft zu wirken, aber vergeblich. Ihm blieb der Mund offen stehen.

»Es ist nichts schiefgelaufen«, sagte ich schulterzuckend. »Es gab kein einziges böses oder irres Wort.«

Nicht nur das, sondern Hetta hatte Pollux weder um Geld gebeten noch mehr ausgeteilt als ein paar harmlose sarkastische Kommentare. Für die sie sich irgendwann sogar entschuldigt hatte. Wie hätte ich ihr nicht vergeben können? Ich hoffte nur, dass die Mutterschaft sie nicht ganz ihren Schneid gekostet hatte. Immerhin trug sie zur roten Strumpfhose schwarze Radlerhosen, ein altes Veruca-Salt-T-Shirt und ein ausgeblichenes kariertes Flanellhemd. Es machte mich glücklich, dass sie immer glutschwarzen Eyeliner trug und sich die Lippen in mutigen Lilatönen schminkte oder sich mit überkreuzten Haarnadeln Locken steckte, die drei Tage hielten. Ihre Outfits beruhigten mich. Sie ließen ihre Veränderungen umso realer wirken. Und vor allem war ich ihrem Baby hilflos verfallen.

Vielleicht hätte es so weitergehen können, aber dann begann ich mir Sorgen zu machen. Die Sorgen trieben mich dazu, mich einzumischen. Ich machte mir Gedanken um Jarvis' Vater. Eines Tages, als wir wunderbar harmonisch beim Frühstück beisammensaßen, fragte ich, ob sie schon wüsste, wann er kommen würde.

»Bald, schätze ich.«

»Hat er ein Datum genannt?«

»Nein, nicht wirklich.«

»Er ist also noch am Schreiben?«

»Vermutlich.«

»Während du dich die ganze Zeit allein um den Kleinen kümmerst?«

»Was zum Geier geht das dich an?«

Hetta verpasste mir einen giftigen Blick und ein fieses Grinsen. Sie legte ihren Toast weg, wandte sich ab und hob sich ihr Baby an die Schulter. Eins seiner Augen war zugekniffen. Aus dem anderen starrte er mich durchdringend an, während er rülpste.

»So ist's gut, mein Kleiner«, säuselte Hetta. Sie stand auf und verschwand, ohne sich nach mir umzudrehen, mit Jarvis auf der Schulter in ihrem Zimmer. Mir rutschte das Herz weg. Sie trat die Tür hinter sich zu. Das war es also. Ich hatte den Besuch ruiniert. Dabei hatte ich nur nach dem Vater des Kindes gefragt, nur darauf hingewiesen, dass sie rund um die Uhr den Kleinen versorgte, während er seine eigene Zeit damit vergeuden durfte, einen vermutlich lausigen, wichtigtuerischen Roman zu schreiben.

Was war bloß los mit mir? Warum hatte mich aus heiterem Himmel diese Sorge getroffen? Warum war selbst jetzt mein erster Gedanke, Hetta müsse etwas essen? Warum schlich ich unterwürfig auf die zugeknallte Tür zu, in der Hand einen Teller mit ihrem Toastbrot, klopfte kläglich leise an und krächzte: *Es tut mir leid. Hier ist dein Toast*? Und warum warf ich den Teller nicht gegen die Tür, als Hetta mir von der anderen Seite zurief: »Verpiss dich, dumme Kuh«?

Warum? Vermutlich, weil ich Hetta liebte und von ihrem Baby hingerissen war. Ich hätte alles getan, um den Kleinen im Arm halten zu dürfen. Und jetzt hatte ich meine Chance vertan, indem ich die falschen Fragen stellte. Und das wiederum war passiert, weil es in meiner Natur lag, genau das Falsche zu tun. Ich war und blieb Tookie, in alle Ewigkeit, amen. Zumindest noch ein paar Tage, bis ich im neuen Jahr neu anfing, als neuer Mensch, der diplomatisch und taktvoll sein konnte und nicht von einem bedürftigen Gespenst verfolgt wurde.

Bonne Année

Ein warmer Januarabend

Die aus dem Turtle-Mountain-Reservat lieben Neujahrsfeiern, und Louise plante einen Tag der offenen Tür bei sich zu Hause. Es sollte eine Fleischklößchensuppe geben, die Boulettes oder Bullets genannt wurde, und kleine frittierte Fladenbrotstücke namens Bangs. Wenn es warm genug war, wollten wir draußen um ein Feuer sitzen. Die Bangs machte Pollux, weil er sich mit heißem Fett auskennt, während ich eine Expertin für kaltes Fett bin. Ich brachte Chips von Old Dutch mit. Deren Picknick-Party-Box – zwei große Beutel in einer rot-weißen Schachtel – gab mir noch immer das Gefühl, reich zu sein. Hetta blieb konsequent einsilbig mir gegenüber, hatte aber mit Penstemon einen Schokokuchen gebacken, also machte es mir nichts aus. Bald saß ich mit einer Schüssel Bullets und einem Bang zum Hineinstippen am Feuer. Hinter mir bevölkerten Horden von Menschen Louise' altersschwaches Haus. Ich wollte mir gerade einen Nachschlag holen, da sah ich eine Freundin des Ladens einen Schmortopf voller Avgolemono vorübertragen, eine meiner Lieblingssuppen. Ich beschloss, den Rest Bullets rasch hinunterzuschlingen und dem Schmortopf zu folgen. Drinnen auf dem Tisch gab es auch Wildreis: Wildreissuppe, Wildreisauflauf, Wildreissalat – alles aus verschiedenen Wildreissorten. Asema setzte sich zu mir; ihr Teller war gehäuft voll von diesen Köstlichkeiten. Sie nahm den ersten Bissen.

»Der Reis im Salat ist aus dem Northwest Angle«, bemerkte sie fachmännisch. »Aus dem Red-Lake-Reservat.«

»Wie schmeckt er?«

»Gar nicht mal schlecht. Aber der aus Fond du Lac ist nussiger.«

»Das sehe ich anders«, sagte Penstemon. »Den nussigsten Reis gibt es in White Earth.«

»Ich dürfte hier wohl den geschultesten Gaumen haben«, sagte Pollux, der sich auch sechs Reisgerichte auf den Teller geladen hatte. »Den Reis in der Suppe habe ich bei einem Bekannten in Sawyer gekauft.«

»Zu stark verarbeitet«, urteilte Penstemon.

»Der ist weich, er zerfließt quasi in der Brühe«, sagte Asema.

Pollux aß schweigend und ernüchtert seinen Reis. Ich mochte es nicht, wenn jemand sich mit Pollux anlegte. Außerdem kann so ein Wildreisstreit Freundschaften zerstören oder Ehen zersetzen, wenn man ihn lässt. Ich musste etwas dagegen unternehmen. Eigentlich wollte ich Ruhe reinbringen, aber im Deeskalieren bin ich sauschlecht.

»Ihr habt so unrecht mit eurer Kritik«, sagte ich. »Ich würde die Konsistenz eher als seidig beschreiben. Und was macht Pensty und dich überhaupt zu Experten? Ihr zwei esst doch alles. Wildreisfrühlingsrollen? Bei einem Powwow? In ranzigem Fett? Ich hab's genau gesehen. Es gibt nichts Schlimmeres, und ihr zwei habt richtig reingehauen.« Meine Stimme war ziemlich laut und herausfordernd, und schon wurde aus einer Diskussion ein Streit.

»Ganz schön traurig, so eine Ad-hominem-Attacke. Und ich muss dir widersprechen«, sagte Asema und stand auf. »Ich habe in meinem ganzen Leben keine in ranzigem Fett gegarten Frühlingsrollen gegessen.«

»Hast du wohl.«

Pollux stupste gegen meinen Knöchel. Er machte ein seitwärts winkendes Peacezeichen, unser Geheimcode für *Du bist sexy, lass uns hier verschwinden.* Ich grinste. Wischte mir über die Schulter. *Mir kann niemand was. Später.*

»Und überhaupt, Tookie«, sagte Penstemon, »sehe ich dich oft genug die letzte Reserve essen: verkochten Wildreis mit Hamburgerresten und Campbell's Hühnchencremesuppe.«

»Ach, ja? Was soll daran falsch sein?«

»Ich finde das respektlos dem Reis gegenüber«, sagte Asema. »Ich würde das niemals essen. Obwohl …« Sie überlegte. »Mit Selleriecremesuppe ist es gar nicht schlecht. Und es funktioniert auch auf Partys. Was ich wirklich nicht gutheißen kann, ist Industriereis.«

»Oh, Zahmreis. Da sind sich wohl alle einig.«

»Moment mal«, sagte Gruen, der sich der Runde angeschlossen hatte. »Was ihr Industriereis nennt, den braunen Supermarktreis, finde ich lecker. Sehr nussig. Was stimmt daran nicht?«

»Leute, lasst uns das Thema wechseln!« Dass jetzt Industriereis ins Spiel kam, bereitete mir Sorgen. Als Nächstes würde es um Genmanipulationen gehen und um die quer durch vertraglich zugesicherte Gebiete verlaufende Ölpipeline 3. Es würde totales Chaos ausbrechen, und die Party wäre vorbei. Aber der Streit war nicht mehr zu bremsen. Jackie hatte sich in die Schlacht geworfen und behauptet, Reis aus Wisconsin sei der beste von allen. Pollux hob die Hände zum Himmel und rief theatralisch: »Aus Kanada!« Der Tumult wurde hitziger; es ging um irreführende Werbung, um – da hatten wir's – gestohlene Wildgenome und ausführliche Auflistungen alles dessen, was an dem braunen kalifornischen Zeug nicht stimmte, das sich als Wildreis ausgab. Gruen blieb unbeeindruckt, und Asema vollzog eine überraschende Kehrtwende, indem sie sagte, nicht jede Native habe Kontakte zu Stammesmitgliedern, eine Reiserntelizenz oder könne sich echten Wildreis leisten. Sie nannte uns elitär und stieß Penstemon versehentlich den halb leeren Teller aus der Hand.

Penstemon ging auf Asema los: »Komm her, wenn du dich traust!«

»Mit allergrößtem Vergnügen«, antwortete Asema mit einem tödlichen Funkeln in den Augen. Sie bauten sich voreinander auf. Ich wäre ja eingeschritten, aber sie trugen beide Wollhandschuhe. Asema welche mit Hello Kitty drauf und Pen welche mit Spiderman.

»Miau«, machte Asema.

»Ich spinne dich ein«, drohte Pen.

»Hetta hat den Schokokuchen angeschnitten«, sagte ich, was der Sache ein Ende machte.

Ich setzte mich mit meinem Stück Kuchen zwischen Asema und Gruen. Es war die saftige Sorte ohne Mehl, die ich so liebte. Obendrauf war sogar eine Schicht Puderzucker.

»Jetzt ist sie wehrlos«, sagte Asema über mich hinweg zu Gruen. »Komm, wir überfallen Tookie.«

Sie eröffnete mir, dass Gruen und sie Spenden sammelten, um Stoffe zu kaufen. Sie wollten Protestbanner herstellen, gegen Banken, die in die Pipeline 3 investierten, eine Gefahr für die Wildreisernte in Feuchtgebieten und Seen.

»Es dreht sich also schon wieder alles um Wildreis«, sagte ich und schlang den Kuchen hinunter, um schneller flüchten zu können.

»Jedes weltzerstörerische Projekt beschädigt etwas Intimes, Konkretes und Indigenes«, sagte Asema. »Wildreis ist nicht bloß eine Frage der Kultur oder ein leckeres Nischennahrungsmittel, sondern es geht auch um das Überleben der Menschheit.«

»Ich lass was springen, wenn du mich ziehen lässt«, sagte ich.

Sie grinste und hielt die Hand auf.

Als alle bis auf den harten Kern gegangen waren, glühte unten im Lagerfeuer ein prachtvoller Haufen Kohlen, und die Scheite darüber brannten mit einem ebenmäßigen Leuchten und verbreiteten Hitze. Das war das Köstliche daran, an einem stundenalten Feuer zu sitzen. Wenn man nah an den züngelnden, knisternden Kohlen hockte, umhüllte einen ihre magische Wärme, verbrannte einem aber die Knie. Wenn man seinen Stuhl weiter wegrückte, war die Temperatur vorne gerade richtig, aber man fror sich den Arsch ab. Ständig scharrten Stühle und Stiefel über den Boden. Ein paar Gäste begannen von ihren Reisen zu erzählen, die sie mit um die zwanzig unternommen hatten, als unsere Körper noch zäh und widerstandsfähig waren, ohne dass wir uns dessen bewusst gewesen wären. Pollux hatte Hetta und Jarvis nach Hause gefahren und machte es sich wieder gemütlich.

»Der Ritt auf dem Windhund«, sagte er. »Es konnte schlimm sein, aber auch unterhaltsam. Einmal hat sich so eine Lady zu mir gesetzt. Sie trug eine Jeansjacke, abgeschnittene Shorts, sexy Stiefel und einen breitkrempigen Hut. Der war ringsum verschleiert, so dass man ihr Gesicht nicht erkennen konnte. Die Landschaft wurde langweilig, also fingen wir ein Gespräch an. Nach einer Weile erzählte sie, dass sie eine Schauspielerin war und inkognito reiste. Ich fragte, warum sie nicht mit dem Flugzeug unterwegs war. Sie sagte, sie müsse sich auf eine Rolle vorbereiten. Ich wollte mehr über die Rolle wissen. Sie sagte, es ginge um ein Remake von *Midnight Cowboy*, bloß diesmal als *Midnight Cowgirl*. Ich fragte nach ihrem Namen, und sie hob ihren Schleier. Und was soll ich sagen, sie war es leibhaftig.«

»Wer?«

»Kim Basinger. Sie war … ich kann's nicht beschreiben.«

»Ich schon«, sagte Asema. Sie trug eine knielange Steppjacke, eine dicke Wollmütze und Mukluk-Stiefel. »Ich hab ihre alten Filme gesehen. Sie war fieberhaft schön.«

Pollux beugte sich vor. »Ich konnte kaum hinsehen.«

»Wieso das denn?«, fragte ich.

»Das war, wie wenn einem die Sonne in die Augen scheint.«

»Eine blendende Schönheit also.«

»Vielleicht. Aber ich hätte auch nicht mit ihr tauschen wollen. Sie konnte nie unter Leute gehen, ohne angestarrt zu werden.«

Das Gefühl kannte ich. Manchmal bekam ich beträchtliche Bewunderung für meine kompromisslos mutige Aufmachung zu spüren, aber ich konnte auch unsichtbar sein, wenn ich wollte.

»Der Film ist nie gedreht worden, oder? Ich habe nie davon gehört«, sagte Pen.

»Vielleicht sind die Geldgeber abgesprungen«, sagte Pollux. »Ich habe lange darauf gewartet, dass er rauskommt. Und gehofft, dass sie nicht Ratso spielen würde.«

»Natürlich nicht Ratso«, sagte Jackie. Sie hatte sich eine karierte Wolldecke umgelegt, trug eine Pudelmütze und trank heißen Cider. »Kim musste den Cowboy spielen. Die Rolle von Jon Voight. Eine tolle Geschichte jedenfalls. Wo ist sie ausgestiegen?«

»Ich musste vor ihr raus. Sie ist quer durchs ganze Land gefahren. Bestimmt hat sie es geschafft. Ich glaube, ich hätte es mitbekommen, wenn etwas passiert wäre. Aber sie hatte so etwas Außerweltliches an sich.«

Jackie und ich warfen uns einen Blick zu. Was sollte denn »außerweltlich« heißen? Wir zuckten in wortlosem Einvernehmen die Schulter – sollte Pollux doch seinen Phantasien nachhängen.

»Busreisen haben mir richtig gut gegen Schlafprobleme geholfen«, sagte Louise. »Wisst ihr, wie unerträglich es ist und wie elend man sich fühlt, wenn man ein oder zwei Nächte im Sitzen im Bus verbracht hat? Wie die Füße prickeln? Und der Rücken? Ein Grauen.«

»Einem tut alles weh«, sagte Pollux.

»Daran denke ich, wenn ich schlaflose Nächte habe. Wie sehr ich mich danach gesehnt habe, mich einfach im Mittelgang auf den Boden zu legen. Es wäre wir egal gewesen, wie eklig es war und alles. Ich hätte alles getan, um mich einmal ausstrecken zu können. Wenn ich mir vorstelle, wie eingequetscht und verzweifelt ich damals war, schlafe ich meistens ein.«

Gerade wollte ich in meiner typischen Tookie-Manier sagen: »Zumindest hattest du ein Bett, auf das du dich freuen konntest«, da fiel mir auf, dass ich auch selbst in etlichen großartigen Betten geschlafen hatte. Ich überlegte, ob ich »Mein Lieblingsbett« als nächstes Gesprächsthema aufbringen sollte, ließ es aber aus naheliegenden Gründen bleiben. Wir hatten jene luzide, schwirrende Müdigkeit erreicht, die sich einstellt, wenn der Rausch abklingt und man vielleicht kurz eindöst und wieder hochschreckt.

»Irgendetwas in mir hat ein Verlangen danach, genau das Falsche zu tun«, sagte Louise. Ihre Stimme wurde durch den gestrickten Wollschal gedämpft, den sie sich umgeschlungen hatte. »Das kommt davon, wenn man als Kind besonders brav war. Ich gebe ihm fast nie nach, aber ich kann es verstehen, wenn andere es tun. Der Drang ist sehr stark.«

»Ich habe ein anderes Verlangen«, sagte Penstemon. »Ich mag keine großen Höhen, weil mich da sofort der Drang packt, zu springen. L'appel du vide. Der Ruf der Leere.« Ihr Tonfall war übertrieben gelehrt. Sie nickte Asema zu.

Jackie hatte mir nicht umsonst ein Wörterbuch gegeben. Ich mischte mich ein.

»Es gibt eine Bezeichnung für deinen Impuls, Louise. Cacoethes«, sagte ich. »Der Drang, etwas irgendwie Falsches zu tun. Nichts Grauenhaftes, Unaussprechliches. Bloß etwas, von dem man weiß, dass man es lassen sollte.«

»Wie Industriereis essen, anscheinend«, sagte Gruen.

»Für Louise' anderes Problem muss es doch auch eine Bezeichnung geben«, sagte Asema und schaute auf ihr Handy. »Ich hab's. Cacoethes scribendi. Der unstillbare Drang, zu schreiben. Daran leiden viele Menschen.«

»Ich nicht«, sagte Jackie. »Übrigens, Leute, Tookie hat recht. Im ganzen Gebäude spukt's. Ich habe neulich im Lager gearbeitet und ein Kratzen gehört. Für Nagetiere war es zu regelmäßig. Also habe ich mich nach Ladenschluss in den Beichtstuhl gesetzt. Um mal zu schauen, ob Flora vorbeikommt.«

Bei mir löste diese Vorstellung ein leises Grauen aus. Meine Stimme klang krächzend. »Und? Ist sie gekommen?«

»Draußen waren Geräusche, ein Kratzen und Trippeln, vermutlich Mäuse. Dann hörte ich Stimmen. Aber die waren laut, und ich bekam mit, dass es bei dem Gespräch um Wein ging. Der Weinkeller des Restaurants ist ja direkt darunter. Als die Stimmen weg waren, kam wie aus dem Nichts ein kalter Luftzug, und ich spürte die Berührung einer geisterhaften Hand …«

»Gottverdammt, Jackie.«

»Sorry. Du weißt doch, dass ich dir glaube.«

Ich brach ein paar Zweige durch und schleuderte sie ins Feuer. Pollux reckte sich. »Ich gehe wieder rein, zur Party«, sagte er, obwohl die Party vorbei war. Er zottelte davon. Ich wusste, dass er sich um die Reste kümmern würde, indem er alles aufaß, was er besonders mochte. Fast alle anderen folgten ihm.

»Gespräche über Gespenster und Übernatürliches kann er echt nicht ertragen, oder?«, sagte Jackie.

»Er hat ›außerweltlich‹ gesagt, also soll er sich an die eigene Nase fassen«, sagte ich. »Er redet nicht gern über so was, aber manchmal über das Leben nach dem Tod. Er ist dabei, für uns beide eins aufzubauen.«

»Das lobe ich mir. Wie macht er das denn?«

»Vor allem mithilfe von Gesängen und Geschichten, manchmal mit Pfeifen und Federn.«

»Ein spiritueller Zimmermann, quasi.«

Ich stocherte mit einem Zweig im Feuer herum, ließ den Zweig anbrennen, knickte die Glut ab oder ließ die Flamme züngeln. Wenn ein Zweig zu kurz wurde, nahm ich den nächsten und fing von vorn an. Ich war zu weit von den Kohlen abgerückt, fror bis ins Mark und begann mich elend zu fühlen. Jackie hatte freundliche, erfolgreiche und einigermaßen glückliche erwachsene Kinder, deshalb sah ich in ihr eine Quelle mütterlicher Weisheit. Ich rückte ans Feuer heran, legte mir eine Decke über die Beine und begann meine Lehrmeisterin zu befragen.

»Was meinst du, kann die Mutterschaft ein Monster in einen Menschen verwandeln?«

Jackie öffnete den Mund, stieß eine Silbe aus, klappte den Mund wieder zu und runzelte die Brauen. Schließlich antwortete sie doch. »Du sprichst von Hetta, oder?«

Ich bedeutete ihr, dass sie recht hatte.

Jackie wiegte den Kopf. »Ich nehme an, dass diese Gefühle für Hetta neu sind. Und dass sie große Veränderungen auslösen.«

»Anfangs war sie überraschend nett.«

»Ein Neugeborenes hat enorme Auswirkungen auf den Charakter. Aber ein Kleinkind auch. Ein Kind. Ein Teenager. Ein Jugendlicher. Eine Mutter verändert sich bei jedem Entwicklungsstadium mit. Manche Stadien liegen einem. Andere fühlen sich an, als müsste man ohne Sicherungsseil eine Felswand hochklettern.«

»Ich habe wie immer alles verdorben. Jetzt redet sie wieder nicht mit mir. Wie soll ich mich mit Hetta versöhnen?«

Ich beschrieb ihr das kurze Gespräch über Jarvis' Vater und wie Hetta mir die Tür vor der Nase zugeknallt hatte.

Es folgte ein langes, langes Schweigen. Ich dachte schon, Jackie hätte mich nicht gehört oder nicht zugehört.

»In dieser Dimension bin ich so oft gewesen«, sagte sie schließlich.

»Wie, meinst du irgendwas mit Wiedergeburt oder so?«

»Nein, ich meine dein Dilemma. Die wackelige Dimension, in die ich gerate, wenn ich mich – so wie du – um eine meiner Töchter sorge, wenn ich eine Grenze überschreite und sie sauer auf mich ist.«

»Soll das heißen, es ist ganz normal, dass so was passiert?«

»Ich denke, schon. Man wird oft aus lauter Sorge übergriffig. Das kann sie sehr wütend machen, auch wenn sie es später vielleicht verstehen.«

Mir wurde schlagartig klar, dass niemand außer Pollux es je riskierte, meine Grenzen zu überschreiten, um mich zu beschützen. Ich sagte es Jackie. Sie antwortete, sie hätte das einmal getan, damals, als sie mir das Wörterbuch schickte.

»Das war eine Grenzüberschreitung?«

»Du hättest es falsch verstehen können. Als Aufforderung, belesener zu werden, oder so was. Na jedenfalls, so sind Lehrer eben. Und Mütter. Wie war das mit deiner Mutter? Ich hatte eher mit deinen Tanten zu tun. Deine Mutter erwähnst du nie. Deinen Vater auch nicht.«

»Weil er komplett abwesend war. Und als ich im Norden zur Stammesschule gegangen bin, war meine Mutter in den Twin Cities. Wir sind gependelt. Sie hat mir nie nachspioniert, mich nicht überwacht, nichts gefordert. Besonders sauer oder gemein war sie auch fast nie.«

»Und stattdessen?«

»Sie war irgendwie gar nichts. Sie hat ihr eigenes Ding gemacht, also sich weggeschossen. Mich hat sie als erwachsen angesehen, sobald ich selbstständig scheißen und mir was zu essen besorgen konnte. Und sie hat hingenommen, dass ich kam und ging, wie ich wollte, weil sie selbst nie voll da war. Andere haben sich drum gekümmert, dass ich zur Schule ging und was anzuziehen hatte, meistens eine meiner Tanten oder Nachbarn. Und du hast mir auch geholfen. Aber ich war oft auf Trebe.«

»Das habe ich gemerkt«, sagte Jackie.

»Ich weiß nicht mal, wo ich den Namen Tookie herhabe.«

»Ich wusste nicht, dass das ein Spitzname ist. Wie heißt du offiziell?«

Ich rutschte auf dem Stuhl herum, näher ans Feuer, und schaute zur Haustür in der Hoffnung, dass Pollux herauskommen und mich retten würde.

»Das weiß ich nicht mehr. Vielleicht habe ich den Namen hier und da mal auf einem Formular gesehen«, antwortete ich schließlich. »Aber was soll ich sagen, ich habe ihn verdrängt. Bisschen seltsam, oder?«

»Moment mal. Wie wurdest du denn zur Schule angemeldet? Warum wusste ich davon nichts? Ich verstehe nicht, wie du damit durchgekommen bist.« Jackie sprach jetzt mit ihrer Lehrerinnenstimme.

»In der Schule hieß ich von Anfang bis Ende Tookie. Ich habe einen Tookie-Führerschein und einen Tookie-Stammesausweis. Den habe ich benutzt, als ich einen Reisepass brauchte, ziemlich früh, weil eine Lehrerin mich für ein Ferienprogramm in Frankreich angemeldet hatte. Natürlich war ich zu bekifft, um da hinzufahren. Mit dem alten Reisepass habe ich den neuen beantragt, meine Sozialversicherungsnummer wusste ich irgendwann auswendig, und die Karte hatte ich längst verloren. Seitdem bin ich eben nur Tookie.«

»Aber du hast einen Nachnamen«, sagte Jackie. »Der muss auf deinen Gehaltsschecks stehen.«

»Das Gehalt kriege ich per Überweisung.«

»Dass ich das nicht mehr weiß! Soll ich deinen echten Namen heraussuchen?«

»Nein.«

Jackie schaute mich unter ihrer Pudelmütze entgeistert

an. »Ich fasse es nicht. Einfach Tookie. Weißt du gar nichts mehr über deinen echten Namen?«

»Meine Mutter hatte mich nach jemandem benannt, der ihr geholfen hat, oder besser gesagt, sie gerettet hat, als sie mit mir schwanger war. Hab ich mal gehört.«

»Und lebt sie noch, deine Mutter?«

»Man kann drüber streiten, ob sie jemals richtig gelebt hat«, sagte ich. »Und jetzt ist sie definitiv tot.«

Dieser zweite Teil unserer Unterhaltung hatte mir zugesetzt, und Pollux war im Haus und lauschte Asema. Ich hörte den Song »Blackbird« in ihrer hohen, schönen Stimme. Ich brach auf und nahm einen Umweg zum gefrorenen See hinunter, schlafwandelte fast durch die dunkle Kälte. Dort ließ ich den ersten Teil des Gesprächs noch einmal Revue passieren, den über mein Versagen als Mutter, und das half mir weiter. Ich begriff, dass ich das Gegenteil von dem tat, was meine Mutter getan hatte – sie hatte mich ignoriert. Ich mischte mich ein. Hetta hasste das. In mancher Hinsicht stellte ich ihre Autonomie infrage. Sie wusste selbst, dass sie praktisch alleinerziehend war. Ich wies darauf hin und funkte dazwischen. Ich verhielt mich mütterlich, bloß dass ich eine Büffelmutter war, die ihr Kalb mit den Hörnern anstieß, ihr mit dicken Hufen einen Platz in der Welt frei scharrte, sie in die Richtung stupste, wo ich sie sicher wähnte oder wo sie vorankommen würde. Ich benahm mich ungeschickt und nervig. Ich hatte keinerlei Raffinesse. Aber Liebe. Schon immer. Ich liebte Hetta und ihr Baby. Ich liebte meine Arbeitskollegen. Selbst im Gefängnis hatte ich mich einmal verliebt. Davor hatte ich Danae so geliebt, dass ich bereit war, die Leiche ihres toten

Freundes zu stehlen. Und Pollux, dem Mann, den ich mehr als alle anderen liebte, hatte ich ein Zuhause geschaffen. Ich war da, wenn er mich brauchte, und ließ ihn los, wenn er gehen musste. Ich tat viel dafür, dass alles angenehm und normal blieb und heiter. Es kam sogar vor, dass ich ihm heiße Schokolade kochte, aber ich tat nicht diese kleinen Marshmallows rein. Ich bemutterte ihn nicht. Es gab eine Grenze, die ich selten überschritt. Und er auch nicht. Ja, manchmal regte er sich auf, machte sich Sorgen oder wurde so wütend, dass er kurz davor war, damit herauszuplatzen. Er wusste Bescheid. Er hatte mich verhaftet. Mich geheiratet. Und ich wusste, dass er ihn kannte. Aber er sprach ihn nie aus, meinen echten Namen.

Sanfter Sasquatch

Kuckucksbücher

Der erste Schnee des neuen Jahres holte mich aus meinen schweren Gedanken. Er hellte den Himmel auf, wusch die Luft, reicherte sie an. Auf dem Weg zur Arbeit atmete ich pure Euphorie. Ich hatte beste Laune, obwohl an dem Tag Inventur war. Trotz der Kuckucksbücher. So nennen wir Werke, die wir bei der Inventur hier und da überraschend finden. Das ganze Jahr über bedienen wir fleißig die Kasse und merken es nicht, wenn Leute uns Bücher in die Regale schmuggeln. Leider können wir sie nicht annehmen, die von Hand kopierten, selbst verlegten, manchmal handgeschriebenen Bücher, weil sie ein logistischer Alptraum sind, unser System überfordern. Kuckucksbücher sind sie auch deshalb, weil sie ganz umsonst ein Dach über dem Kopf bekommen, aber die Verfasser überlassen sie uns als Geschenke. Ich mag Geschenke. Weil es so viel leichter geworden ist, im Selbstverlag zu publizieren, werden es mit jedem Jahr mehr. Sie füllen eine Kiste, wenn wir sie aus den Regalen holen. Unser Laden ist so klein, dass ich kaum glauben kann, wie viele wir finden. Irgendwie sind sie rührend. Cacoethes scribendi. In jedem steckt ein Buch. Diese Werke sind Lebenszeichen. Ganz anders, dachte ich, als das Buch, das ich im Garten vergraben hatte.

Zu Anfang, heißt es, bei der ersten Inventur, musste noch jedes einzelne Buch aus dem Regal geholt werden, um es zu katalogisieren und zu erfassen. Dann musste man alles wieder einsortieren. Am Ende so einer Woche wurde geweint und gekündigt, stapelten sich Pizzakartons neben Xanax-Schachteln. Auf dem Boden überall Haufen hoffnungslos ungeordneter Bücher. Heute schaffen wir so eine Inventur mit unseren praktischen Barcodeblitzern und vereinten Kräften in ein oder zwei anstrengenden, superkonzentrierten Tagen. Diesmal waren wir gegen sieben Uhr abends fertig, und ich trug eine Kiste Kuckucksbücher nach Hause. Sie war nicht allzu schwer, und ich setzte sie trotzdem immer wieder ab, nur um mich über die geglückte Inventur zu freuen. Ich brachte die Kiste ins Haus, stellte sie neben das Sofa und machte mir Nachos. Dann setzte ich mich hin und warf einen Blick hinein.

Ich bin immer neugierig auf diese Bücher. Es ist viel Autobiographisches dabei, Berichte vom Leben in wenig bekannten Zeiten und Orten. Oft stehen Verluste im Zentrum – brutale, unaufhörliche, undenkbare Verluste. Oder es geht um die Herausforderungen bei der Adoption von Zimmerpflanzen. Wahrscheinlich gibt es auch Bücher über Sex in blauen Putzhandschuhen. Geschichten von der Heilkraft magischer Hausmittel, die von der Pharmaindustrie totgeschwiegen werden. In jedem Menschen scheint ein Gedichtband zu stecken. Viele der Bücher haben lila Blumen auf dem grauen, lavendelfarbenen oder milchweißen Einband. Im Titel kommen komischerweise keine Blumen vor. Irgendwas mit *Girl* ist nach wie vor beliebt. Vor ein paar Jahren hießen sie oft *Soundsos Tochter* oder *Die Frau des Soundso*. Dieses Jahr ist ein Knochenjahr. *Knochenmilch, Knochen kochen, Tochter der Knochen, Knochen-Blues, Silberknochen, Bis auf die Knochen* und *Knochen des Glücks*, das ich mir zum Lesen beiseitelege. Es sind Romane dabei, die von Kryptiden handeln. *Sanfter Sasquatch* ist eine Liebesgeschichte voller »rauer Begegnungen«, die, wie mir der Einband verrät, auf einer »überraschenden, hoffnungsvollen Note« endet. Das will ich Pollux geben. Ein Buch handelt von der Arbeit in der Naturschutzbehörde Minnesotas, ein anderes von einer Eule im Reptilienhaus der University of Minnesota – die sind wieder für mich. Ein weiteres Buch ist in einer Geheimschrift verfasst, die wie lauter Vogelfußspuren aussieht. Das Buch kenne ich noch vom letzten Sommer.

Der Autor, ein drahtiger junger Mann mit wachsamen dunklen Augen und einem dichten weizenblonden Haarschopf, hatte im Laden herumgestöbert. Als die anderen Kunden gegangen waren, hatte er ein paar seiner Bücher aus dem Rucksack geholt und sie uns angeboten; den Verkaufserlös dürften wir behalten. Ihn abzuweisen fiel mir schwer. Er war eine dieser schönen Seelen, die an den Seen umherstreifen, mit Fusselkinn, Jesuslatschen und abgetragenen Kleidern, ein Unschuldiger. Das Buch war handgemacht, sein satt rostroter Einband mit Sehnen angeheftet. Der Text war unlesbar. Der Mann erklärte, er befasse sich seit seiner Kindheit mit Vokabular und Grammatik einer ausgestorbenen Sprache, die er entdeckt habe.

»Moment mal«, sagte ich. »Sie haben als Kind eine tote Sprache entdeckt?«

Er nickte, dass ihm sein dichtes Haar in die Stirn fiel.

»Wie denn, und wo?«

Er winkte nur ab und runzelte die Stirn. Die Sprache, sagte er dann, habe eine wunderschöne Orthographie, aber keine bestimmten Artikel, keine Zukunfts- und keine Vergangenheitsformen. Verben würden wie ein Husten ausgestoßen oder in verschiedenen Tonhöhen gesungen. Es gebe unzählige Substantive, die sich vollkommen veränderten, je nachdem, ob das Bezeichnete sichtbar, teilweise sichtbar oder ganz unsichtbar sei.

»Eine Sprache, bei der man echt ins Grübeln kommt«, sagte er.

»Das glaube ich sofort.«

Der spärliche Text des Buches war in formschönen Absätzen angeordnet, mit breiten Rändern, die die Aufmerksamkeit auf die Textur des Papiers lenkten.

»Ein schönes Gedicht«, sagte ich.

»Es ist Prosa«, sagte er schüchtern.

Er fügte hinzu, man könne es auch als Familienbiographie bezeichnen, und für die Sprache gebe es keinen Schlüssel, kein Wörterbuch, keine Lesehilfe. Er sei aber sicher, dass jemand es entziffern werde, wenn man es in tausend Jahren fände, sagte er. »Ich habe es ja auch geschafft.«

Er erzählte, der Text sei ihm Zeile für Zeile zugeflogen, als er in der Hängematte lag. Vielleicht hätte ich ihn sogar gesehen, im Park, zwischen den Holzapfelbäumen, die genau im richtigen Abstand zueinander standen. Ich bekam einen Anfall von Mütterlichkeit. Fast hätte ich diesen Jungen mit nach Hause genommen, damit Pollux für ihn kochte. Er ging. Aber er hatte das Buch in eins unserer Regale geschmuggelt, und jetzt freute ich mich, dass ich es in der Hand hielt. Ich schlug das Buch auf und versuchte Muster in der Abfolge von Vogelspuren zu finden. Da kam Pollux nach Hause. Er zog an der Tür seine riesigen Turnschuhe aus und musterte mein gemütliches Arrangement. Er setzte sich zu mir.

»Was ist das? Das sieht seltsam aus.«

»Das ist alte Potawatomi-Schrift. Kannst du etwa deine traditionelle Sprache nicht lesen?«

»Du reden mit arroganter Zunge.«

»Das musst du gerade sagen. Das Buch ist übrigens ganz schön heiß. Hättest du gewusst, dass *Fifty Shades of Grey* zuerst in Keilschrift geschrieben wurde? Es wurden alte Tontafeln gefunden.«

»Schau mal, du hältst es falschrum.«

Pollux drehte das Buch um und gab es mir wieder.

»Oh, wow, jetzt sehe ich erst, dass es in Wahrheit von der Missionarsstellung handelt.«

»Ich würde mich ja gern mit dir kabbeln, aber ich habe Hunger.«

»Wie wär's, wenn du Popcorn machen würdest? Heute war Inventur. Bringst du mir ein Bier?«

Pollux brachte mir eins, und kurz darauf stellte er eine riesige Schüssel Popcorn zwischen uns aufs Sofa. Ich überreichte ihm *Sanfter Sasquatch*. Er erwähnte Sabe, den behaarten Riesen aus der Mythologie der Ojibwe. Hetta hatte den Kindersitz in unser Auto montiert und war mit Jarvis etwas Biofastfood holen gefahren. Es war warm. Sie wollte draußen essen, Jarvis unter ihrem Mantel wärmen und mit Asema zur Eislaufbahn gehen. Wir waren allein. Pollux entlockte seinem Computer eine seiner unerklärlichen Playlists – diesmal mit Johnny Cash, Tribe Called Red, Peyote-Songs von Mitgliedern der Native American Church, den Cowboy Junkies, Nina Simone, Kammermusik und Prince. Wir lasen eine Weile, aßen Popcorn und tranken kaltes Bier. Er legte sein Buch beiseite, um sich Nachschub zu holen.

»Eine Tour de Force.«

»Ah, gefällt's dir?«

»Ein weiblicher Sasquatch verschleppt einen schwächlichen Stadtmenschen in ihre Höhle und lässt sich von ihm bedienen. Also, eigentlich versklavt sie ihn praktisch, aber …«

Er kramte im Kühlschrank und kam mit einer Schüssel Babykarotten wieder.

»Aber?«

»Ich meine, das Buch hat was, wenn man behaarte Frauen mag. Er beschreibt, wie er erst ihr Fell teilen muss, um ihr ›Euter‹ zu finden. Das Wort habe ich noch nie für Brüste verwendet, weißt du?«

Ich hatte meine Kuckucksbücher aufgegeben und las jetzt ein Mängelexemplar von Eileen Myles' Roman *Cool for You*. In dem Buch war schon bei der Lieferung ein Kapitel zerknautscht gewesen – als hätte ein Junge in einer der Institutionen, die Eileen Myles beschrieb, die Seiten sorgsam gefaltet und wieder geglättet. Mit beschädigten Büchern nehmen wir es genau, melden sie immer und schicken sie zurück – aber Soft Skull Press hatte uns Ersatz geschickt und uns erlaubt, das erste Buch zu behalten. »Hast du jemals Essenszuteilungen von der Regierung gegessen?«, fragte ich Pollux.

»Klar, weißt du doch. Meine Großmutter hatte den Schrank voll mit diesem Zeug, weil es als Tauschware verwendet wurde. Alle wollten den Käse und die Pfirsiche haben.«

»Also, hör zu. Das ist aus *Cool for You*. ›Gibt es für jeden ein Kochbuch? In Amerika ist das so: Hier gibt es für jeden etwas, ein Buch oder eine Tasse Kaffee, eine Schüssel Haferbrei … Essen, das jedermann essen würde, wenn erst einmal beschlossen war, dass er in der Position war, jedermanns Nahrung zu essen. Ich meine jetzt nicht Essen aus der Tonne. Ich meine das mechanische Zeug, das es in der Schule gab. Das Gemüse, das keiner wollte, weil man gleich sah, dass es für jedermann war. Überschüssiges Essen. Dass man es dann wirklich eines Tages isst und sich umguckt, an dem Tag, wo man vergisst, wer man war.‹«

»Krass«, sagte Pollux nach einer Weile. »Das ist heftig. ›Der Tag, wo man vergisst, wer man war‹. Warte mal, lass mich sehen.«

Er las die Passage noch einmal.

Ich hatte den Abschnitt schon mehrere Male gelesen, weil ich das kannte. Ich hatte mich anfangs geweigert, den Fraß im Gefängnis zu essen. Dann, eines Tages, aß ich das, was ich am wenigsten mochte – Steckrübenbrei. Ich war nicht einmal besonders hungrig, aber ich aß ihn trotzdem. Von da an aß ich gierig. Ich trank auch die wässrige braune Säure aus den Styroporbechern. Viele der Frauen gaben Geld für zusätzliche Snacks aus, aber ich hatte keins. Ich spürte, wie der Kaffee und die Steckrüben etwas mit mir machten, das so ähnlich war wie mit den Essenzuteilungen in den Reservaten – bloß dass ich es nicht in Worte fassen konnte, bis ich diesen Abschnitt gelesen hatte. Es war die Nahrung des Ausgelöschtseins, und ich überließ mich der selbstvergessenen Stille.

»›Wo man vergisst, wer man war‹«, sagte Pollux noch einmal.

»Meinen Scharfsinn habe ich auf jeden Fall verloren. Wie du weißt, habe ich zuerst in Thief River Falls eingesessen. Es war nicht ganz leicht, die Ironie im Namen zu ertragen.«

Pollux lehnte sich zu mir herüber und nahm mich in die Arme.

»Dabei war das kein einfacher Diebstahl, sondern *grand larceny plus*«, sagte er mit seiner sanft grollenden Stimme. »Das muss man erst mal schaffen.«

»Der gute alte Ted. Ich fand's rührend, dass er mich zur Kleinkriminellen runterstufen wollte.«

Pollux schaute mich ernst und nachdenklich an. »Du bist nicht klein«, sagte er schließlich. »Ted haben wir jedenfalls unterschätzt.«

»Ich mit Sicherheit. Er war ein Held, aber auch ein McDonald's-Junkie; das hat ihn wahrscheinlich umgebracht.«

Ted hatte seine McDonald's-Pommes immer innerhalb von dreißig Sekunden nach dem Kauf aufgegessen, weil sie dann am besten schmeckten. Dann kaufte er die zweite Portion und schlang sie auch hinunter. Es bedrückte mich immer noch, dass er gestorben war. Eine bittere Lektion.

»Apropos, heute gibt es Wabooz«, sagte Pollux. »Ein Gericht, das dir genau sagt, wer du bist. Sehr traditionell.«

»Kaninchen? Woher?«

Er legte einen Finger an die Lippen.

»Hast du im Garten Fallen gestellt?«

»Ich habe es einer Sasquatch abgeluchst.«

»Wenn du ›Euter‹ sagst, schlafe ich auf dem Dachboden.«

»Das Wort finde ich auch nicht so sexy. Ich mache Frikassee, was schon eher ein erotisches Wort ist, aber du darfst nicht zugucken. Grünen Salat. Die krossen Bratkartoffeln, die du so magst. Jetzt leg das Buch weg. Nimm was Leichteres, hm? Entspann dich. Schau fern!«

»Nein, danke. Hast du jemals vergessen, wer du bist?«

»Das Eipulver war schon verwirrend«, sagte Pollux. »Aber Myles schreibt doch auch, in Amerika hätte jeder ein eigenes Kochbuch. Das gefällt mir. Wir haben zwar die Zuteilungen gegessen, aber nach eigenen Rezepten. Wir haben uns das Zeug angeeignet. Und wir hatten zu essen, das zählt doch. Wenn wir Zugang zu einer Abholstelle hatten, kriegten wir Nahrungsmittel. Du doch auch. Und später waren wir ja nicht im Gefängnis, anders als du, Süße. Noko hat Mais und Kürbisse angebaut und all das. Wir hatten einen Garten.«

Um seine Großmutter beneidete ich Pollux am meisten. Ich hatte Tanten, ein paar Cousins und Cousinen. Aber die Drogensucht meiner Mutter hatte uns selbst von den eigenen Leuten entfremdet.

»Deine Großmutter.«

»Meine Großmutter.«

Pollux' Vater war ein charismatischer Apostel des American Indian Movement gewesen, der seiner Mutter den Weg wies, als sie sechzehn Jahre alt war. Sie hatte die siebziger Jahre nicht überlebt, und seine Großmutter hatte ihn wie in den alten Zeiten aufgezogen. *Ich bin von der ganz alten Schule*, sagte er gern wie von irgendwelchem Arkanwissen erleuchtet und nickte weise.

»Machen wir's nachher nach der ganz alten Schule?«, fragte ich ihn.

»Wir könnten es hier und jetzt nach der alten Schule machen. Die Anleitung haben wir ja«, sagte er, nahm das unlesbare Buch und lehnte es aufgeklappt an ein Sofakissen.

»Lass mal. Ich bin echt hungrig.«

Pollux stand auf und klopfte sich die Hosenbeine aus. »Das haben wir gleich, sanfter Sasquatch«, sagte er und ging in die Küche.

Laurent

Einmal hatten wir innerhalb eines Tages jede einzelne Sorte Schnee. Erst ein prachtvolles langsames Gestöber, das in einen blendenden Schneesturm überging, als der Wind auffrischte. Dann brach über dem bodennahen Blizzard die Sonne hervor und gab dem Ganzen eine seltsame, widerscheinende Intensität. Der Wind flaute ab, und jetzt kam der Schnee in großen zockelnden Massen, die sich überall aufschichteten, wo sie den Grund berührten. Schließlich hörte es auf zu schneien, und die Welt war weiß, tiefgründig, strahlend. Jetzt, wo der Schnee das Buch endgültig unter der Erde eingeschlossen hatte, dachte ich, konnte ich diese Ereignisse endlich sortieren.

Ich schuf ein geistiges Pinnbrett, auf dem ich Zettel, Fotos und Bindfäden anordnete wie in einem Detektivfilm. Am liebsten hätte ich alles auch in der echten Welt aufgezeichnet, aber da wurde es in der Buchhandlung kompliziert. Eines frühen Nachmittags trat ich die zweite Schicht an und sah den Autor des unlesbaren Buches, den Hängemattenjungen. Er war wieder da und führte gerade ein intensives Gespräch mit Asema. Ich muss dazu sagen, dass sie an dem Tag ein Wahnsinnsoutfit anhatte. Das Haar hing ihr in Prinzessin-Leia-Schnecken über den Ohren. Dazu trug sie ein gestricktes, dunkelrotes Babydoll-Kleid, ein ziemlich kurzes, und indigoblaue Leggins. Ihre perlenbestickten Mukluk-Stiefel. Ein großer, himmelblauer Brocken Türkis baumelte an ihrem rechten Ohr, was perfekt ihr rundes, symmetrisches Gesicht komplementierte. Der Jungautor trug als Winterausrüstung eine vage russisch anmutende Pelzmütze. Er hatte eine markante Nase, und sein Blick blieb kurz an mir hängen, mit dieser Unschuld, die mir schon einmal an ihm aufgefallen war, als wäre er ein aus einer anderen Ära herübergestolperter Besucher. An mich schien er sich nicht zu erinnern. Seine lohfarbene Mütze hatte eine verblüffende Wirkung. Ohne sie war er ein normaler Träumer. Jetzt sah der Bursche aus wie ein schönes Tier, das seinen Schwanz auf dem Kopf zusammenrollte. Ansonsten trug er einen zu großen Tweedmantel und Bauarbeiterstiefel. Seine zarten Finger lugten aus den ausgefransten schwarzen Strickhandschuhen. Als ich hereinkam, verstummte das Gespräch der beiden. Sie hofften offenbar, dass ich einfach vorbeigehen würde, damit sie weiterreden konnten. Ich räumte frisch gelieferte Bücher in die Regale und konnte nicht umhin, Bruchstücke mitanzuhören. Zuerst sprach Asema.

»Weiße können nicht dekolonisiert werden, ich meine, komm schon, das kann man als ehemaliger Kolonisator doch nicht für sich beanspruchen!«

»Kannst du von der Hautfarbe nicht mal absehen? Ich bin Métis. Oder französisch. Und auch irisch. Wir wurden von den Briten kolonisiert.«

»Sprichst du denn Gälisch? Ist das in dem Buch das Silbenalphabet der Creek? Oder Michif? Was du mir gegeben hast, das mit den echt spannenden geometrischen Formen?« Asema unterbrach sich und legte ein Buch weg. »Kommst du wirklich aus Irland, oder bist du als Métis aufgewachsen? Warst du je Teil einer dieser Kulturen?«

»Definiere ›Teil davon‹.«

»Du weißt schon – dass du die ganze Zeit drinsteckst. Von Anfang an. Sind deine Eltern aus Irland?«

»Meine Urgroßeltern. Da herrschte eine Hungersnot. Schon mal gehört?«

»Klar. Ungefähr. Aber ich bezweifle, dass du dich als

indigen bezeichnen kannst, wenn du selbst keine Kolonisierungserfahrung hast.«

»Ich sag's noch mal, ich bin Métis«, insistierte der junge Mann.

»Das klang ein bisschen fragwürdig vorhin«, sagte Asema.

Mr Pelzmütze zuckte die Schultern. »Was ist mit dir, kannst du Dakota oder Ojibwe sprechen?«

»Nicht fließend, aber ja.«

»Was ist mit deinem Namen?«

»Ich habe drei davon, einen Ojibwe-, einen Dakota- und einen englischen Namen.«

»Welches ist der Englische?«

»Asema natürlich.«

Ich schielte zu ihr hinüber, denn das stimmte nicht. Asema ist Ojibwe und bedeutet »Heiliger Tabak«. Sie war ganz ins Verhör vertieft, holte gerade zu ihrer nächsten Frage aus. Aber er versuchte den Spieß umzudrehen.

»Also, wie steht's mit dir, kommst du überhaupt aus dem Reservat? Bist du in einer deiner Kulturen aufgewachsen? Bist du Teil davon, wie du es nennst?«

»Ich bin hier aufgewachsen. Meine Familie praktiziert jede Menge Kultur, also halt du den Rand.«

Eine Zeit lang beschnupperten sich die beiden, indem sie sich über Bücher unterhielten, die sie aufblätterten und schlossen, dann fragte sie ihn nach seinem Namen.

»Meine Mutter hat mich Laurent genannt. Mein Dad wollte mich nach seinem Vater benennen.«

»Und wie hieß der?«

»Jarvis.«

Ich pirschte mich aus der Young-Adult-Abteilung ein Stück heran, um mir den Mann näher anzuschauen, der so hieß wie mein kleiner Abgott.

Jarvis?

»Ich finde Laurent okay«, sagte Asema mit einem beiläufigen Schulterzucken und einem Seitenblick.

Sie mäanderten weiter durch den Laden, bis irgendwie ausgemacht zu sein schien, dass sie einander wiedersehen würden, und er ging. Eine Zeit lang arbeitete ich neben Asema her und starrte schweigend auf den Computerbildschirm, um zwischen den Kundengesprächen Onlinebestellungen zu bearbeiten. Jackie kam herein, drehte eine Runde, verschwand.

»Was hältst du von ihm?«, fragte Asema schließlich.

»Von wem?«

»Von Laurent.«

»Nicht viel. Übrigens habe ich eins seiner Bücher.«

»Ich hatte gehofft, es wäre Gälisch oder ein Silbenalphabet, aber er sagt, es wäre eine noch viel ältere Sprache.«

»Mir hat er gesagt, es sei Belletristik. Hat er dir den Plot verraten?«

»Er sagt, es handelt von einem jungen Mann, der eine Buchhändlerin bewundert, aber zu schüchtern ist, um es ihr zu sagen. Als er es doch tut, stellt sich heraus, dass sie ihn auch mag.«

Mein Herz tat einen Satz. Ich schaute sie scharf an. Mich packte eine jähe Wut. »Was für ein billiger Spruch.«

»Bis dahin hat er mir ganz gut gefallen.«

»Er gefällt dir immer noch«, sagte ich in einem Ton, dass Asema einen Schritt zurückwich, einen ihrer Haarknoten zurechtrückte und fragte: »Na und?«

Die Sache war vertrackt. Bestimmt war dieser Fuchsjunge der namenlose Vater von Hettas Baby. Der geheimnisvolle

Hängemattenschläfer. Ich hatte mich von seiner Unschuld betören lassen, die ich jetzt für aufgesetzt hielt. Wenn er Asema anschaute, war da diese Gier in den Augen des Jungen, ein Gefühl … Ich versuchte es später Pollux zu erklären. Er hatte nicht nur den Namen des Kindes erwähnt – Jarvis –, sondern für Asema eine schmeichelhafte Plotbeschreibung erfunden, genau wie die andere für Hetta. Jetzt fand ich alles an ihm verstörend, selbst die Mütze.

Mein Mann war gekommen, um mich abzuholen. Ich war nach Ladenschluss noch geblieben, um Bestellungen abzuwickeln. Pollux und ich ließen das Auto beim Laden stehen und gingen zu Fuß durch die nächtlich verschneiten Straßen. Die Laternen trugen frostig leuchtende Heiligenscheine.

»Und abgesehen von all diesen Zufällen, die keine sind, wenn du mich fragst, halte ich ihn nicht für vertrauenswürdig«, sagte ich. »Dieser Laurent hat Asema nach der Arbeit abgepasst. Hat draußen auf sie gewartet. Als sie noch im Laden waren, ist er ihr auf eine ganz bestimmte Art gefolgt. Er hatte so was Lauerndes an sich. Oder lese ich zu viel?«

»Oh, das Lauern. Das ist normal«, sagte Pollux mit gespielter Sorge. »Es tut mir nur leid, dass du es mit ansehen musstest.«

»Nein, wirklich, es war irgendwie wölfisch, ich meine, kein Fall von ›neugieriges, niedliches Tierchen‹, wie du es normal findest. Mehr so ein *Tier*.«

»Ich weiß nicht, wie ich das verstehen soll. Und du benimmst dich wie eine Glucke. So misstrauisch.« Pollux hob die Brauen und machte Ansätze, den Kopf zu schütteln.

»Schüttel nicht den Kopf über mich, mein Lieber.«

Er ließ es bleiben. »Du hast die allerbesten Absichten.« Ich nickte. »Damit richtet man manchmal den allergrößten Schaden an.« Ich musste sofort an Flora denken.

»Okay, ich versuche mich rauszuhalten.«

Pollux und ich wollten ins Lyle's, eins der letzten guten Kneipenrestaurants auf der Hennepin Avenue. Es war von Kunstgewerbeläden und Edellokalen umzingelt. Auf dem Weg zurück zum Auto wollten wir den samstäglichen Drink verdauen, falls wir einen tranken. Es mochten minus elf Grad sein, für Minneapolis einigermaßen warm. Wir trugen Parkas, Fleecemützen, gefütterte Handschuhe und Stiefel. Trotzdem froren wir genug, um dankbar zu sein, als wir das Lyle's erreichten. Wir ergatterten unsere Lieblingssitzecke mit den glänzend roten Bezügen, von wo aus man den Rest der Meute beobachten konnte. Pollux bestellte Käsenuggets und Frühstück. Ich nahm würzigen Grillkäse mit Jalapeños und Speck. Zu trinken bestellte Pollux Rum-Cola.

»Widerlich«, sagte ich. Ich bestellte einen Tee, und der Kellner antwortete beflissen mit *Selbstverständlich.*

»Wenn du hier keinen Alkohol bestellst, bist du Alkoholiker«, sagte Pollux.

Es waren nicht wenige junge Leute in der Kneipe, die in den 1940er-Ziegelbauten und den Eigentumswohnungen dahinter wohnten. Sie trugen interessante Retroklamotten und Tattoos oder Ohrtunnel, pastellblaues oder violettes Haar, Freundschaftsarmbänder, Piercings. Laurent kam zur Tür herein, samt seiner Mütze. Er näherte sich einer Gruppe junger Frauen bei den Spielautomaten.

»Guck mal.« Ich stupste Pollux an. »Da ist der Fuchsjunge.«

Der junge Autor hatte ein Buch dabei und sagte etwas zu einer jungen Frau mit einem roten Mullet und glänzend schwarzen Lippen. Sie schob ihn beiseite. Er hätte beinahe das Buch fallen lassen, versuchte es aber noch einmal, und diesmal stieß sie ihn so hart von sich, dass er die Balance verlor. Er stolperte rückwärts, hielt sich an einem Stuhl fest; das Buch kreiselte über den Boden. Die Pelzmütze verlor er nicht, schien nicht betrunken zu sein und wurde nicht wütend auf die junge Frau, ließ sie aber auch nicht in Ruhe. Er richtete sich auf, griff nach dem Buch und sprach wieder mit ihr. Er zeigte ihr den Einband, blätterte darin herum und neigte den Kopf hin und her. Ich konnte den Titel erkennen. *Empire of Wild* von Cherie Dimaline.

»Vielleicht sollten wir ihn einstellen«, sagte ich.

Mir gefiel sein Verkaufseifer, und sein Buchgeschmack war ausgezeichnet, aber er blieb mir suspekt.

Dann kam unser Essen. Der Kellner verdeckte die Szene, servierte uns Teller mit Frittiertem, Eiern und Würstchen, stellte den Ketchup hin. Als er wieder ging, war die ganze Gruppe junger Leute verschwunden.

»Sollte ich ihr etwas von dem Fuchsjungen erzählen? Hetta, meine ich? Oder Asema?«

Pollux betrachtete mich stirnrunzelnd. »Wolltest du ihm nicht eben noch einen Job anbieten? Außerdem hast du gesagt, du würdest dich raushalten.«

»Ich habe gesagt, dass ich wohlwollend sein würde, mehr nicht. Und wenn das immer unsere Verkaufstaktik wäre, würden sie uns den Laden dichtmachen.«

Pollux zuckte die Schultern und schüttelte den Kopf über seine Käsenuggets.

»Ranziges Fett.«

»Der Fuchsjunge ist ranzig.«

»Sehr geistreich«, sagte Pollux. »Halt dich besser zurück. Er hat schließlich nicht um Asemas Hand angehalten, oder? Und wenn er Jarvis' Vater wäre, würde er inzwischen bei uns wohnen.«

»Wie kommst du darauf? Er drückt sich ganz offensichtlich vor seiner Verantwortung. Lungert rum.«

Der Ausdruck fiel mir ein, weil seine Art, sich zu bewegen, so etwas Sprungbereites hatte.

»Lungert rum und bringt die Leute zum Lesen«, sagte Pollux. Er gab ein Geräusch von sich.

»War das ein abschätziges Schnauben?«

»Nein«, sagte Pollux. »Ein genervtes Stöhnen.«

Ich musste lachen. »Du bist wirklich ein Stöhner.«

»Und stolz darauf.«

Ich nahm ein Käsenugget. Legte es wieder weg.

»Ist alles in Ordnung?«

Ich aß das Nugget, damit er nicht weiter nachfragte. Mir kam das Fett frisch vor. Mich da raushalten. Pollux hatte recht. Ich musste an meine Fehler im Umgang mit Hetta denken. Wie kam ich darauf, dass ich plötzlich eine Vertrauensperson für Mittzwanzigjährige werden oder ihnen irgendwie nützlich sein könnte? Außerdem gab es da einen jungen Menschen, der mich tatsächlich um Hilfe gebeten hatte. Ich wechselte innerlich das Thema. Kateri hatte kurz nach Weihnachten bei mir angerufen, und ich war nicht drangegangen. Ich wusste, dass ich mich bei ihr melden sollte. Ich musste ihr von der Hartnäckigkeit ihrer Mutter erzählen. Aber unsere letzte Begegnung hatte mich so aufgewühlt, dass ich Angst hatte, wieder mit ihr zu reden. Also hatte ich mich darum gedrückt, es vermieden. Während Pollux sich auf das Essen stürzte, warf ich einen Blick auf die transkribierte Mailboxnachricht. Von einer Gedenkfeier hatte sie nichts gesagt, nur: *Kateri hier, ruf mich zurück.* Das hatte ich nicht getan und auch nicht auf einen Text reagiert, den sie etwas später schickte – *Ruf mich an* –, weil ich angeblich so viel mit der Inventur zu tun hatte. Aber dann war die Inventur vorbei, und ich rief noch immer nicht an. Es gab keine Entschuldigung mehr. Eine trauernde junge Frau hatte mich um etwas gebeten, und ich ignorierte sie.

Pollux und ich aßen auf, genossen die angenehm raue, schmuddelige, fröhliche Atmosphäre und machten uns auf den Rückweg. Die Nacht war kälter geworden, die Dunkelheit schwärzer, die harte Luft typisch Minnesota. Wir gingen Hand in Hand, obwohl durch die klobigen Fäustlinge keine Wärme hindurchdringen konnte. Unterwegs nahm ich mir vor, am nächsten Tag bei Kateri anzurufen.

Es dauerte jedoch den ganzen Vormittag, bis ich die Angst heruntergeschluckt hatte. Nach dem Sonntagsbrunch nebenan füllte sich der Laden, und dann kam die unvermeidliche Flaute. Erst am späten Nachmittag wählte ich Kateris Nummer.

Sie nahm ab. »Du bist es.«

»Tut mir leid, dass …«

»Alles in Ordnung. Gut, dass ich nicht erst vorbeikommen muss. Der Termin ist am Dienstag.«

»Welcher Termin?«

»Welcher wohl? Sie soll kremiert werden, und ich habe drauf bestanden, dass ich dabeibleibe, bis sie drin ist. Um ganz sicherzugehen.«

»Nein!«

»Du kommst mit.«

»Ich …«

»Du kommst mit.«

»Ich fall da in Ohnmacht. Ich kann solche Sachen nicht ab.«

»Tja, Pech. Ich brauche dich aber.«

Ich war nicht Kateris Mutter, nicht einmal die beste Freundin ihrer Mutter. Und was Flora anging, war ich nicht sicher, ob eine Kremierung sie aufhalten würde. Sie war am selben Tag schon im Buchladen gewesen und hatte bei der Lyrik herumgeraschelt. Ich musste wirklich mit Kateri darüber reden.

»Kateri, können wir mal miteinander sprechen?«

»Wir sprechen doch jetzt miteinander.«

»Ich meine, persönlich«, sagte ich. »Vielleicht vor der … vor Dienstag.«

»Worüber?«

»Mein Gott, du lässt echt nicht locker. Aber gut, du hast es so gewollt. Es ist so: Deine Mutter spukt als Gespenst durch den Buchladen. Sie kommt jeden Vormittag und stöbert durch die Regale, genau wie vorher, als sie noch gelebt hat.«

Darauf schien Kateri keine Antwort zu haben, also fuhr ich fort.

»Und nein, ich bin nicht verrückt, ich finde es nicht mal mehr unheimlich. Flora kommt jeden Tag. Ich kann sie nicht sehen, aber ich höre sie. Ich weiß genau, wie sie sich anhört. Sie war sogar heute schon da und hat jede Hoffnung zerschlagen, dass sie endlich den Anstand besitzen würde …«

»Sie hat mir von deinen bescheuerten Scherzen erzählt. Das ist nicht witzig. Sei kein Vollidiot. Hör auf zu lügen.«

Ich hatte Mühe, nicht aufzulegen. Und mich nicht zu entschuldigen. Aber sie hatte nicht unrecht. Ich hatte Flora manchmal geärgert, indem ich ihr fingierte Aufgaben stellte.

Einmal hatte sie meine komplette Garage aufgeräumt, um eine verlorene alte Schriftrolle zu finden. Eine Birkenrindenrolle, die nicht existierte. Dafür würde ich vermutlich in der Ojibwe-Hölle landen. Dann fiel mir auf, dass ich dort schon war – ich wurde von einem Möchtegerngeist gepiesackt. Schließlich sagte ich in versöhnlichem Ton, ich hätte nicht vorgehabt, am Telefon über die Besuche ihrer Mutter zu sprechen. Ich hätte geahnt, dass es sie verstören könnte, und ob ich irgendetwas für sie tun könne.

»Du kannst mit mir zur Kremierung kommen«, sagte sie in einem so schleppenden, traurigen Ton, dass ich nicht anders konnte, als zuzusagen.

Fegefeuer?

Pollux war mit seiner Pfeife, seiner Trommel, seinen Adlerfedern, seinem Medizinbeutel und zwei großen Töpfen gekochtem Wildreis zu einer Zeremonie gefahren. Einen in Folie gewickelten Behälter mit Wildreis hatte er mir dagelassen, und ich stand an der Spüle und aß. Nussig *und* seidig, dachte ich. So zu essen war deprimierend. Ich hatte oft gesehen, wie meine Mutter das tat, und fand es trostlos. Ich fühlte mich schäbig und verloren, wie *an dem Tag, als ich vergaß, wer ich war.* Zumindest sah Hetta mich nicht so. Sie war dauermüde, schlief immer mit Jarvis ein, blieb viel in ihrem Zimmer. Oder sie ging mir einfach nur aus dem Weg.

Unsere Mitarbeitergespräche in der Buchhandlung sind informell, eher eine Gelegenheit, sich in Ruhe auszutauschen. Louise hatte mich vor einer Woche zu sich nach

Hause bestellt, und jetzt ging ich hin. Mit der Aussicht auf die Kremierung am nächsten Tag mochte ich ohnehin nicht allein sein. Ich textete ihr, dass ich auf dem Weg sei, aber sie antwortete nicht. Ich war darauf gefasst, sie wie einen aufgestörten Bären aus ihrer geheimnisvollen Arbeitshöhle auftauchen zu sehen. Aber als ich an die Küchentür klopfte, hörte ich ein gedämpftes *Biindigen!* und trat ein. Von Louise war nur das zu sehen, was nicht im Schrank unter der Küchenspüle steckte und schimpfte. Ich wartete ab. Sie tauchte auf, in einer Hand eine alte Socke. Sie warf die Socke weg, hob siegreich die Faust und deklamierte: »So war mir Gott helfe, ich werde nie wieder Halloweensüßigkeiten unter der Spüle verstecken!« Sie ließ die Faust sinken und sah mich immer noch ein bisschen wirren Blickes an. Schließlich fasste sie sich und lachte. »Sorry, aber da waren epische Mengen Mäusekötel, Tookie. Was gibt's?«

»Du hast mich eingeladen.«

»Ach ja, natürlich. Komm rein.«

Ich zog die Stiefel aus. Darunter trug ich dicke Wollsocken, denn trotz der vielen Läufer sind ihre Böden kalt.

»Wie gefällt dir dein Job?«, fragte sie unvermittelt.

»Lass uns darüber ein bisschen später reden.«

»Ich mach uns ein Feuer«, sagte Louise.

Im Kamin stand eine Reihe Votivkerzen. Als Louise sie ansteckte, beleuchteten sie flackernd die Kacheln. Es war kein richtiges Feuer, aber ich wollte keine lange Erklärung dafür hören, warum sie in ihrem einwandfreien Kamin kein richtiges Feuer machte, und fragte nicht nach. Die Kerzen erzeugten zumindest die Illusion von Wärme.

»Ich sollte so einen kleinen Blechkasten mit Münzschlitz aufstellen«, sinnierte Louise. »Wie die in den alten Kirchen, wo man für die Kerzen bezahlt. Um irgendwen aus dem Fegefeuer zu retten.«

»Flora vielleicht.«

»Meinst du, sie ist im Fegefeuer?«

»Könnte schon sein, wenn mit Fegefeuer die Packstation im Laden gemeint ist. Ich zumindest fühle mich da oft hinverbannt. Aber – nein. Sie ist im Krematorium, und ich muss morgen mit Kateri da hin und schauen, ob alles seinen Gang geht.«

»Das ist lieb von dir. Ich koche uns Tee.«

Sie setzte Wasser auf, und bald saßen wir im zugigen Wohnzimmer und tranken in der herabsinkenden Dämmerung Ingwer-Zitronen-Tee. Mein Herz schwächelte schon, weil ich Flora erwähnt hatte. Ich versuchte mir Mut zu machen. Jetzt war es an der Zeit, Louise auch den Rest zu erzählen. Das mit dem Buch und mit dem tödlichen Satz. Dass Flora immer noch da war. Wir waren sachlich gestimmt, ungestört, steckten in keiner Krise. Es gab beruhigenden Tee. Trotzdem fürchtete ich mich davor, dieses Gespräch zu beginnen. Letztlich beschloss ich, mir bliebe nichts anderes übrig.

»Also … Wir haben nie über meine Vergangenheit geredet. Aber ich glaube, sie könnte der Grund sein, warum Flora mich heimsucht. Ich war in Haft, weil ich einen Leichnam gestohlen hatte. Einen Mann namens Budgie. Ursprünglich war ich zu sechzig Jahren verurteilt. Und sag jetzt bitte nicht, dass das ein hartes Urteil war.«

Louise machte den Mund auf, schaute verlegen und sagte schließlich: »Das sind ganz schön viele Jahre für einen Leichendiebstahl.«

»Es gab erschwerende Faktoren«, sagte ich. »Ich habe ihn über Staatsgrenzen hinweg transportiert. Und das Entscheidende: Er hatte Drogen am Körper.« Schon geriet ich ins Faseln. »Aber ich meine, je mehr Urteile ich mitbekommen habe, desto willkürlicher kamen mir die Strafsätze vor. Leute haben Kinder ermordet und dafür sieben Jahre gekriegt, aber Frauen, die ihre gewalttätigen Er-oder-ich-Ehemänner umgebracht hatten, kriegten lebenslänglich. Da war eine Frau, die hatte einem Mann eine Waffe besorgt, die er dann für einen Mord benutzt hat. Sie saß länger ein als der Mörder.«

Ich unterbrach mich, weil sich in Louise ein Schalter umgelegt hatte und sie mir zuhörte. Nicht einfach so, sondern mit der kühlen Effizienz eines gottverdammten Diktiergeräts. Und ich weiß nicht, woran es lag, aber wann immer sie so war, konnte ich nicht aufhören zu reden. Es kostete Kraft, mich zusammenzureißen und mich darauf zu besinnen, dass ich sie etwas fragen wollte.

»Also, Louise«, sagte ich. »Ich wollte dich fragen, warum manche Menschen über den Tod hinaus Schwierigkeiten machen, warum sie sich weigern, zu verschwinden. Jackie hat dazu gesagt, dass sie sich dem Tod widersetzen.«

»Das tun wir doch alle.«

»Aber hier geht es um mehr. Flora weigert sich, tot zu sein. Kannst du mir sagen, warum?«

»Ach Gott, *das* meinst du. Na gut. Okay. Du kennst Rugaroos, oder?«

»Nein.«

»Es könnte so ein Rugaroo-Ding sein. Ich will nicht behaupten, dass es so sein muss, aber einige Michif haben mir von dieser Gestalt erzählt.«

»Michif? Meinst du Métis?«

»Ja. Sie sagten, Rugaroos seien Wolfsmenschen, die immer wieder zum Leben erwachen und an bestimmte

Orte zurückkehren«, sagte Louise. »Ich weiß nicht genau, wohin. Vermutlich an Orte, wo sie als Wolf noch was zu erledigen hatten?«

Das mit den Wolfsmenschen klang eher nach Hettas Pelzmützenmann. Aber die Wiedergänger passten zu meinem Gespenst.

»Flora hat im Buchladen ganz bestimmt noch was zu erledigen«, sagte ich. »Da war ein Buch, das sie …«

Louise schlug sich gegen die Stirn. »Das Buch, das sie bestellt hatte! Mensch, Tookie! Sie wollte *In Mad Love and War* lesen. Es war endlich angekommen, aber ich habe es natürlich aus dem Vorbestellungsfach genommen.«

»Du meinst, deshalb wäre sie von den Toten zurückgekehrt, wegen einem Gedichtband?«

»Es war nicht irgendeiner.«

»Moment mal. Ernsthaft?«

Louise grübelte in die schief flackernden Kerzen. »Das tut mir leid, dass sie in ihren letzten Stunden Gedichte hätte lesen können, und dann kam ich und habe das Buch mitgenommen, als sie es am nötigsten brauchte.«

»Vergiss das.«

»Ich war so missgünstig Flora gegenüber, nicht nur, was Bücher anging. Aber sie hat Verrat an der Geschichte begangen …«

»Hör auf damit, Louise. Sie ist an ihrer Lektüre gestorben. Ein Buch hat sie umgebracht.«

»Ja, natürlich, manchmal sterben Menschen wegen ihrer Lektüre!«

»Was ich sagen wollte …«

»Bücher sind alles andere als harmlos. Es ist tragisch, oder heldenhaft, je nachdem, aus welcher Perspektive man es betrachtet, aber manchmal kosten sie einen das Leben.«

»In Ländern, wo sie verboten sind, ja, aber nicht hier. Noch nicht. Toi, toi, toi. Was ich sagen will, ist, dass ein bestimmter Satz in dem Buch Flora umgebracht hat – ein geschriebener Satz, ein sehr machtvoller.«

Louise schwieg. Nach einer Weile erwiderte sie: »So einen Satz würde ich auch gern mal schreiben.«

1000 Grad

Flora hatte Geld angespart, um sich im Krematorium des Lakewood-Friedhofs einäschern zu lassen. Kateri hatte das nicht gewusst, und das erste Krematorium, in dem Floras Asche vertauscht worden war, über eine Internet-Anzeige gefunden. »So viel zu Yelp«, hatte sie gesagt und sehr niedergeschlagen geklungen. Jetzt, sagte Kateri, kam es ihr vor, als hätte ihre Mutter es geahnt und sich geweigert, dort hinzugehen. Ich verkniff mir jede Reaktion. Wie sich herausstellte, hatte Flora es geliebt, auf dem Lakewood-Friedhof spazieren zu gehen – das hatte ich nicht gewusst. Kateri sagte, es sei ein gemeinnütziges Unternehmen, aber dort beerdigt zu werden sei ganz schön teuer. Die Einnahmen des Krematoriums wurden in die Pflege der vielen Hektar stiller Bäume und meditativer Wege gesteckt, die sich über sanfte, verschneite Hügel und zwischen den pathetischen Grabmonumenten aus dem vorigen Jahrhundert erstreckten. Vermutlich gefielen Flora die Grabsteine und Statuen aus massivem Granit, die im Schnee und unter verschneiten Bäumen friedvoll und melancholisch wirkten. Der Ort erinnerte an Minneapolis' Gründerzeit und die Getreidebarone; vielleicht war es für Flora eine Frage des sozialen

Ehrgeizes, sich dort kremieren zu lassen. Oder das alte Minneapolis war ihr einzig wahres kulturelles Erbe. Andererseits könnte sie auch gewusst haben, dass ein auf Englisch als Cloud Man bekannt gewordener Dakotaanführer in der Nähe begraben lag.

Wir betraten eine exzentrisch hübsche steinerne Kapelle. Die Räumlichkeiten des Krematoriums hatten hohe Decken, Einbauleuchten und steinerne Säulen. Überall rechte Winkel und dezente Farben. Nicht behaglich, aber auch nicht unangenehm. Wir setzten uns auf eine Couch und warteten darauf, dass Flora hereingebracht wurde.

»Sie wird in einer schlichten Holzkiste liegen. So hat sie es gewollt. Mom hat mal erwähnt, dass ihre Asche im See verstreut werden sollte, aber sie hat nicht gesagt, in welchem. Ein anderes Mal wollte sie im Wurzelwerk eines Baums begraben werden.«

»Frisches Grün aus der Grube«, murmelte ich; mir war meine spontane Geschäftsidee wieder eingefallen. »Mir wird schwindlig.«

»Mir auch. Aber hier ist alles super normal, oder?«

»Für ein Krematorium schon.«

»Und trotzdem ist uns schwindlig.«

Ein Angestellter rollte Floras Kiste in den Aufbahrungsraum. Es mochte ungewöhnlich sein, aber Kateri wollte es diesmal wissen. Das konnte ich verstehen. Wir folgten ihm. Er nahm den Deckel ab und legte ihn auf einen Tisch. Dann trat er beiseite, stellte sich an die Wand und verschränkte die Hände hinter dem Rücken. Wir traten an die Kiste heran. Kateri senkte den Blick auf das Gesicht ihrer Mutter.

»Es ist halb so schlimm«, sagte sie. »Du kannst hingucken.«

Ich tat es, stellte meine Augen aber unscharf, und Flora blieb ein harmloser Schemen. Auf Klarheit konnte ich ausnahmsweise verzichten.

»Werde ich verrückt«, fragte Kateri leise, »oder sieht sie verjüngt aus?«

Also musste ich hinsehen.

Aus Floras großem, weichem, hübschem Gesicht war jeder Eifer verschwunden. Kein Wunder. Mit dem, was ihr bevorstand, hatte sie es sicher nicht eilig. Budgies außerweltliche Strenge war bei ihr nicht auszumachen, aber sie wirkte gefasst, auf alles vorbereitet, was kommen würde. Die Verbrennung, der Zerfall, das Umfüllen in eine viel kleinere Kiste, der Abtransport. Ihre leblose Tapferkeit ging mir zu Herzen. Sah sie verjüngt aus? Ich versuchte Kateri einzureden, es liege daran, dass der Tod alle Muskeln entspannte. Denn sie sah wirklich jünger aus, viel jünger sogar, trotz der langen Kühlzeit.

Mit schwirrenden Nerven trat ich beiseite. Kateri blieb neben Flora stehen, schaute erschüttert auf ihre Mutter hinab und bewegte leise die Lippen. Betete vermutlich. Dieser Aufschub dauerte eine ganze Weile. Endlich nickte Kateri dem Angestellten zu, dass er ihre Mutter wegbringen sollte. Gott sei Dank. Ich wandte den Blick von Floras erschreckend jugendlichem Gesicht ab. Kateri folgte dem Angestellten durch die Tür. Ich hatte keine Ahnung, ob die eigentliche Kremierung dort stattfinden würde oder irgendwo anders und wie lange ich würde warten müssen.

Allein zurückgeblieben, wollte ich meiner Umgebung entkommen wie damals im Gefängnis. Dort hatte ich mit einer Intensität zu lesen gelernt, die an Wahnsinn grenzte. Als ich freikam, stellte ich fest, dass ich manche Lektüren nicht mehr mochte. Ich durchschaute Bücher zu gut – ihre kleinen Kniffe, ihre Maschen, die Exposition am Anfang, das schwere Dräuen eines tragischen Endes oder wie die Autorin einem auf der letzten Seite den Teppich der Trauer unter den Füßen wegzog und eine Lieblingsfigur wiederauferweckte. Ich brauchte Bücher mit einer gewissen mineralischen Dichte. Alles musste sich ernst gemeint anfühlen, nicht zynisch hingebogen. Manipuliert zu werden, konnte ich nicht leiden. Zum Beispiel war mein Problem mit Elena Ferrante (die ich inzwischen liebe) neben der repetitiven Sprache der augenzwinkernde Cliffhanger. Manchmal ist mir zum Weinen zumute, wenn ein Schriftsteller Talent hat und dieses Talent zugleich missbraucht. Das Leben der Autorin geistert unweigerlich durch ihre Geschichten. Die schiere Wucht der Begabung ließ mich manchen Roman ertragen. *Zärtlich ist die Nacht.* Die Werke von Jean Rhys. Manchmal strahlt einem missbrauchtes Talent in großmütiger Bescheidenheit von jeder einzelnen Seite entgegen. Jetzt sehne ich mich nach Büchern, die mich den Kontrast zwischen der filigranen zellulären Präzision eines Babys und dem entropischen Fließen menschlichen Fleisches hin zum chaotischen Tod eine Weile vergessen lassen. Die mich vergessen lassen, wie unsere Bestandteile sich auf 1,43 Dollar herunterkochen lassen.

Aber die Erzählung, die ich im Krematorium las, handelte von der Geburtstagsfeier einer sehr alten Frau. Sie war von Clarice Lispector und endete mit dem unvermeidlichen Ausspruch: *Der Tod war ihr Rätsel.*

Das gefiel mir. Nach der detaillierten Beschreibung der Geburtstagsfeier – der Torte, der aufgeregten Kinder, des mit Cola bekleckerten Tischtuchs. Nach der erfrischend düsteren Verachtung der alten Dame ihrer Familie gegenüber. Der Tod war ihr Rätsel.

Eine Dreiviertelstunde verging, dann kam Kateri wieder. Sie stellte sich neben die Couch, gebeugt und ausgelaugt. Sie hatte ihr Haar zurückgebunden, aber es rebellierte und stand in steifen Büscheln ab. Ihre klaren, gleichmäßigen Züge waren verzerrt, die Augen vom Weinen geschwollen. »Ich habe Mom reinfahren sehen. Jetzt kann ihr nichts mehr passieren. In ein paar Tagen kriege ich die Asche. Du fährst.«

Weissagung

Am nächsten Morgen im Buchladen – keine Flora. Elf Uhr kam und ging, und immer noch keine Flora. Es war eine so große Erleichterung, dass ich spüren konnte, wie mein Herz sich hob. Den ganzen Tag über wickelte ich mich in die nach Süßgras duftende Stille wie in einen Mantel. Vielleicht hatte das Feuer sie gereinigt, befriedet. Ich hoffte es. Mit jedem Tag, der verging, fühlte ich mich mehr wie ich selbst. Sie kam nicht und kam nicht. Sie kam nicht! An jenen kalten, grauen, öden Januartagen war ich so glücklich wie nie seit Floras sogenanntem Tod. Die kalte Luft war köstlich. Das Grau war friedlich. Die Ödnis tröstlich. Ich fühlte mich beschwingt. Jeden Morgen erwachte ich in dem Bewusstsein, dass etwas Besonderes passiert war. Wenn mir wieder einfiel, dass die Heimsuchung vorbei war, setzte ich mich auf und rekelte mich wie eine junge Hollywoodschönheit in weißen, sexzerwühlten Laken.

Aber dann, aber dann. Am fünften Tag werkelte ich fröhlich vor mich hin und hörte ein Rascheln, ein Tappen, ein höhnisches Klimpern von Armbandanhängern. Ich erstarrte. Es folgten das Geräusch aufdringlichen Stöberns und das leise Scharren von Floras dünn besohlten Modestiefeln. Ich sackte hinter dem Tresen in mich zusammen. Eine körperliche Enttäuschung überkam mich, und ich gab nach. Diese Schwere. Mir traten Tränen in die Augen vor Erschöpfung und Ärger. Von einem Geist verfolgt zu werden ist schlimmer, als man denkt. Ich war zwar allein, aber nie *allein*. Immer behielt Flora mich im Auge. Wieder lauschte ich voller aufreibendem Kummer darauf, wo sie sich aufhielt. Im Lauf des Tages bekam ich den Eindruck, die Geräusche klängen dreister, entschlossener, als hätte das Feuer Flora nicht zerstört, sondern belebt. Ich musste an den Anblick ihrer Leiche denken, ihre geisterhafte Jugend und Vitalität. Das Wispern, Rascheln und Scharren verrieten mir, welche Kleidung sie für ihren Besuch im Laden ausgewählt hatte. Die Modestiefel, die ich erwähnte? Die hatte sie auf der Reise durchs 1000 Grad heiße Feuer getragen.

Also war sie nicht aufzuhalten.

Manchmal benutze ich eine Form der Bibliomantie oder auch Stichomantie, wenn ich keine Ahnung habe, was zur blau verrauchten Hölle in meinem Leben vorgeht. Meine Methode ist folgende: Ich koche mir einen Tee namens Evening in Missoula, stelle mir vor, ich wäre in Missoula, wo ich noch nie war. Ich stecke ein Nag-Champa-Räucherstäbchen an und stelle mir vor, ich wäre unzählbar, das bedeutet Nag Champa nämlich. Ich entzünde die nächstbeste Kerze. Das alles tue ich allein, nicht nur aus Rücksicht auf Pollux' Empfindlichkeiten. Es wäre mir peinlich, wenn irgendjemand wüsste, dass ich so zu meinen vernünftigen Entscheidungen komme. Es war ein warmer Wintertag, also waren Hetta und Pollux spazieren, mit Jarvis, der wie eine kleine Mumie verpackt war. Ein günstiger Zeitpunkt. Mit feierlichem Ernst legte ich mein Wörterbuch auf den Couchtisch. Ich leerte meinen Geist. Ich schloss die Augen, schlug das Wörterbuch auf und ließ einen Finger kreisen, bis er ein Wort berührte.

> **Weissagung**, Subst. (Fem.) 1. Die Kunst der Voraussage künftiger Ereignisse oder der Enthüllung okkulten Wissens mithilfe von Vermutungen, Vorzeichen oder übernatürlichen Kräften. 2. Etwas Geweissagtes.

Meine Quelle bestätigte meine Vermutungen, und mein Finger zeigte genau auf das, was ich tat. Die Zeichen besagten, dass mir etwas bevorstand. Aber ich ärgerte mich. Ich dachte, das Wörterbuch müsse sich irren, weil dieses Etwas, nämlich Floras Geist, bereits da war. Da lag ich falsch. Es kam definitiv etwas auf mich zu.

Ende Januar

Am nächsten Morgen bestückte ich die Kasse mit Scheinen aus der Geldkassette, als mir ein ganz anderes, verwirrendes, ja verstörendes Stück Papier in die Hände fiel. Manchmal verstaut jemand etwas am Boden der Kassenlade –

Schecks, To-do-Listen für das Öffnen oder Schließen des Ladens, irgendwelche Adressen, unerfüllbare Bücherwünsche. Dieser Zettel war anders. Er war mit der Schreibmaschine beschrieben, und zwar nicht mit einer elektrischen, sondern einer mechanischen Maschine. Das weiß ich, weil Jackie in ihrem Unterrichtsraum so ein Gerät aufbewahrte, um uns zu zeigen, dass es zwischen Handschrift und der Computertastatur noch eine andere Technologie gab. Die Maschinenschrift verlieh dem Zettel Charakter und ließ ihn aussehen wie ein Überbleibsel aus einer anderen Ära. Sonst hätte ich ihn vielleicht gar nicht gelesen, doch außerdem passte die Überschrift zu der Wörterbuchdefinition von gestern.

Vorzeichen

sind gewichte, sind fremde, sind
die texturen von haaren. sind
schatten, sind wolken, sind
juckreiz und pisse. sind die
gestalten im rauch, was wir
zufällig hören oder spüren, aber
nicht sehen. sind bisse von
spinnen und die geometrie ihrer
netze. das scharren von eich-
hörnchen, das gras in vogelnes-
tern, die eingebungen der seele.
sind schlangen und käse. wind
und ratten. sind brandmale am
baumstamm und die formen von
blitzen. sind asche und hinter-
backen und schachteln auf trep-

pen. sind tierknochen, verkohltes stroh, male auf der haut. schädel und käferspuren. sind sprünge in deiner playlist. sind der mond und abgetragene schuhe. die verrätselten kleckse von vögeln.
schlaf.
feuer.
sterne und wildschweine. sind nadeln, staub, zufällig gebildete kreise und sphären. sind nagelmonde, abgeschnittene nägel. sind hahneninnereien, ruß und narben. sind salz und schuppen, sind die flugmuster der bienen. sind atem und pfeile, der frühlingsgesang der frösche. sind kupferschalen. wachs und geräusche aus namenloser quelle. hingeworfene alte schlüssel. sind blätter. sind keimende zwiebeln, tropfendes blut. sind heilige, steine, wasser, das geheul von katzen. sind im messer, in den linien in deinem gesicht, auf deinen händen und handgelenken. sind unter den fußsohlen, in nächtlichem gekritzel. sind alltägliche zahlen und wertlose münzen.
pferde.
blumen.

computer, wenn sie aufgeben, nicht
mehr weiter können. ballons, wenn
sie platzen. sind tränen, kinder-
wörter, falten in tüchern. sind
die winzigen atemstöße der mäuse,
die mühen der ameisen. sind mond-
steine, metalle, zähne. sind um-
risse, niesen, das innere von
gedanken. sind deine nase und
deine augen. sind deine eigenhei-
ten. sind fakten.
sind das vor dem Fenster.
vor der tür.

Ich legte den Zettel behutsam in die Lade zurück, stellte das Geldfach darauf, befüllte die Kasse mit Scheinen und Münzen und beschloss, nicht weiter darüber nachzudenken. Keine Chance. Den ganzen Tag grübelte ich, wer das geschrieben haben könnte und was es bedeuten sollte. Nachdem ich die Vorzeichen gefunden hatte, kam es mir vor, als hätte sich etwas beschleunigt. Dieser Schwall getippter Wörter hatte seltsame Auswirkungen – mich beschlich das Gefühl, ich müsse mich auf etwas vorbereiten, das ich nicht benennen konnte. Die Vorzeichen waren eine Weissagung und eine Warnung.

Lass mich rein

Februar 2020

»Ich muss dir was zeigen«, sagte ich zu Jackie und hob das Geldfach aus der Kassenlade.

Ich blätterte die Papiere durch, aber die Vorzeichen waren nicht darunter. Ich beschrieb Jackie, was ich gefunden hatte, aber sie schaute nur besorgt.

Was ich tun sollte, war mir immer noch unklar. Es erinnerte mich an etwas, das Pollux über Eulen gesagt hatte. Wenn eine Eule sich einem nähert, also nicht umgekehrt, wenn die Eule auf dich zufliegt oder sich auf deinen Zaun setzt, zum Beispiel, dann rät sie dir, dich vorzubereiten. Aber worauf? So eine Warnung treibt einen in den Wahnsinn. Wie soll man etwas aus dem Weg gehen, wenn man nicht weiß, was es ist? Ich fragte mich, ob mir jemand im Laden einen Streich gespielt hatte, verwarf die Idee aber wieder, weil niemand ankam, um sich über mich lustig zu machen. Ich erwog sogar, ob Louise, die vor Lesereisen immer voller Vorahnungen war, die Zeilen geschrieben und wieder mitgenommen haben könnte. Ich rief sie an und fragte.

»Hast du ein Gedicht geschrieben und in die Kassenlade gelegt?«

»Wieso sollte ich?«

»Das weiß ich auch nicht. Ich habe da ein Gedicht gefunden, das mich sehr beunruhigt hat. Und dann war es verschwunden.«

»Beunruhigt. Wenn ich mich so fühle, dann schreibe ich immer mein Testament neu«, sagte Louise. »Soll ich dir den Buchladen vererben?«

»Nein.«

Ich fragte Louise, wann sie abreisen würde.

»Am ersten März. Ja, ich sollte wirklich mein Testament neu schreiben.«

»Mein Gott, Louise. Entspann dich. Es ist Mitte Februar. Was kann in zwei Wochen schon schiefgehen?«, fragte ich.

»Eine Menge«, sagte sie.

Bevor sie zu ihrer Lesereise aufbrach, las Louise in der Plymouth Congregational Church. Unter dem Stehpult saßen die Besucher Seite an Seite im lichterfüllten Raum. Nach der Lesung nahm sie Leute in den Arm, gab ihnen die Hand, umarmte sie wieder. Wie immer nach einer Veranstaltung wirkte sie benommen, durcheinander. Penstemon und ich standen am Büchertisch. Jackie hatte stapelweise gewürzduftende Hafercookies gebacken, für die festliche Note. Auf einem anderen Tisch standen Wein, Käse und Cracker, jede Menge davon. Louise' Töchter saßen bei ihr. Sie versuchten die Leute davon abzuhalten, dass sie sich um sie drängten, dass sie ihr zu nahe kamen. Wenn es auch sonst niemanden interessierte – sie machten sich Sorgen um die Meldungen über ein neues Virus. Hinterher baten sie Louise, sich die Hände zu waschen. Als wir aus der Kirche in die Kälte hinaustraten, traf mich ihr abwesender, besorgter Blick.

»Weiter geht's«, sagte ich und gab ihr einen von Jackies Cookies.

Sie lächelte den Cookie an und biss ab.

Ich bat sie, mir von jeder Station aus eine Nachricht zu schreiben.

Am Tag des ersten US-amerikanischen Coronatoten stieg sie ins Flugzeug, mit einer Tüte voller Desinfektionstücher von ihrer Schwester, die als Gesundheitsexpertin im Minneapolis Indian Health Board angestellt war. Louise schickte mir eine Nachricht aus Washington, D.C.: Die Lesung in der Buchhandlung Politics and Prose sei wie immer perfekt organisiert gewesen, das Publikum irrsinnig intelligent. »Es gab eine Durchsage«, schrieb sie. »Kein Körperkontakt mit der Autorin. Und auf den Empfangstresen in den Hotels sprießen Desinfektionsmittelflaschen.«

San Antonio, fünfter März. »Elf neue Fälle von einem Kreuzfahrtschiff. Es heißt, sie hätten es unter Kontrolle. Bei der Konferenz hat die Hälfte der Leute abgesagt. Abendbuffet auf einer Restaurantterrasse – LaFonda. Das beste mexikanische Essen, das ich je probiert habe, und in so netter Gesellschaft. Aber es fühlte sich seltsam an, mich auf der sanft beleuchteten Terrasse umzuschauen, wo die Leute lachten und aßen. Als fände das alles auf einem alten Foto statt. Wir brauchen Desinfektionszeug im Laden. Kannst Du mit Jackie welches besorgen?«

Dallas, achter März. »In einem leeren Hotel angekommen. Die Rezeptionisten starrten wie in Trance auf den Eingang. Das Barpersonal schaute im Fernsehen Fußball. Sie bringen mir Essen, das ich gar nicht bestellt habe, weil ich der einzige Gast bin. Wieder irrsinnig intelligente Zuhörerinnen. Warum hängt hier ein Bild von einem riesigen Vorhängeschloss an der Wand?«

Sie schickte mir ein Foto des Vorhängeschlosses. Ich schrieb ihr zurück: »Ein leeres Hotel. Müssen wir uns Sorgen machen?«

»Ich desinfiziere absolut alles«, antwortete sie.

Houston, neunter März. »Gut gelauntes Publikum bei der Lesung. Ausgelassene Stimmung. Mann in der Warteschlange am Büchertisch mit grauenhaftem Husten. Im Hotelfahrstuhl – ein Mann mit Soul-Patch-Bart, einem Kasten Starkbier und an jedem Arm eine Frau im roten Designer-Ballkleid. Ich wollte einsteigen, um die Geschichte dahinter rauszufinden, aber die Röcke waren zu weit, und vielleicht war es auch offensichtlich.«

Lawrence, Kansas, elfter März. »Bekannt für John Browns Aufstand gegen die Sklaverei und für den ersten Grippetoten auf amerikanischem Boden im Jahr 1918.«

Unter Indigenen ist Lawrence für die Haskell Indian Nations University bekannt. Eine traditionell indigene Universität. Sie war ursprünglich als staatliches Internat gegründet worden. Jeder Native American kannte jemanden, der dort gewesen war oder dort gerade studierte. Louise freute sich sehr darauf, an der Uni zu lesen. Es war der Höhepunkt ihrer Reise. Ihre Großtanten waren an der Haskell gewesen und hatten etwas aus sich gemacht. Ihr Großvater war als Kind von dort weggelaufen. Er hatte es nach Hause geschafft, den ganzen Weg von Kansas bis ins Turtle-Mountains-Reservat in North Dakota kurz vor der kanadischen Grenze. »Ich frage mich, wie«, schrieb Louise. Das Buch, mit dem sie auf Tour war, handelte von diesem Großvater, Patrick Gourneau.

Nach der Lesung auf dem Campus in einem Saal voller indigen inspirierter Art-déco-Malereien, nach einem Gebetsfeuer und einem Treffen mit ihrer neuen Freundin Carrie, der Bibliothekarin, nach all den schlauen, witzigen, scharfsinnig schönen Studierenden und Lehrenden und dem Raven Book Store schaute Louise auf ihr Handy. Sie hatte Nachrichten von ihren Schwestern und eine von ihren Töchtern: *Bitte komm heim.* Die nie gekannten Wörter trieben sie dazu, noch am Abend zu packen. Am nächsten Tag war klar, dass der Tod in der Luft lag.

Vierzehnter März

Pollux und ich durchsuchten die unsortierten Schubladen unserer Badkommode nach irgendetwas, das Viren abtöten konnte. Fanden eine halbe Flasche Wasserstoffperoxid, das laut Pollux nur gegen Bakterien wirkte. Dann gab es noch eine Viertelflasche Isopropylalkohol und eine ganze Flasche von Hettas Lieblingswodka.

»Ich dachte, sie hätte aufgehört«, sagte Pollux.

»Habe ich auch«, sagte Hetta, die soeben in unsere Baddurchsuchung hereingestolpert kam. »Die ist von früher, als ich mich hier versteckt habe, um zu saufen.«

»Sicher, dass du aufgehört hast?«

Hetta starrte ihn wütend an. Ihr Eyeliner verstärkte den Zorn so sehr, dass er auch mich versengte. Pollux konterte mit dem Dad-Blick. Ich wusste, dass keiner von beiden nachgeben würde. Ich musste besänftigen.

»Wodka ist super zum Putzen«, sagte ich.

»Er ist für alles Mögliche super«, sagte Hetta. Es klang wehmütig.

»Viren tötet er nicht ab, aber man kann ihn zum Fensterputzen gebrauchen«, sagte Pollux. »Ich bin stolz auf dich, Hetta, dass du für Jarvis aufgehört hast zu trinken. Du wirst immer seine größte Heldin sein.«

»Jetzt gerade brauche ich aber einen Drink«, sagte Hetta. »Das ist alles so ätzend. Ich sitze hier bei euch fest.«

»Was könnte schlimmer sein«, sagte Pollux. »Oh, Mist. Ich wollte sagen, *es* könnte schlimmer sein. Könnte es wirklich!«

Die Aussicht, auf unbestimmte Zeit bei uns wohnen zu müssen, schien Hetta ganz schön mitgenommen zu haben. Ich fühlte mich auch mitgenommen. Andererseits konnte Jarvis nicht ohne sie bleiben, also bot ich an, weitere Cookies zu backen. Keine Antwort.

»Ich glaube, wir sollten uns setzen«, sagte Pollux und ließ sich auf den Badewannenrand nieder.

»Und es ausdiskutieren? Im Badezimmer? Ich wüsste nicht, warum«, sagte ich. »Ich habe bloß gesagt, dass ich Cookies backen könnte. Was gibt es da zu reden?«

Hetta und ich hatten seit zehn Wochen nicht miteinander gesprochen. Solange das Baby unser Unbehagen absorbierte, ging das problemlos. Hetta packte Jarvis warm ein und gab ihn mir. Ich behielt ihn, bis er nach seiner Mutter verlangte.

»Wir brauchen keine Cookies. Wir müssen reden«, sagte Pollux.

»Klar brauchen wir Cookies«, sagte Hetta.

Sie schielte zu mir herüber. Wird gemacht, dreifach Zucker, nickte ich ihr zu. Wir schauten Pollux trotzig an.

»Ich habe keine Angst vor euch Ladys«, sagte Pollux. »Versucht gar nicht erst, mich zu behexen.«

Hetta und ich stöhnten synchron genervt auf, und Pollux lachte.

Bald zirkulierten die grauenhaften Geschichten: wie man erstickt, sobald einem der Arzt den Rücken zudreht, wie man auf seinem Stuhl blau anläuft und tot umfällt, bevor der Krankenwagen eintrifft, wie dies und wie das, wie die Lungen zu Glas werden. Eines Morgens erwachte ich mit Halsschmerzen. Jetzt ist es so weit, dachte ich. Ich lag da und fühlte alles ganz genau.

»Bleib weg von mir«, sagte ich zu Pollux.

Er wurstelte im Zimmer umher, sammelte meine Socken auf, die ich nie ordentlich zusammenrollte, wie es sich gehört. Stattdessen schüttelte ich sie nur mit den Zehen ab.

»Fass die nicht an«, sagte ich. »Vielleicht sind da Viren an meinen Socken.«

Pollux ließ die Socken fallen und fragte, was mit mir los sei.

»Ich habe Halsschmerzen.«

Pollux reichte mir von seiner Bettseite ein Glas Wasser herüber. Ich trank es aus, und es ging mir besser.

»Ich glaube, ich habe doch nichts. Das war knapp.«

»Das war nicht knapp«, sagte Pollux. »Du hast Angst, wie wir alle. Erst heißt es, es wäre nicht weiter schlimm, und dann ist es unfassbar tödlich. Das zehrt an den Nerven.«

»Was sollen wir tun?«

»Das Gegenteil von allem, was der Orangene macht«, sagte Pollux.

Wir waren uns einig, an den Präsidenten nicht mehr Gedanken zu verschwenden als nötig. Wir erwähnten ihn selten. Aber apropos Heimsuchungen – er blieb ein ständiger Hirnschmerz.

Draußen im kalten Spätwinter war alles normal, aber »normal« fühlte sich allmählich an, als wäre ich naiv, nicht genug auf der Hut. Die Leute hamsterten, wie nicht anders zu erwarten war, also schaute ich mich nach Sachen um, die ich hamstern könnte. Ich hatte zweihundert Dollar abgehoben und kam mir betucht vor. Ich ging zu Target. Entgegen den Empfehlungen trug ich eine dünne blaue Maske aus Pollux' Werkzeugbeständen. Alles, was andere horteten, war natürlich ausverkauft. Bleiche, Bohnen und so was. Aus unerfindlichen Gründen hatte sich niemand mit Taco Shells eingedeckt, also kaufte ich fünf Packungen davon. Ich fand es verwirrend, auf wie vielen Wegen das Virus in den Körper gelangen konnte. Und ob Mikro- oder Makropartikel in der Luft herumschwebten oder im Kaufhaus direkt auf den dreckigen Boden sanken. Von einem Arzt hatte ich gelesen, ein einziges Virus könne einen töten. Etwas zu berühren war lebensgefährlich. Also kurvte ich durch das bunte Durcheinander und konzentrierte mich darauf, nichts Unnötiges anzufassen und schon gar nicht mein Gesicht. Ich fragte mich, ob man aus Kohlblättern Masken machen könnte. Aus unerfindlichen Gründen hamsterte niemand Weißkohlköpfe. Im Gemüseregal lagen zehn Stück davon, richtig günstig. Ich kaufte sechs. Dann wanderte ich durch den Gang mit dem Haustierbedarf und wusste wieder, warum ich mir keinen Trosthund anschaffte. Was die alles brauchten! Ich kaufte die letzte Packung Taschentücher und ein Paar günstige schwarze Sneaker. Bei den Konserven war gerade ein Karton Rindereintopf nachgefüllt worden, und eine einzelne Dose SpaghettiOs gab es auch noch. Ich streckte die Hand danach aus. Eine andere Hand schob sich unter meine und schnappte die Dose. Es war eine Frau, die sich einen geblümten Schal vor den Mund gebunden hatte. Ihre Augen zuckten hin und her. Sie lief weiter den Gang hinunter und warf jede Dose in Reichweite in ihren Wagen. Sie war eine Meisterin des

Hamsterkaufs, aber ich wollte mich nicht mit ihr messen. Ich überließ ihr sämtliche Schokolade im Süßigkeitenregal, aber es blieben Kaugummis übrig. Davon kaufte ich welche. Denk an die Lagerfähigkeit, Tookie, ermahnte ich mich. Eine Rolle tiefgekühlter Cookieteig. Eine Packung tiefgekühlte Corn Dogs. No-Name-Weetabix. Es wurde Zeit zu gehen. Der hektische Tunnelblick, die leergefegten Regale, das Handgemenge um die Papierhandtücher, der Menschenschwarm, der sich um den Angestellten mit dem Klopapiernachschub ballte, der Wahnsinn in den Augen der Leute – es war wie der Anfang jedes Kinofilms, in dem die Straßen wie ausgestorben sind und irgendein groteskes majestätisches Wesen aus dem Nebel oder dem Feuer hervortritt.

»Hmmmh, Ballaststoffe«, sagte Pollux, als er in meine Einkaufstaschen spähte. Wir standen in der Garage und hatten beschlossen, alles dort zwischenzulagern, was wir nicht unmittelbar brauchten, bis die Viren auf der Oberfläche den Geist aufgaben.

»Gab es Biowindeln?«

Hetta hatte Pollux gefragt, um nicht mit mir sprechen zu müssen.

»Nein«, log ich; an Windeln hatte ich überhaupt nicht gedacht. Und bio? Ich dachte, bio gäbe es nur beim Essen. Was war ich bloß für eine miese Stiefgroßmutter?

»Ich fahre noch mal los«, sagte ich und machte auf dem Absatz kehrt. Es folgte eine weitschweifige Suche nach Biowindeln, bis ich im Speckgürtel in Maple Grove endlich fündig wurde. Ich hob noch mehr Geld ab und füllte einen dieser riesigen roten Einkaufswagen mit Jarvis' aktueller Größe und der nächsten. Das mit dem Virus wäre vermutlich in einem Monat vorüber, aber er konnte sie auf Dauer so oder so gebrauchen. Wir konnten sie auch in der Garage verstauen. Hetta wäre beruhigt, und wir könnten uns wieder vertragen.

Hettas Mitternachtsgeister

Wenn sie daran dachte, wie schwach, wie verantwortungslos, wie besoffen, wie egoistisch, wie weit weg von ihrem wahren Selbst sie gewesen war, schlug bei Hetta das Tor zu. Wie ein schweres Garagentor. Beziehungsweise wie das schwere Garagentor, das nie hätte aufgehen sollen – aber es war aufgegangen. Wieder und wieder sah Hetta das Tor auf Knopfdruck hochfahren, in Zeitlupe, unerbittlich, und erblickte dahinter die Kameras und die billigen Stühle und den Pokertisch eines grottigen Western-Filmsets, die wackelige Schwingtür, die Milchglasfenster des Saloons und das Bett. Ein Bordellbett aus Messing, mit Betonsteinen am Boden befestigt. Mit roten Baumwollsamtvorhängen drum herum. Hier sollte die letzte Szene gedreht werden. Die Blowjob-Szene im Bus war schon fertig. Im Film waren sie dabei auf dem Heimweg von der dreckigen Ostküste und standen in Wahrheit auf einem Parkplatz, mit ein paar Passanten, die dazu angeheuert worden waren, den Bus zu schaukeln. Danach kam die Szene in der sauberen Wüste, wo sie einen wilden Mustang zähmen und verführen sollte, der in Wahrheit ein gruseliges ausgestopftes Tier war, und jetzt war der Cowboy im Bordellbett dran. Sie sollte am Ende nur eine Reitpeitsche und Wildlederchaps tragen, die nicht einmal aus Wildleder waren, sondern aus Velours. Hetta trank sechs Miniwodkas aus ihrer Handtasche und machte so enthusiastisch Gebrauch von der Peitsche, dass die Szene viel zu realistisch wurde. Der Milchbubi-Cowboy hatte die Flucht angetreten, aber sie hatte ihn erwischt und war komplett ausgerastet.

Jetzt musste sie jeden Tag, jede Stunde dieses Tor zuschlagen. Sie war woanders und war doch hier. Pollux würde tot umfallen, wenn er davon wüsste. Einfach umfallen. Um keinen Preis durfte ihr Vater davon erfahren.

Tookies Umkreis

Jackie war früh dran und arbeitete schon, als ich im Laden eintraf. Ich war erleichtert, denn es kam mir vor, als dränge, seit Flora aus dem Krematorium zurück war, ein leicht verkohlter Geruch aus ihrer Lieblingsecke. Und nicht nur das, sondern Flora verließ diese Ecke öfter. Sie scharrte in Bereichen des Ladens herum, die sie bisher nie betreten hatte. Und sie wirkte wütend. Wer wäre das nicht? Dem Feuer übergeben, zermahlen, zerkrümelt und in eine Kiste geschüttet. Einmal stieß sie so heftig einen Stapel Bücher um, dass die Bände bis ans andere Ende des Ladens rutschten. Ein anderes Mal stampfte sie so fest auf, dass unsere handbemalten Ohrringe klirrten. Ich empfand ihren Zorn wie ein Tiefdruckgebiet, das alles Gute aus der Atmosphäre saugte. Umso glücklicher war ich, wenn Jackie Droogie mitbrachte, die alt war und am liebsten schlief. Wenn sie wach war, blieb sie an meiner Seite, buhlte nie um Aufmerksamkeit, weil sie wusste, dass ich nicht zu den Streichlern gehörte, und passte dennoch selbstlos auf mich auf. Flora hielt sich fern.

Wir hatten noch nicht beschlossen, ob wir überhaupt geöffnet bleiben sollten, und die Geschäfte liefen natürlich schleppend. Die Leute brauchten Windeln und Whiskey, keine Bücher.

Wir trugen behelfsmäßige Masken und atmeten flach, wenn wir einander nahekamen. Penstemon hatte einmal in einer kleinen Destillerie gejobbt und Cocktails gemixt und konnte dort Alkohol ergattern. Und dazu eine Sprühflasche. An dem Tag waren fünf Kunden gekommen. Masken trugen sie keine, aber sie desinfizierten sich nervös die Hände. Es war alles noch unklar – klebte das Virus an Briefen, an Büchern, an Oberflächen, holte man es sich auf dem Klo, am Wasserhahn, beim ganz normalen Atmen? Beim Husten und Niesen wahrscheinlich. Was war es? Wo war es? Alles und jedes konnte einen töten. Geisterhaft, unheimlich. Tödlich, aber auch nicht. Es war beängstigend. Es war gar nichts.

Um die Zeit, in der Flora gern ihre Runde drehte, rappelte Droogie sich mit einem Seufzer auf. Sie tappte in die Belletristik, setzte sich hin und blickte erwartungsvoll hoch. Ich wusste gleich, dass Flora Leckerlis aufgetrieben haben musste. Fragt mich nicht, wie man als Geist so was anstellt, aber so saß Droogie nur da, wenn ihr jemand einen Lebersnack anbot.

»Hey, Droogie!«, rief ich. »Komm!«

Wir hatten eine Schüssel mit Leckerlis für die Hunde der Kundschaft. Droogie wusste das und ignorierte mich trotzdem. Starrte weiter erwartungsvoll ins Leere.

»Guck dir Droogie an«, sagte ich zu Jackie.

»Sie wird alt. Hat ihre Aussetzer. Manchmal starrt sie einfach nur Löcher in die Luft.«

Ich wollte mich nicht mit ihr streiten, aber ich wusste es besser. Flora versuchte Droogie zu bestechen. Ich sprühte mir etwas Alkohol auf die Hände und verpackte das nächste Buch.

Überraschenderweise kamen dann doch ein paar Kunden, und Bestellungen trudelten ein. Gruen machte sich eine T-Shirt-Maske. Asema band sich einen rosa BH-Cup vor Mund und Nase. Sie brachte es fertig, damit cool auszusehen. Jackie zog einen Halswärmer hoch. Pollux trug ein rotes Tuch wie ein Gangster. Ich hatte einen Kissenbezug in Streifen gerissen.

Die neuen Überlebensregeln änderten sich ständig. Pollux und ich machten lange Spaziermärsche, um die Angst abzuschütteln. Zumindest konnte ich mich entspannen, indem ich einen kleinen neuen Erdenbürger im Arm hielt. Für Jarvis trug ich eine blaue Papiermaske, einen hinten zugebundenen gelb-grün geblümten Bademantel und lila Nitrilhandschuhe, von denen Hetta eine Packung bei Walgreens ergattert hatte. Jarvis begann jetzt sein zahnloses Lächeln einzusetzen. Und Geräusche, lange heilige Vokale. Sein liebster Mitlaut war ein lang gestrecktes *Nnnnn.* Er machte oft *ohm,* was mich auf eine höhere Bewusstseinsebene versetzte. Seinen verwegenen Blick hatte er auch trainiert und erfreute sich leicht skeptisch an meinem Anblick. Seine Augen schweiften über meine Züge, und dann strahlten sie, als fände er irgendetwas daran extrem erfreulich. Manchmal gab Hetta mir ein Fläschchen Milch – ihre eigene, so eine gute Mutter war sie –, und ich durfte ihn füttern. Er verdrehte die Augen, wenn die Milch seinen winzigen Magen erreichte, und manchmal … schlief er ein.

Wenn ein Baby in deinen Armen einschläft, bist du freigesprochen. Das unverdorbenste Wesen der Welt hat dich auserwählt. Es geht nichts darüber.

Immer wieder wurde berichtet, dass vor allem Menschen mit Vorerkrankungen starben. Das sollte vermutlich manche Leute beruhigen – die supergesunden, die kräftigen, jungen. Eine Pandemie trifft vermeintlich alle und ebnet Unterschiede ein. Mit dieser war es anders. Manche von uns waren schlagartig sterblicher als vorher. Wir führten geistige Listen. Eines Morgens berechneten wir unsere Chancen.

»Du kriegst schon mal einen Punkt, weil du eine Frau bist«, sagte Pollux. »Und zehn Jahre jünger. Damit sind es zwei.«

»Ich glaube, für die Blutgruppe null kriegen wir beide einen. A soll anfälliger sein, habe ich gehört.«

»Wirklich? Also, ich weiß nicht. Das bezweifle ich.«

»Wir müssen diese Punkte sowieso wieder abziehen, weil wir ein kleines bisschen übergewichtig sind.«

»Okay, sagen wir, das beides hebt sich auf.«

»Asthma?«

»Das kostet mich einen Punkt«, sagte Pollux. »Und du kriegst einen, weil du es nicht hast.«

»Inzwischen heißt es, das sei vielleicht nicht wichtig. Aber den Punkt lasse ich gelten.«

»Danke. Lungenkapazität? War das nicht ein Faktor?«

»Klingt wahrscheinlich. Wie sollen wir die messen?«

»Warte mal. Ich habe dieses Gerät von damals, als ich einen Anfall hatte.«

Ich wusste, wo es war – das Peak-Flow-Meter.

Wir pusteten beide den Anzeiger in den gelben Bereich, waren also gleichauf.

Trotz seines Asthmas hatte Pollux am Ende ein paar Punkte mehr, und wir setzten unsere Chancen damit ins Verhältnis, wie lange eine Erkrankung dauern würde, mit Krankenhausaufenthalt oder ohne, mit oder ohne Sauerstoffgabe. Beim Thema Beatmung konnten wir nicht mehr. Wir packten einander und hielten uns fest.

»Nein!«, rief ich. »Niemals, Baby! Bleib du mir gesund.«

»Bleib du mir auch gesund. Und wenn ich es kriege, lass mich gehen.«

»Wie soll ich das über mich bringen? Himmelarsch noch mal.«

Pollux legte die Arme um mich, und wir hielten einander und wiegten uns vor und zurück.

Als unsere gemeinsame Panikattacke vorbei war, blieben wir geläutert und ruhig in unserem Doppelbett liegen. Ich starrte auf einen winzigen Riss in der Zimmerdecke. Pollux zog sich an und sagte, er wolle mir einen Chili Dog zum Frühstück machen. Der Riss in der Decke waberte. Er schien immer schärfer zu werden, immer dunkler, länger. Eins wusste ich – wenn Pollux etwas zustieß, würde ich auch sterben. Dann würde ich gerne sterben. Ich würde dafür sorgen.

Adlerlieferung

Während wir dabei waren, unsere Risiken gegeneinander aufzurechnen, klingelte es an der Tür. Wir waren viel zu vertieft, um sie aufzumachen. Aber Hetta war hingegangen. Jetzt hörte ich sie unten in der Küche.

»Ein Paket vom Fish and Wildlife Service!«, rief sie.

Ich sprang auf. Es war der Adler, den Pollux beantragt hatte. Er nahm das Paket mit nach draußen und packte den tiefgekühlten Vogel aus, hob ihn von einem Bett aus Trockeneis herunter. Hetta wickelte Jarvis in zwei Decken und kam auch ins Freie. Pollux breitete Lebensbaumzweige über den Picknicktisch und legte den Adler darauf. Er räucherte mit Salbei und Süßgras und legte Tabak auf das Herz des Vogels. Es war ein Jungtier mit gesprenkeltem Gefieder.

Hetta schuckelte ihr Baby. Ich umfasste fröstelnd meine Oberarme. Der Adler starrte mit erblindeten Augen in seinen Tod. Pollux sang, und wir bewunderten die vereitelte Schönheit.

Unser letzter Kunde

Wir bereiteten den Laden für eine Schließung vor, für zwei Monate, wie wir inzwischen dachten. Ich ging die Meldungen des Tages durch, als Unzufrieden hereinkam. Er ließ die Finger über die Buchrücken gleiten, hielt ab und zu inne, um ein Buch herauszuziehen und die ersten Zeilen zu lesen. Seit er Penelope Fitzgeralds *Die blaue Blume* gelesen hatte, führten wir gemeinsam eine Liste von perfekten kurzen Romanen.

Perfekte kurze Romane

Allzu laute Einsamkeit von Bohumil Hrabal
Train Dreams von Denis Johnson
Sula von Toni Morrison
Die Schattenlinie von Joseph Conrad

Die ganze Geschichte von Jeannette Haien
Winter im Blut von James Welch
Schwimmer im dunklen Strom von William Kotzwinkle
Die blaue Blume von Penelope Fitzgerald
Erste Liebe von Iwan Turgenjew
Die weite Sargassosee von Jean Rhys
Mrs. Dalloway von Virginia Woolf
Warten auf die Barbaren von J. M. Coetzee
Berg im Feuer von Anita Desai

Das sind Bücher, die einen auf rund 200 Seiten von den Socken hauen. Zwischen den Buchdeckeln liegt eine ganze Welt. Die Romanfiguren sind unvergesslich, und kein Wort ist zu viel. Eins dieser Bücher zu lesen dauert nur ein, zwei Stunden und prägt einen fürs Leben. Für Unzufrieden sind sie allerdings bloß köstliche Horsd'œuvres. Er braucht eine Mahlzeit. Ich wusste, dass er Ferrantes neapolitanische Romane nur mäßig gut fand. Er bezeichnete sie als Seifenopern, was in meinen Augen genau ihre Qualität ausmachte. *Tage des Verlassenwerdens* fand er allerdings gut; vielleicht war das auch ein perfekter kurzer Roman. »Mit dem war sie auf der Schwelle«, sagte er. Knausgård gefiel ihm (nicht gerade kurz). Seinen Stil nannte er besser als Novocain. Der *Min-kamp*-Zyklus hatte seinen Geist betäubt, aber hin und wieder, sagte er, fühlte er doch den kristallinen Schmerz des Bohrers. In wachsender Verzweiflung gab ich ihm Edward P. Jones' *Die bekannte Welt*. Er wehrte empört ab, und seine leise Stimme zischte. Soll das ein Witz sein? Das habe ich sechs Mal gelesen. Habt ihr nichts *anderes*? Am Ende besänftigte ich ihn mit Aravind Adigas *Der weiße Tiger*, dem neuesten Amitav Ghosh, *London NW* von Zadie Smith und

Jane Gardams mit *Ein untadeliger Mann* beginnende Trilogie in einem soliden Schuber von Europa, nach dem er hungrig griff. Er hatte seine Beute zur Strecke gebracht, und jetzt würde er sie sich einverleiben. Ich beobachtete ihn, und als er bezahlt und seine Einkäufe an sich genommen hatte, sah ich seine Pupillen sich weiten wie bei einem Restaurantgast, wenn das Essen serviert wird.

Es erschien passend, dass Unzufrieden unser letzter Kunde war. Als er sich verabschiedete, klammerte ich mich an den Klang seiner Stimme. Ich kannte ihn nicht, oder vielleicht kannte ich ihn besser als alle anderen. Ich muss mich ziemlich verlassen gefühlt haben. Ich beschloss, dass er mein Lieblingskunde sei, und eilte zur Tür, um es ihm zu sagen, obwohl er nur ein mokantes Schnauben dafür übriggehabt hätte. Er war schon losgefahren. *Du bist mein Lieblingskunde*, rief ich dem um die Ecke biegenden Auto nach. Es war der vierundzwanzigste März. Ich löschte alle Lichter bis auf die Lampe im Beichtstuhl, aktivierte die Alarmanlage, trat hinaus und verschloss die Tür zum Laden. Ich versuchte, dabei nicht zu viel zu empfinden. Doch als das Schloss klickte und die Alarmanlage verstummte, hatte ich das Gefühl, nicht trockenem Papier den Rücken zuzukehren, sondern etwas Lebendigem.

Natürlich hatte ich wie so oft etwas drinnen vergessen. Ohne nachzudenken, ging ich quer durch den dunklen Laden. Ich musste an den Regalen vorüber, um den Lichtschalter im Büro zu erreichen.

Auf halbem Weg erkannte ich meinen Fehler. Sie machte direkt hinter mir ein schleichendes Geräusch. Ich rannte los, tastete im dunklen Büro nach dem Schalter.

Auf dem Lichtschalter lag schon eine Hand.

Irgendwie hatte ich gewusst, dass irgendwann einmal eine Hand auf dem Lichtschalter liegen würde, nach dem ich im Dunkeln suchte. Mein Hirn krampfte. Meine erstbeste Reaktion auf Angst ist der Angriff. Ich schlug die Hand weg und drückte den Schalter. Sofortige Helle. Nichts. Niemand. Kein Laut. Aber die Berührung wirkte nach wie ein lähmender Giftbiss. Ich schüttelte meine Hand, schnappte mir meine Tasche und ließ alle Lichter brennen, als ich wieder hinausging und die Tür abschloss. Auf halbem Weg nach Hause wurden mir die Knie weich, und ich setzte mich auf den Bordstein. Die Berührung war real gewesen und unsanft. Sie begann sich zu manifestieren. Irgendetwas in der virenverseuchten Luft, in den traumatischen großen Fragen dahinter, etwas im Schmerz des Ungewissen, im geschlossenen Laden oder in ihrer eigenen Feuerprobe machte Flora stärker.

Einen Tag nachdem wir den Laden geschlossen hatten, machten alle dicht. Am Abend fuhren Pollux und ich in die Eat Street und wollten uns im Rainbow, das wir seit Jahren besuchten, chinesisches Essen holen. Es war sechs Uhr abends, fühlte sich aber an wie drei Uhr nachts. Schaufenster waren verschwommene Hohlräume. Der Parkplatz war leergefegt, bis auf einen vage bedrohlichen Humvee mit laufendem Motor. Ich schlüpfte vom Sitz, um unser Essen zu holen. Spürte den Drang, auf Zehenspitzen oder geduckt zu laufen. Vor dem Eingang saßen zwei junge Leute und redeten am Telefon über eine Party. *Quatsch, ich bin jung*, sagte einer von ihnen. Die Inhaberin Tammy brachte mir meine Bestellung und bedankte sich in einem

Ton, den ich von ihr nicht kannte. Ich trug die Papiertüte zum Wagen und stellte sie zu meinen Füßen auf die Gummimatte. Der komplexe Duft chinesischen Essens stieg mir wie eine Droge zu Kopf. Ich schaute auf die zugetackerte Tüte hinunter. Weiche Kreise aus Öl waren aus den Behältern in das braune Papier gesickert. Ich fand sie schön. Honig-Walnuss-Shrimps, knuspriges Rindfleisch, grüne Bohnen mit Knoblauch. Ich griff nach Pollux' breiter Hand, als wir langsam wieder nach Hause fuhren. Die leeren, friedlichen Straßen waren regennass.

»Warum kann es nicht immer so sein?«, fragte ich Pollux.

Er warf mir einen irritierten Blick zu. Ich wandte mich ab. Die leeren Straßen rauschten unter unseren Reifen. Vielleicht sollte ich mich schämen. Warum hatte ich das Gefühl, das sei die Welt, auf die ich immer gewartet hatte?

Louise war da ganz anders; die Ladenschließung trieb sie so zur Verzweiflung, dass sie lange, wirre E-Mails schrieb, die uns Mut machen sollten und das Gegenteil bewirkten. Der Laden war fast zwanzig Jahre alt. Das ist ein großer Lebensabschnitt. Besonders Jackie hatte mit Louise magere Zeiten durchgemacht und wusste, dass sie panisch nach einer Lösung suchen würde. Aber wie sollten wir eine Lösung finden, wenn wir die Gestalt des Problems nicht kannten? Ich wusste außerdem, dass sich Louise in schweren Zeiten noch auf etwas anderes stützte. Der Laden hatte für sie etwas seltsam Schicksalhaftes. Er war mehr als ein Ort: ein Nexus, eine Mission, ein Kunstwerk, eine Berufung, ein heiliger Wahnsinn, eine Portion Exzentrik, eine Ansammlung guter Menschen, die wechselten und sich umgruppierten, aber alle dasselbe liebten – Bücher.

Eines Morgens rief Louise ganz beglückt bei mir an.

»Wir sind als systemrelevante Branche eingestuft worden, Tookie.«

»Ach ja?«

»Das heißt, wir sind unverzichtbar.«

»Okay.«

»Das heißt, dass wir weitermachen können. Nicht den Laden öffnen, aber weiter verkaufen. Unser Staat hält Bücher in diesen Zeiten für systemrelevant. Ich staune, dass wir so schnell Bescheid bekommen. Praktisch einen Tag, nachdem wir den Status beantragt haben.«

Ich schwieg.

»Systemrelevant«, freute sich Louise.

»Ja, na ja, wir versorgen die Schulen mit Büchern.«

»Ich weiß, aber das stand nicht im Antrag. Wir haben uns einfach als Buchhandlung beworben. Das heißt, *Bücher* sind unverzichtbar, Tookie.«

»Wenn du's sagst.«

Sie legte auf. Ich wusste, dass ihr diese Entwicklung eine Menge bedeuten musste, aber für mich brachte sie bloß Unsicherheit und weitere zusammengestoppelte Anpassungsmaßnahmen mit sich. Ich wollte in der abgeschotteten Seelenruhe bleiben, die Pollux und ich auf dem Weg zum Rainbow erfahren hatten. Wieder zur Arbeit zu gehen hieß, an einen Ort zurückzukehren, wo eine Geisterhand vor mir den Lichtschalter erreichen konnte. Wo jede Berührung, jeder Atemzug eines anderen mich umbringen konnte. Oder noch schlimmer, wo ich selbst jemanden umbringen konnte, indem ich ihn berührte, ihm etwas zurief oder ihn ansprach. Nein, ich wollte mich nicht anpassen, außer indem ich im Bett blieb. Wenn das Leben schon weitergehen musste, dann bitte das Leben vor dem

Geist im Laden, vor dem Lichtschalter, vor dem Virus, vor dem vergrabenen Mörderbuch, das nachts meine Träume infizierte.

Damit sich nicht die ganze Belegschaft ansteckte, sollte immer nur einer die gesamte Schicht übernehmen. Den Laden für sich zu haben hätte den meisten von uns gefallen. Wir waren schließlich introvertierte Menschen. Aber für mich würde die sogenannte Isolation alles andere als friedvoll werden.

Tookies Heimsuchung

Sobald ich um die Kurve kam, hinter der man das sumpfige Ende des Sees sehen konnte, versuchte ich mich auf die trällernden Gesangssolos der Stärlinge zu konzentrieren, ihre rot aufblitzenden Schultern, wenn sie vor Inbrunst die Flügel spreizten. Wenn ich am Seeufer von einem ihrer Reviere zum nächsten spazierte, hallte der Himmel wider. Aber die Stadt war so still, dass ich noch immer meine Schritte hören konnte. Hinter zwei Parkbänken, die dem Andenken verstorbener Kunden gewidmet waren, scherte der asphaltierte Weg nach links aus. Ich folgte ihm bis hinunter zu der hübschen evangelischen Kirche aus sanft goldenem Kasota-Kalkstein. Im vorigen Winter hatte ich einen Uhu auffliegen sehen, von unten weiß angeleuchtet. An diesen Uhu dachte ich viel. Das passte schlecht zu der Tradition meiner Leute. Aber ich hatte mich zu Eulen schon immer hingezogen gefühlt. Auf einem abschüssigen Wegstück hatte der Asphalt unter meinen dicken Sohlen Risse. Ich schlang mir die Gummihalterungen meiner Maske hinter die Ohren und sah die Glastür der kleinen Umsonstbibliothek neben der Kirche offen stehen. Ich drückte sie mit dem Unterarm zu. Bloß nicht berühren! Nur ganz in Ruhe, ermahnte ich mich. Immer schön atmen, langsam und entspannt.

An der Schule dem Laden gegenüber hielt ich immer inne. Ich drückte mich vor der Tür der Mensa herum, durch die normalerweise der Hausmeister herauskam, um abseits des Schulgeländes eine Zigarette zu rauchen. Er überquerte dann die Straße und lehnte sich grau und missmutig an unsere Hauswand. Er starrte zur Schule hinüber, wie ich jetzt meinen geliebten Laden anstarrte. Mit düsteren Blicken. In dem Wissen, dass ich dorthin zurückkehren musste.

Am schlimmsten war es morgens, wenn sie den Laden die ganze Nacht für sich gehabt hatte. Ich drehte den Schlüssel um und öffnete die blaue Tür. Die Luft war stickig vor aufgestautem Ärger. Ich lief durch die Young-Adult-Abteilung auf den piepsenden Alarm zu. Dass ich ihre Gegenwart spürte – im trüben Schatten des Beichtstuhls wandte sie sich voller Sehnsucht und verzweifeltem Groll nach mir um –, ließ mir den Atem stocken. Bis ich das Büro erreicht und die richtigen Knöpfe gedrückt hatte, um den Alarm abzustellen, bis ich hektisch alle Lichter angeschaltet hatte, war mein Herz kurz davor zu bersten. Ich schwöre, hätte sie in dem Moment den Kopf zur Tür hereingestreckt und *Buh* gesagt, ich wäre auf der Stelle umgefallen, genauso tot wie sie.

Wenn ich stürbe, würde ihr Geist mich genauso verfolgen. Sie wäre meine treue Gefährtin im Äther. Ich lachte, ging in den menschenleeren Laden hinaus und rief: »Fick dich!«

Was man sich einem Geist gegenüber besser verkneifen sollte. Man sollte sie niemals verärgern. Sie können sich in zwei Welten bewegen und erwischen dich immer, ob auf dem Hin- oder Rückweg. Aber ich war längst drüber.

Ein paar Stunden später sah ich einen Schatten, einen Schemen, einen Umriss. Ich dachte, sie hätte sich sichtbar gemacht, nur einen Moment lang. Dann glaubte ich, sie stünde hinter mir, schaute mir über die Schulter. Wie clever sie war! Flink genug, um gerade außerhalb meines Blickfelds zu bleiben. Sie bewegte sich immer, wenn ich mich bewegte, und amüsierte sich, wenn ich hektisch herumfuhr. Einmal hörte ich sie sogar. *Huiiii!* Ich ruckte wütend den Kopf hin und her. *Huiiii!* Ich dachte, ich könnte der Sache ein Ende bereiten, indem ich ins Bad ging und sie mit einem Blick in den Spiegel erwischte. Ich stellte mich davor, schaute aber ins Waschbecken hinunter, als wäre mein Kinn am Schlüsselbein festgefroren. Ich konnte den Kopf nicht heben. Ich wusste ohne jeden Zweifel, dass sie da war. Ich spürte, wie sie mich durch den Spiegel ansah.

Floras Streiche

Die Stunden krochen dahin, und die Tage rasten. Meine Nachmittage waren vom ständigen Telefonklingeln zerstückelt. Einmal kam, als ich allein im Laden war, eine Bestellung über einen unserer beliebtesten Titel herein, Robin Kimmerers *Geflochtenes Süßgras*. Wir passten auf, dass wir es immer vorrätig hatten. Aber die Lieferung hatte sich verspätet, und es waren nur noch drei Exemplare da. Ich nahm eins aus dem Regal und steckte den Bestellzettel hinein. Legte das Buch auf meinen Versandfertig-Stapel. Das war am Vormittag. Gegen vier Uhr nachmittags kam noch eine telefonische Bestellung, und ich wollte ein zweites Exemplar für die Abholung vor dem Laden fertig machen. Es war keins da. Ich starrte auf die Lücke im Regal, wo die anderen zwei Bücher noch am Vormittag gestanden hatten. Ich versuchte mir einzureden, ich hätte sie aus irgendwelchen Gründen aus dem Regal genommen. Ich war ja den ganzen Tag über die Einzige im Laden, also musste ich es gewesen sein. Die Zeit hatte sich zwar im Kreis gedreht, wie sie es oft tut, wenn man allein ist. Aber ich wusste, dass ich die Bücher nicht angerührt hatte.

»Flora!«, rief ich in den leeren Laden. »Das ist nicht witzig. Ich brauche dieses Buch.«

Mein Bauch war wie ausgehöhlt. Die ruhige Musik, die ich angeschaltet hatte, versetzte mich plötzlich in Panik, und ich eilte hin, um sie auszumachen. Auf dem Weg stieß ich mit dem Fuß gegen zwei Bücher, die auf dem Boden lagen. *Die* Bücher. Dann stolperte ich, oder Flora stellte mir ein Bein. Ich landete auf allen vieren, hechelnd wie ein Hund, und starrte auf das geflochtene Gras auf dem Einband. Die Bücher lagen immer noch auf dem Boden, wo ich sie nicht hingelegt hatte. Mehrere Meter von ihrem Platz im Regal entfernt und in einwandfreiem Zustand. Ich hob die Bücher auf, stellte eins ins Regal, steckte das andere in eine Tüte und legte es auf den Abholtisch vor dem Laden.

Ich ging die Szene wieder und wieder im Kopf durch. Sie hatte nicht nur die Bücher aus dem Regal genommen, sondern mir vielleicht tatsächlich ein Bein gestellt.

Am Abend rief ich bei Jackie an. Als ich ihr erzählte, was mir bei der Arbeit passiert war, nannte sie es eine »besorgniserregende Entwicklung«. Von der Hand auf dem Lichtschalter hatte ich niemandem erzählt. Es war zu grauenhaft, um damit herauszurücken.

»Besorgniserregend kannst du laut sagen«, antwortete ich. »Was soll ich machen?«

»Mit Süßgras räuchern.«

»Das liebt Flora am allermeisten. Sie hat immer drauflosgeräuchert, als hätte sie es selbst erfunden.«

»Hast du's gelesen?«

»Natürlich habe ich das Buch gelesen.«

»Sie wird dreister. Das gefällt mir gar nicht.«

»Mir auch nicht.«

Jackie wusste keine Lösung, also rief ich Asema an.

Asema hatte selbst eine Menge zu sagen. Sie empörte sich darüber, dass Flora ein Manuskript gestohlen hatte, das als Primärquelle die indigene Geschichtsschreibung vorangebracht hätte. Es gäbe ohnehin wenig aus der Sicht indigener Frauen aus dieser Zeit. Dann sagte sie, Flora habe den Diebstahl nie zugegeben. Sie habe nie über das Manuskript geredet. Aber Asema wisse genau, wie Flora sich das Dokument unter den Nagel gerissen habe.

»Sie kam in den Laden. Sie hatte wieder jemanden am Telefon genervt oder per E-Mail, weil sie angeblich etwas für uns hatte. Eins ihrer besonderen Dinge, du weißt schon.«

Flora brachte immer kleine handgemachte Geschenke und Aufmerksamkeiten mit. Unnützen Krimskrams.

»Erinnerst du dich noch an ihre Kräutersäckchen?«

Ja, tat ich.

»Sie wollte ihre Teemischungen verkaufen. Ständig brachte sie uns irgendwelche Tees oder Potpourris mit, als Raumduft. Na, jedenfalls kam sie in den Laden. Ich war auf etwas gestoßen, das sich als historisches Manuskript herausstellte, und hatte es mitgebracht, um es Jackie zu zeigen. Ich schaute es mir im Büro näher an und musste raus, um eine Kundin zu betreuen. Flora war im Büro, sie muss das Manuskript auf dem Tresen gesehen haben. Verdammt noch mal, Tookie, es war dieses eine, einmalige, historisch bedeutsame Dokument, auf das eine Historikerin ihr ganzes Leben lang wartet. Ich hätte eine großartige Dissertation darauf aufbauen können, aber vor allem war es ein Werk, das alles infrage gestellt hätte, was wir über die Grenzbereiche zwischen den Reservaten am Red River wissen. Ich hatte nur noch ein Heft mit meinen Notizen, mehr nicht. Als ich Flora darauf ansprach, hat sie alles abgestritten. Ich kann ihr das nicht verzeihen. Niemals.«

»Danke, dass du mir das erzählst, Asema. Aber warum lässt sie mich nicht endlich zufrieden, und wie kann ich sie aufhalten?«

»Ganz ehrlich, ich habe keine Ahnung.«

Ich legte auf, aber ich war beeindruckt von Floras Dreistigkeit und Asemas unnachgiebigem Zorn. Und diese Kräutermischungen, die Flora herstellte, die waren eigentlich nicht schlecht gewesen. Wenn ich irgendetwas an ihr vermisste, dann ihre Zimtstangen und Rosenblütenblätter.

Ain't No Grave

Die Lichter waren an, die Computer einsatzbereit, der Kartenleser wartete auf die Ziffern, die mir durchgesagt werden würden. Ich erstellte mir eine Geisterbewältigungsplaylist. Ich wollte den Spieß umdrehen und Flora das Fürchten lehren; auf der Playlist waren Songs wie »Who Is She« von I Monster. »You Can't Kill Me I'm Alive« von MLMA. »Que Sera« von Wax Tailor. »I'd Like to Walk Around in Your Mind« von Vashti Bunyan. Und so weiter. Nach einigen Tagen mit dieser Musik ging es mir besser. Beängstigend gut sogar. Ich war den ganzen Tag in einem geschlossenen Raum mit einem Gespenst allein und trotzdem stark und gelassen. Alles blieb ruhig, und ich begann zu glauben, dass die Musik mich beschütze.

Ich machte eine komplizierte Bestellung versandfertig, bei der noch ein Buch gefehlt hatte. Den Kunden hatte ich zweimal angerufen. Jetzt scannte ich das eingetroffene Buch, um es ins System aufzunehmen, und wollte es gerade einwickeln, als ein Song erklang, von dem ich genau wusste, dass er nicht auf meiner Playlist war. Flora drehte die Lautstärke hoch; es war Johnny Cash mit »Ain't No Grave«.

There ain't no grave can hold my body down …

Wer je gehört hat, wie Johnny diesen Song vorträgt, kann es sich vorstellen. Mir wurden die Knie weich. Ich klammerte mich an den gläsernen Tresen. Ich versuchte, meine Atmung unter Kontrolle zu kriegen. Ich spürte, wie sie die Vitrine umrundete, bis sie neben mir stand. Sie seufzte. Ein leises Murmeln kroch mir den Nacken hoch. Ihre Stimme war das dumpfe Knarren einer Tür.

Lass mich rein.

Komm mich holen

Komm mich holen

An dem Abend wollte ich kündigen. Ich rief Jackie an, die mit ihrer üblichen würdevollen Besonnenheit reagierte. Ich berichtete, dass Flora neuerdings mit mir zu reden versuchte. Ich erzählte ihr alles – wie Floras Atem meinen Nacken gestreift hatte, als sie flüsterte: *Lass mich rein.*

»Außerdem fängt sie an zu modern«, sagte ich. »Sie riecht nach alten Kellerbüchern.«

Jackie murmelte etwas und hüstelte, bat mich aber, fortzufahren. Also erzählte ich, wie es abgelaufen war.

»Ich war hinter dem Tresen, als Flora kam. Ich konnte spüren, wie sie sich näherte. Ihre Rohseidenhose raschelte, und ihre Armbänder klimperten, alles wie immer. Neu war nur so ein rieselndes Geräusch, als hätte sie Sand in den Adern.«

»Was ist passiert? Hat sie dich angefasst? Festgehalten?«

»Das Telefon hat geklingelt.«

»Ein Glück.«

»Das störte sie gar nicht.«

Das Klingeln hatte mir Hoffnung eingeflößt, aber ich war in dem Moment unachtsam geworden. Und nein, von einem Anruf ließ sich Flora nicht schrecken. Warum auch? Ihre zischende Stimme war ein Eishauch. Ich rutschte seitlich am Tresen hinunter, klammerte mich aber an der Platte fest, als hätte ich Saugnäpfe an den Fingern. Ich starrte auf diesen Halt, während mir der Ärmel den Arm hinunterrutschte. Vielleicht haben meine Finger den Rest von mir gerettet. Mit einer Hand packte ich den Telefonhörer und sah, dass der Anrufer Pollux gewesen war. Als ich zurückrief, nahm er ab.

»Komm mich holen«, sagte ich.

Es dauerte eine Weile, bis Jackie etwas sagte. Ich stellte mir ihr Gesicht vor, den konzentrierten Ausdruck, den sie immer hatte, wenn sie mit schwierigen Kunden fertigwerden musste. Und wie immer, wenn sie mit Problemen konfrontiert war, stellte sie Fragen.

»*Lass mich rein.* Was könnte damit gemeint sein? Sie war ja schon im Laden.«

»Ich glaube, sie will von mir Besitz ergreifen.«

Ein ernstes, wohlwollendes Jackie-Schweigen.

»Das klingt, als … Tookie, das klingt, als solltest du dir Hilfe holen.«

»Einen Seelenklempner, meinst du.«

»Okay, ja, einen Therapeuten oder so was.«

»Wenn sie so weitermacht, brauche ich einen Exorzisten, Jackie. Ich bin nicht verrückt. Deshalb ja mein sehr vernünftiger Entschluss, meinen Job hinzuwerfen.«

»Du kannst nicht hinwerfen, Tookie.«

»Dies ist ein freies Land. In mancher Hinsicht zumindest.«

»Nein, ich meine, natürlich kannst du das, aber hör zu. Wir haben uns um einen staatlichen Kredit beworben. Einen Kredit, der die Löhne sichert. Ohne den schaffen wir's nicht.«

»Schaffen was nicht?«

»Wir sind echt in Schwierigkeiten. Alle, die jetzt angestellt sind, stehen weiterhin auf der Lohnliste. Wenn wir zusammenbleiben, wird der Kredit in eine Zuwendung umgewandelt. Sonst müssen wir ihn zurückzahlen. Unmöglich.«

Das ließ ich mir durch den Kopf gehen. Dann sagte ich, ich bräuchte einen Partner.

Und von da an arbeitete ich wieder in seliger Gemeinschaft. Jackie saß im Büro, und ich kümmerte mich um den Rest des Ladens. Flora blieb auf Abstand. In den Nachrichten war einiges über die ungewohnte soziale Isolation zu lesen, aber nicht jeder war allein oder hatte die Möglichkeit, kontemplativ zu werden. Es war ein Luxus. Erst jetzt, wo ich in Frieden arbeiten konnte, wo Flora kaum einen Laut von sich gab und Jackie in ihre Onlineaufgaben vertieft war, begann ich mich tatsächlich isoliert zu fühlen. Natürlich kam ich wie alle anderen schlecht damit zurecht.

Ich beobachtete mich beim Denken. Mein Hirn dröselte die Fäden der Erinnerung an meine Jahre in Gefangenschaft auf. Die Einzelhaftzelle war halb so groß gewesen wie hier im Buchladen der Raum mit den Toiletten. Die Wände bestanden aus angestrichenen Betonblöcken, komplett ebenmäßig. Nach ein paar Wochen begann ich trotzdem Abweichungen zu bemerken. Die fast unsichtbaren Makel formierten sich zu Affenhorden, sexy Engeln, zerklüfteten Berggipfeln, idyllischen Tälern. Schatten und Formen erschienen. Ich staunte, was mein Gehirn alles zustande brachte. Wie es sich reinhängte, um sich selbst zu unterhalten. Ich sah dort alles, was ich nie sein und nie haben würde: die Silhouette einer Mutter, die ein Kleinkind an der Hand hielt, eine Frau, die sich an ein Pferd mit Hohlkreuz schmiegte, zwei Menschen, die dicht an dicht dem Klang des Windes in einem Kiefernhain lauschten. Es war so was von traurig! Ich beschloss, mich so richtig reinzustürzen. Weinte Tausende Tränen, aber dann interessierte mich komplett gegen meinen Willen plötzlich das winzige Fenster in der gegenüberliegenden Wand. Das Tageslicht aus dem Westen war jeden Tag anders. Ich wartete auf den Abglanz der untergehenden Sonne. Und in der Tür, über der Klappe, war eine Milchglasscheibe. Ich konnte Blicke auf meine Zellennachbarn erhaschen, beinahe ihre vor Hass und Sehnsucht verzerrten Gesichtszüge erkennen. Oder vor verdorbener Lust. Wieder hinterging mich meine Neigung, am Leben zu bleiben. Ich verliebte mich in einen schlierigen Fleck in einer der anderen Zellen. Es war Jacinta. Später wurden wir ein Paar. Sobald sie draußen war, meldete sie sich nie wieder.

Die anderen Geschäfte in unserem Gebäude hatten geschlossen, und die Straßen blieben leer. Ich wickelte jedes Buch in dickes Papier ein, damit es im Versandkarton nicht beschädigt wurde. Meistens schrieb ich eine freundliche Nachricht auf eine Karte, irgendeinen Dank. Das habe ich nie jemandem gestanden, aber wenn mir gefiel, was Kunden ausgewählt hatten, malte ich sogar kleine Blumen oder Vögel darauf. Nach einigen Tagen wurden meine Notizen irgendwie kunstvoller. Ein paar davon knüllte ich zusammen und warf sie weg. Irgendetwas stimmte nicht mit meiner Handschrift. Normalerweise schrieb ich unordentliche, mit schrägen Linien verbundene Druckbuchstaben. Das hatte sich seit der Highschool nicht mehr geändert.

Manchmal malte ich noch Kringel auf das kleine *i*. Auch unter Frage- oder Ausrufezeichen gab es diese Kringel. Tookies Kringel. Ab und zu habe ich zu hören bekommen, diese etwas kindliche Handschrift passe nicht zu meinem Charakter. Aber jetzt wurde meine Handschrift geradlinig und schwungvoll. Respekteinflößend, könnte man sagen. Immer wieder schrieb ich miigwech, und auf dem *i* saßen ordentliche Punkte, egal wie ich mich bemühte, Kringel zu malen. Vielleicht hatte das mit der Pandemie zu tun. Wenn im Großen alles außer Kontrolle gerät, beginnt man sich um die Kleinigkeiten zu kümmern.

Irgendetwas an meiner veränderten Handschrift machte mir jedenfalls Angst. Ich versuchte ein *i* zu überkringeln, und meine Hand spielte nicht mit. War ich besessen? *Lass mich rein.* War sie jetzt in mir drin?

Mein Mittagessen brachte ich mit und aß es hinter dem Tresen. Einmal gesellte sich Jackie zu mir, ganz auf der anderen Seite des Ladens.

»Ich hab mal 'ne Frage«, sagte ich, als sie sich gesetzt hatte. »Hat sich deine Handschrift jemals ohne erkennbaren Grund verändert?«

»Passiert mir ständig«, sagte Jackie. »Wenn ein Tief aufzieht, werden meine Unterlängen länger. Und mangelndes Selbstbewusstsein kontere ich durch ausladende Großbuchstaben.«

»Hast du jemals versucht, Kringel als i-Punkte zu malen, und deine Hand hat sich geweigert?«

»Kringel als i-Punkte? Wer macht denn so was?«

»Moi.«

»Dann solltest du wirklich deine Handschrift ändern.« Jackie musterte mich lehrerinnenhaft von oben bis unten. »Ich meine, wenn du je in einem Anflug von Vernunft deine

Stelle kündigst, könnte deine Handschrift darüber entscheiden, wie ernst ein anderer Arbeitgeber deinen Lebenslauf nimmt.«

»Ach, Mrs Kettle. Kein Mensch interessiert sich mehr für die Handschrift«, sagte ich.

»Da irrst du dich«, sagte Jackie mit ihrer Lehrerinnenstimme. »Schreibschrift erlebt gerade ein Comeback.«

»Schön wär's. Es ist Flora. Ich glaube, sie hat von mir Besitz ergriffen.«

»Wäre ich ein Geist, dann würde ich dir auch deine Kringelpunkte abgewöhnen. Das wäre das Allererste.«

»Fies.«

»Uff. Ich war bis in die Puppen wach«, sagte sie und ließ ein Buch über den Boden schlittern. Manchmal nahm Jackie es richtig guten Büchern übel, dass sie sie »zwangen«, lange aufzubleiben. Das kannte ich schon. Es bedeutete meistens, dass sie einen Pageturner gefunden hatte – ob Spionagethriller, Fantasy oder Horror –, also ein Buch von meiner Lieblingssorte. Sie hatte mir Dennis Lehane, Donna Tartt, Stephen Graham Jones, Marcie R. Rendon und Kate Atkinson empfohlen. *Kalte Herzen* hatte sie mir mit den Worten gegeben: »Es ist extrem gut. Behalte es.«

Jackie holte zwei Dosen Mineralwasser mit Zitrone hervor, besprühte die Deckel mit Alkohol und rollte eine zu mir herüber.

»Hmm, mit Schuss«, sagte ich.

»Also, zu Floras jüngsten Eskapaden«, sagte Jackie. »Tut mir leid, dass ich Witze über deine Handschrift gemacht habe.«

»Was, wenn sie es wirklich geschafft hat? Vielleicht ist sie genau jetzt in mir drin und kontrolliert mich.«

Jackie kam mir mit ihrer Getränkedose ein Stück entgegen, stellte sie auf den Boden und stieß sie um. »Ups.«

Ich beobachtete, wie das Wasser sich in Mustern über die alten Dielen ausbreitete, und seufzte.

»Alles klar. Sie ist nicht in dir drin, Tookie. Flora wäre aufgesprungen, um das wegzuwischen.«

»Da wirst du wohl recht haben.« Ich starrte auf die Pfütze. Die Schwerkraft bewegte sie westwärts. Jackie stellte ihre Dose wieder hin, stand auf und holte Papierhandtücher. Sie beugte sich vor und wischte.

»Das beweist zwar, dass du Tookie bist, aber helfen könntest du trotzdem.«

»Du hast sie doch umgeschmissen.«

»Aber um dir zu helfen, um Flora eine Falle zu stellen.«

»Und um zu beweisen, dass ich schlampig bin.«

»Du bist nicht von Flora besessen. So viel ist klar. Und keine i-Kringel zu setzen ist ein Zeichen der Reife.«

»Hey!«

»Deine Handschrift ist nach rechts geneigt, oder? Wer so schreibt, ist ein Freigeist.«

»Sehr witzig. Jackie, sie hat zu mir gesagt: *Lass mich rein.*«

»Tookie, es ist alles sehr anstrengend gerade. Die Angst, sich anzustecken. Die Angst, pleitezugehen. Was wir hier durchmachen, ist entweder unwirklich oder zu real. Ich kann mich nicht entscheiden. Aber ich habe was rausgefunden«, fuhr sie fort. »Welche Farbe hatte deine Kleidung, als Flora dich angesprochen hat?«

Das wusste ich genau. Meine Hand auf dem Tresen und der rote Ärmel, der mir den Arm hinunterrutschte. Ich hatte gedacht, mein Ärmel würde das Letzte sein, das meine Augen je sahen.

»Rot. Ich hatte was Rotes an.«

Jackie nickte, als hätte sie es geahnt. Am pedantischsten wurde sie immer, wenn sie die Ältesten zitierte, und ich wusste im Voraus, dass sie genau das tun würde.

»Siehst du. Mehrere erfahrene Älteste haben mir gesagt, man solle nie auf einer Beerdigung etwas Rotes tragen, und ein Jahr lang gar nicht, wenn es jemand aus dem näheren Umfeld war. Rot ist das Feuer, die Tür ins Totenreich. Wer weiß, wie lange es dauert, bis sie ihre Wanderungen hinter sich haben. Wenn die Toten auf ihrer Reise etwas Rotes sehen, bringt sie das durcheinander. Sie glauben, es hätte sich eine Tür geöffnet, und das bringt sie von ihrem Ziel ab, nämlich einen Ort zu erreichen, wo wir ihnen nichts mehr bedeuten.«

Der Ernst, mit dem sie mir dieses Wissen weiterreichte, ließ mich zögern, aber schließlich sagte ich: »Das ist Aberglaube.«

»Gespenster sind Aberglaube. Hier.«

Sie gab mir einen langärmeligen Buchladen-Hoodie. Er war noch von damals, aus der Gründungszeit des Ladens. Ich zog mein Hemd aus, eine dunkelrote Tunikabluse. Rot ist meine Lieblingsfarbe. Als Geist würde ich wahrscheinlich auch davon angezogen werden. Wie immer trug ich darunter gegen die Kälte eins von Pollux' Shirts. Ich zog Jackies Hoodie an. Er war aus weichem Fleecestoff, hochwertig, freundlich. Ich streichelte darüber.

»Sag mal, der ist ja echt gut. Warum gibst du ihn mir?«

»Er steht dir«, sagte sie fachmännisch, während sie mich aus unterschiedlichen Blickwinkeln beäugte. Dann nickte sie. »Das ist ein geisterabweisender Hoodie.«

»Wieso geisterabweisend?«

»Ich habe ihn gesegnet, geräuchert, ein Gebet darüber

gesprochen, ihn an mein Goldfischglas gehalten und ihn mit Lavendel gewaschen.«

»Deshalb riecht er so gut.«

»Und er ist nicht rot. In diesem Hoodie bist du für Geister unsichtbar.«

»Du hast deinen Kindern bestimmt auch Zauberpflaster aufgeklebt und behauptet, der Zauber würde drei Tage brauchen. Und wenn sie das Pflaster abmachten – puff!«

»Puff!«, sagte Jackie und spreizte theatralisch die Finger.

»Apropos, bist du auch mal von einem Geist belästigt worden?«

Endlich hatte ich die richtige Frage gestellt, denn sie richtete sich kerzengerade auf, und ihre Augen blitzten. Sie gab es ungern zu, aber ja, sie hatte eine Geistergeschichte zu erzählen.

»Okay, ja, da war so ein Erlebnis mit meinem Onkel.« Ich fragte, was passiert sei, aber sie wich aus. Ich blieb hartnäckig. Sie beschloss, es mir doch zu erzählen. Wie sich herausstellen sollte, war Jackies Bericht nur die Erste von mehreren Geistergeschichten. Im Laden waren etliche Kolleginnen heimgesucht worden, und bald bekam ich ihre Erlebnisse zu hören.

»Mein Onkel war seit Monaten krank. Schwer krank.«

»Und dann?«

Sie zögerte, atmete erst einmal durch. »Es ist peinlich.«

Ich wartete.

»Mein Onkel war immer nett zu mir«, sagte Jackie. »Er nahm mich zum Eisangeln mit und erzählte Klopf-klopf-Witze, wenn wir auf das dunkle Loch in der Eisdecke starrten, machte mir Wurstsandwiches mit Weißbrot und Mayo. Ich habe ihn geliebt. Deshalb bin ich ihn in Duluth besuchen gefahren, als er schwer krank war. Er hatte keine

Kinder, aber eine meiner Cousinen hat sich um ihn gekümmert. Als ich ankam, sagte sie, sie bräuchte eine Pause, sie müsse einkaufen gehen oder so etwas, und bat mich, ihm Gesellschaft zu leisten. Beim Losgehen sagte sie noch, ich solle nicht das Fenster oder die Vorhänge öffnen. Gut. Ich setzte mich also zu ihm und nahm seine Hand. Er regte sich nicht, war totenbleich und dem Ende nahe, aber seine Haare waren ordentlich gekämmt, und er war frisch rasiert. Zu seiner Zeit war mein Onkel ein gutaussehender Mann gewesen und, soweit ich wusste, ein treuer Ehegatte. Nach einer Weile wurde es mir in dem Zimmer zu stickig und dunkel. Ich vergaß, was meine Cousine über das Fenster gesagt hatte. Ich stand auf, zog den Vorhang beiseite und ließ Luft rein. Als ich das Fenster hochschob, kam mir eine überraschend kräftige Brise entgegen. Draußen war es überhaupt nicht windig.

Mein Onkel setzte sich auf, wandte sich zum Fenster und sagte: ›Ich wusste, dass du kommen würdest!‹ Sein Gesichtsausdruck war verändert. Die pure Freude. Direkt vor meinen Augen wurde er wieder wie früher – jung, raubeinig und rauschhaft glücklich. ›Alvina‹, sagte er.«

»War Alvina deine Tante?«, fragte ich.

»Ja, aber nicht die, mit der er verheiratet war.«

»Oh-oh.«

»Allerdings. Mein Onkel guckte also total beglückt zum Fenster. Er hob die Arme, als wollte er die Vorhänge umarmen. ›Hinterlass bloß keine Spuren‹, sagte er und lachte schelmisch. ›Du weißt ja, warum.‹ Dann sank er ins Bett zurück und fing an, sich wie wild herumzuwälzen. Ich dachte, jetzt würde er sterben, und lief raus, um meine Cousine anzurufen. Ich konnte sie nicht erreichen. Aber sie hatte gesagt, dass ich nicht den Notarzt rufen sollte, wenn etwas passierte. Er wollte auf natürliche Weise sterben, nicht an irgendwelche Maschinen angeschlossen. Während meine Gedanken noch rasten und ich nicht wusste, was ich machen sollte, wurde es im Zimmer meines Onkels still. Ich ging wieder rein, in der festen Erwartung, dass er tot sein würde. Aber er schlief nur friedlich. Er hat im Schlaf gelächelt.«

»Puh!«, machte ich.

»Ich wollte die Vorhänge zuziehen und bemerkte, dass das Fenster zu war.«

»War die Halterung lose? War es zugefallen?«

»Nein, jemand musste es zugeschoben haben. Und es geht noch weiter. Ich fuhr nach Hause, und am nächsten Tag rief mich meine Cousine an. Sie sagte, die Pflegerin hätte ihn gewaschen und gefragt, ob irgendetwas Scharfkantiges im Bett sei oder woher er sonst plötzlich Kratzer auf dem Rücken haben könnte.«

»Eine ganze bestimmte Sorte Kratzer etwa?«

»Genau die. Ich sagte, ich hätte keine Ahnung. Es klang, als wollte meine Cousine mich noch etwas fragen, aber sie druckste nur herum und verabschiedete sich dann.«

Mir blieb nichts übrig, als einen neutralen Gesichtsausdruck zu wahren, höchstens noch verwundert, nicht zu viel zu blinzeln oder loszugrinsen. Ich hatte Mühe, nach außen die Fassung zu wahren.

»Ich weiß, ich weiß«, sagte Jackie.

Als ich heimkam, sagte Pollux: »Wow, neuer Hoodie! Gefällt mir.«

Fast hätte ich gesagt, dass das Schutzkleidung war, konnte mich aber noch gerade rechtzeitig bremsen. Wenn man von einem Geist heimgesucht wird, gibt es keine Regeln. Keine Wissenschaft. Man muss seinen Instinkten folgen, weil niemand weiß, wie man einen Geist besiegt. Die meisten Erzählungen erklären das Übernatürliche letztendlich als bloße Projektion. Aber Flora kam nicht aus meinem Unterbewusstsein. Sie hatte mir befohlen, sie reinzulassen, und jetzt übernahm sie die Kontrolle, angefangen mit meiner Handschrift. Ich hatte Angst, dass mein Widerstand zusammenbrechen würde. Mein Hirn fühlte sich schlaff an, irgendwie schwammig. Ich schaute zu Pollux auf, der mir die Hände auf die Schultern gelegt hatte.

»Was ist mit dir?«, fragte er. »Bist du traurig, dass es schon wieder Kohl gibt?«

Darüber war ich tatsächlich traurig. »Ich wünschte, er wäre nicht so ewig lange haltbar«, sagte ich.

Ich hätte ihm so gern die ganze Wahrheit gesagt und mich in seine Arme sinken lassen. Es war mit das Schlimmste an meiner Lage, dass sie mich von Pollux trennte, dass ich so tun musste, als hätte ich bloß ›den Blues‹, wie Pollux meine depressiven Phasen nannte. Ich sagte ihm also, ich hätte ›bloß gerade den Blues‹. Er trat vor und legte die Arme um mich. Ich legte die Arme um ihn, legte meinen Kopf an seine Schulter und klammerte mich an meinen letzten Strohhalm.

Penstemongrün

Penstemon trug zwar nur Schwarz und hieß mit Nachnamen Brown, aber ihre eigentliche Farbe war das satte Grün gut gepflegter Zimmerpflanzen. Das wusste ich schon, bevor sie anfing, Pflanzen aus ihrer Wohnung in den Laden zu bringen. Sie sagte, die Pflanzen würden die Energie des Ortes verbessern, und das stimmte. Überall sprossen jetzt grüne Blätter im Laden; sogar am Beichtstuhl ringelten sie sich herunter. Wenn Jackie nicht da war, sorgte sie dafür, dass Penstemon meine Schicht mit mir teilte. Das half. Vielleicht würden die Pflanzen Flora vertreiben – trotz ihres Namens kam sie mit Grünzeug nicht sehr gut zurecht. Mit toten Pflanzen schon, für ihre Potpourris und Tees. Eine Topfpflanze konnte sie nicht lange am Leben erhalten. Aber Penstemon konnte es. Wie man einem Restaurant instinktiv eher vertraut, wenn dort echte, persönlich umsorgte Pflanzen stehen, so taten auch dem Laden die prächtigen Efeututen und Aloepflanzen unmerklich gut. Inzwischen maß man einander daran, wie streng man jeweils die Schutzmaßnahmen einhielt. Pen und ich besprachen, dass wir keine Risiken eingehen wollten. Wenn eine von uns mit dem Virus in Kontakt kam, wollte sie es der anderen sagen.

Das Telefon klingelte manchmal, dann öfter, und schließlich hörte es gar nicht wieder auf zu klingeln. Das freute uns, stellte uns aber auch vor Herausforderungen. Konnten wir das alles bewältigen, und war das Interesse echt? Wir hatten im Lauf der Jahre einige Umsatzsteigerungen erlebt, aber es hatte nie lange gehalten. Ich hatte es mitbekommen, wie Jackie im Büro mit den Rechnungen jonglierte, den einen Verleger abwimmelte, dem anderen Zusagen machte, wie sie entschied, welche Rechnungen wir abstottern und welche auf Wiedervorlage legen sollten. Wir waren von Kreditgebern vertröstet oder abgewiesen worden und immer wieder kurz davor gewesen, dichtzumachen. An manchen Tagen kamen nur zwei, drei Kunden, und die lösten nur ihre Geschenkgutscheine ein. Die meiste Zeit waren wir in den roten Zahlen und mit den Rechnungen im Rückstand. Also traf uns all diese Liebe völlig unvorbereitet.

Außerdem standen Bildungseinrichtungen am Ende ihres Haushaltsjahres. Wir kriegten komplizierte Bestellungen über etliche Titel von Schulen und Bibliotheken herein, die ihre Bestände an indigener Literatur ausbauen wollten. Unerledigte Aufträge stapelten sich überall. Seit im Laden dermaßen viel los war, konnte Flora bloß noch rascheln oder beleidigt schweigen. Eines Tages ließ Penstemon in der Mikrowelle einen vegetarischen Corn Dog anbrennen. Der Gestank war dermaßen übel, dass wir den Notausgang offen stehen lassen und in dicken Parkas Bücher einpacken mussten. Flora blieb tagelang verschwunden. Ich überlegte schon, den Laden noch einmal zu verpesten. Aber eines Nachmittags sprach mich Penstemon hinter einer von Asemas selbst genähten Maske an, natürlich einer aus grünem Stoff mit Blümchen.

»Hey, Tookie«, sagte sie. »Ich glaube, ich höre dein Gespenst jetzt auch.«

Mir klappte hinter meiner mattschwarzen Maske der Mund auf. Als ich mich halbwegs gefangen hatte, sagte ich: »Ja, sie ist hier!«

»Da bin ich erleichtert«, sagte Pen. »Ich dachte, ich werde irre. Immer dieses Schlurfen …«

»Ja, es spukt«, krächzte ich.

»Im Ernst, ich bin dermaßen erleichtert«, sagte sie.

Ich hatte Mühe, weiterzureden. Ich wollte Pen nicht in Verlegenheit bringen, indem ich mich vor Erleichterung auf den schartigen Dielen wälzte. Also muss ich wohl ziemlich beherrscht und förmlich geklungen haben. Ich berichtete Pen, was ich gehört hatte und woher welche Geräusche kamen. Von dem Lichtschalter erzählte ich nichts, auch nichts von *Lass mich rein*. Ich wollte Pentsy keine Angst einjagen. Ich bemühte mich, meine Gefühle im Zaum zu halten, und dabei sah ich Pens Augen immer trüber werden. Sie schien meine Worte in sich aufzusaugen wie ein Schwamm das Abwaschwasser. Ich hielt inne.

»Das klingt alles so klinisch«, sagte sie. »Als wäre es gar keine große Sache.«

»Es ist eine große Sache!«, rief ich. »Ich dachte, ich wäre hier die Einzige. Ich versuche mich bloß zu beherrschen.«

Die Hysterie wallte hoch. Pens Augen flammten grünlich auf. Sie war es, mit der ich reden musste. Sie war es schon immer gewesen.

»Erinnerst du dich noch gut an Flora?«

»Natürlich«, sagte sie traurig. »Die perfekte Kundin.«

»Oder auch nicht.«

»Sie kann sich also einfach nicht vom Laden trennen, hm? Das macht die Sache ein bisschen besser, außer dass es mir gar nicht gefällt, mit einem Geist allein zu sein. Wir müssen zusammenbleiben. Übrigens habe ich mich von Muffelkopf getrennt. Er hat sich über meine Rituale lustig gemacht, und das war's dann.«

Das mit Muffelkopf hatte ungewöhnlich lange gehalten, wegen des Lockdowns. Sie hatten sich gemeinsam verschanzt. Jetzt brauchte Pen eine Regenerationspause, wie sie es nannte. Es war zu anstrengend, sich neben ihrer Mutter noch um irgendwen sonst zu sorgen. Sie beschrieb mit der Hand einen Kreis. Diese typische Geste gefiel mir. Pen hat gleich mehrere unverwechselbare Gesten. Die Pizzahand, seitlich abstehend und mit der Handfläche nach oben, als wollte sie einem eine leckere, käsetriefende Pizza servieren. Manchmal untermalt sie ihre Worte mit Regentropfenfingern oder greift in die Luft wie in einen Brotteig, um wortwörtlich einen klaren Gedanken zu fassen. Wenn sie nachdenken muss, legt sie sich den Zeigefinger wie einen Schnurrbart auf die Oberlippe. Jetzt dellte sie dabei ihre geblümte Maske ein. Nach einer Weile fragte sie: »Kann ich dir erzählen, was mir wirklich nachgeht?«

»Natürlich.«

Na also, dachte ich, jeder hat eine Geistergeschichte zu erzählen.

Pen und ich beschlossen, die Telefone eine Weile zu ignorieren, gingen zur Hintertür hinaus und lehnten uns an die Hauswand.

»Meine Mutter ist Pflegerin in der Notaufnahme«, sagte Penstemon. »Wir stehen uns nahe, weißt du. Als das alles losging, hat sie meine Schwester und meinen Bruder bei unserer Tante untergebracht. Sie lebt jetzt allein, weil sie uns nicht gefährden will. Ich kenne ihren Schichtplan. Jeden Tag, wenn sie heimkommt, bringe ich ihr ein warmes Abendessen und einen Mittagssnack vorbei. Das stelle ich ihr vor die Haustür. Sie kommt an die Tür, und wir reden durch die Glasscheibe miteinander. Hinter ihr ist ein langer Flur mit einer Schiebetür zur Küche, wo es sehr hell ist. Ich hasse es, durch diese Scheibe mit meiner Mutter zu reden. Vorn an der Tür ist es dämmrig, und das Licht hinter ihr wirkt wie ein Heiligenschein oder wie der Tunnel mit dem sprichwörtlichen Licht am Ende, von dem immer die Rede ist, wenn einer stirbt.«

Penstemon stockte, ließ ihre Hand über dem Herzen flattern. Dann atmete sie kräftig aus und erzählte weiter.

»Ich stehe da und rede mit meiner Mutter, und ein Grauen steigt in mir auf. Ich weiß genau, wie müde sie sein muss und dass sie das Essen reinholen möchte, das vor ihrer Tür steht. Aber ich kann einfach nicht aufhören zu reden, weil ich immer denke, es könnte unsere letzte Begegnung sein, wenn wir uns bei diesem Gegenlicht durch die Scheibe unterhalten. Ich muss mich zwingen, zu gehen. Dann schwinge ich mich auf mein Rad, lächele ihr zu und winke. Und ich trete wie besessen in die Pedale, weil diese gewaltigen Schluchzer in mir aufsteigen und ich weiß, dass ich sie nicht mehr zurückhalten kann, wenn es erst mal losgeht.«

Den Rest des Tages arbeiten wir mit weitem Abstand im Laden und reden kaum noch.

Als Pen und ich an dem Tag Feierabend machten, gab sie mir einen Umschlag. »Lies das, wenn du zu Hause bist«, sagte sie. »Es ist entweder ein Prosagedicht oder Flash Fiction.« Natürlich öffnete ich den Umschlag, sobald ich an der ersten Straßenecke war, und stand lesend im Wind.

> Abschlussporträt
>
> Bevor ich mich von meinem Highschoolliebsten trennte, rahmte ich sein Highschoolfoto. Wir gingen unserer Wege, aber das Foto ließ ich im Regal. Es war keine hässliche Trennung gewesen, bloß ein Hintersichlassen,

und wir hatten einander versprochen, Freunde zu bleiben. Ich dachte nicht weiter an das Foto, bis ich eines Nachmittags zur Vorbereitung auf den Wechsel ans College mein Zimmer putzte. Ich spürte dieses Kribbeln, wie wenn einen jemand anstarrt. Als ich mich umwandte, bemerkte ich das alte Foto. Ich wollte es aus dem Regal nehmen, da sah ich einen Wassertropfen auf der Oberfläche und versuchte ihn wegzuwischen. Aber der Tropfen ging nicht ab. Er war auf dem Foto selbst. Es erstaunte mich, dass es mir nie aufgefallen war, dass mein damaliger Liebster auf seinem Abschlussfoto weinte. Da wir Freunde waren, rief ich im Haus seiner Mutter an, um ihn danach zu fragen, aber als sie ans Telefon ging, klang sie verzweifelt … Er hatte einen Unfall. Jetzt lag er im Krankenhaus in Fargo im Koma. Ich fuhr sofort hin und hielt ihm am Krankenbett die Hand, obwohl es seiner neuen Freundin nicht passte. Das Koma dauerte vier Tage, und als er daraus erwachte, erzählte er seiner Mutter, er habe die ganze

Zeit geweint, an eine Glastür
gepocht und geschrien, weil er
in unser Leben zurückwollte.

Zu Hause nahm ich mir den Zettel noch einmal vor. Irgendetwas war mir daran aufgefallen. Jetzt erkannte ich, was es war – die Schreibmaschinenschrift. Nicht die Schrifttype auf einem Computerausdruck. Ich konnte die Buchstaben fühlen, manche waren unregelmäßig und einige *e* gefüllt, weil der Typenhebel sich zu fest aufs Papier gedrückt hatte. Ich konnte es nicht mit den *Vorzeichen* vergleichen, aber ziemlich sicher hatte ich die Verfasserin gefunden.

Am nächsten Tag fragte ich Pen danach, und sie sagte: »Ach, das hast du gelesen?«

»Es lag in der Kassenlade unter dem Geldfach. Das war vielleicht ein irrer Mindfuck, Pen! Vorzeichen?!«

Sie zuckte die Schultern und hob die Hände, aber ich wusste, dass sie sich freute. »Ja, ich hatte es mitgebracht, um es Asema zu zeigen.«

»Warum zur Hölle hast du so was geschrieben?«, fragte ich.

»Das war, nachdem ich an der Collage gearbeitet hatte.« Pen wies zum Beichtstuhl hinüber.

»Nachdem du Klebstoff geschnüffelt hattest?«

»Und die Stimme gehört. Und danach, zu Hause, war ich eigentlich mit was anderem beschäftigt, da schrieb ich plötzlich diesen Text. Das war echt komisch, als würde er mir diktiert, bloß dass ich niemanden reden hörte. Er klingt wie eine Warnung, oder?«

»Würde ich sagen. Glaubst du, Flora wollte uns vor der Pandemie warnen?«

»Zu Lebzeiten hätte sie das bestimmt gemacht«, sagte Pen. »Und sie hätte ständig Papierhandtücher und Desinfektionsmittel angeschleppt.«

»Aber echt, das wäre ihre große Stunde«, sagte ich. »Sie war so gut darin, für andere Sachen aufzutreiben. Und ihnen hinterher das Gefühl zu geben, dass sie ihr was schulden.«

»Vielleicht«, sagte Penstemon zögernd, »kann ich Flora deshalb auch manchmal hören, weil ich im Beichtstuhl war.«

Wir schauten beide zum Beichtstuhl. Jemand hatte in die Fassung in der Priesterkabine eine Dekoglühlampe eingesetzt. Als der Beichtstuhl noch benutzt wurde, war der Vorhang sicher zugezogen gewesen und die Kabine dunkel. Ein Priester konnte wohl kaum bei Flackerbeleuchtung die Beichte abnehmen. Pen ging hin und zog an der Schnur. Irgendetwas schien sich zu bewegen, und sie schreckte mit einem leisen Aufschrei zurück. Mir klopfte das Herz. Die Glühlampe war flammenförmig und schwebte in der dämmrigen Kabine wie das Licht auf dem Kopf eines Apostels.

Die Telefone standen nicht still. In meinem Kopf kochten die Informationen über. Obwohl ich mir alles aufschrieb, wurde die To-do-Liste immer länger. Ich begann das Klingeln selbst auf dem Heimweg zu hören, selbst zu Hause, ständig. Jetzt wurde ich nicht nur im Buchladen verfolgt, sondern der Buchladen verfolgte mich nach Hause. Telefone klingelten in meinen Träumen.

Es war nervenaufreibend, aber etwas Rührendes hatte so viel Aufmerksamkeit auch. Louise hatte sich für den Ausdruck »systemrelevant« begeistert. Wie sich herausstellte, waren Bücher unverzichtbar, genauso wie Nahrung, Treibstoff, Wärme, wie die Müllabfuhr, der Schneeräumdienst und Schnaps. Die Anrufe bedeuteten, dass unsere Leser uns nicht vergessen hatten, sondern eines fernen Tages wieder in den Laden spazieren würden. Manchmal war es beglückend, gebraucht zu werden. Manchmal fühlte ich mich wichtig. Unzufrieden bestellte jetzt auch telefonisch. Er fuhr einen Oldtimer-Mercedes, sehr stilvoll. Auf seinem Nummernschild stand LAW WOLF. Wenn er seine Bücher abholte, lehnte ich mich zur Tür hinaus.

»Was habt ihr noch?«, rief er.

Ich reichte ihm James McBrides *Der heilige King Kong*. Am nächsten Tag rief er mitten während der Lektüre im Laden an, um mir zu sagen, das Buch stecke so voller Leben und Liebe, er wolle gar nicht, dass es zu Ende gehe. Liebe und Leben? Das waren Wörter, die ich von Unzufrieden nie erwartet hätte. Sofort machte ich mir Sorgen.

»Ist alles in Ordnung?«

Er blaffte mich nicht an, was mir noch mehr Sorgen bereitete.

»*Das verrückte Tagebuch* hat mir gefallen, aber das hier ist noch besser. Es geht um Edelmut, Freundlichkeit, Schläue. Es ist plastisch und witzig. Ich will nicht, dass es endet.«

Ich stammelte irgendeine Antwort, und er sprach weiter.

»Ich glaube, es verändert mich. Wirklich. Es ist nicht leicht, einen harten Hund wie mich zu ändern. Die Leute dachten immer, ich wäre Rechtsanwalt. Von wegen, Staatsanwalt war ich. Dieses Buch hat mich in die alten Zeiten zurückversetzt. Ich bin in Rondo aufgewachsen, und das war ein nettes Viertel, überall Freundlichkeit und Pie, alte

Leutchen, Kids, Irrsinn und Trauer. Ein Ort, wo man sich zu Hause fühlt. Mein Leben lang habe ich ihn vermisst, aber das habe ich erst jetzt verstanden. Seit sie Rondo für die I-94 plattgemacht haben, eine Schwarze Community in St. Paul zerstört haben, in der die gleichen Menschen lebten wie in *King Kong*, seitdem fehlt es mir. McBride hat mir etwas sehr Persönliches zurückgegeben.«

»Was …«, stotterte ich, »was machen Sie denn jetzt mit so viel guter Laune?«

»Sie weitergeben, Buchstabensuppe! Sie gut verteilen, wie Marmelade.«

Wie Marmelade verteilen, das hatte Pollux' Großmutter immer gesagt, wenn es von irgendetwas mehr als genug gab. Ich hatte Roland Waring – so hieß mein Lieblingskunde laut seiner Kreditkarte – schon quasi in die Verwandtschaft aufgenommen, indem ich ihm einen Spitznamen verpasste. Einmal hatte ich ihm diesen Spitznamen sogar verraten, in einem Anfall von Frust, als mir kein neues Buch für ihn einfiel. Er hatte gesagt, das sei ein passender Name, und mich habe er Buchstabensuppe getauft, weil ich manchmal so viele Buchtitel ausspuckte, dass ich sie durcheinanderbrachte. Jetzt, wo er so verwandelt war, musste ich seinen Spitznamen ändern. Zufrieden reichte da nicht. Also nannte ich ihn erst einmal Roland Waring. Dass ein Buch diesen Wandel ermöglicht hatte, machte mich froh.

Mit vielen Kunden, die jetzt telefonisch bestellten, war es ähnlich. Wir steckten mitten in einer globalen Pandemie, aber trotz all der Schwierigkeiten waren sie meistens guter Dinge. Natürlich gab es Schlechtgelaunte. Die gibt es immer. Es überraschte mich gar nicht, dass manche von ihnen in der Krisenberatung tätig waren. Aber wenn ich das Gespräch auf die Bücher lenkte, wollten fast alle reden, was mir nur recht war. Ich kann mich endlos über Bücher unterhalten. Buchstabensuppe. Ich legte nur auf, weil die Bestellungen drängten.

Ich konnte jetzt längere Schichten schieben, solange Pen mir half, Flora im Blick zu behalten, die entweder ihren Radius erweitern wollte oder nachlässig wurde. Manchmal hoben wir die Brauen und schauten dahin, wo sie Geräusche machte. Das bedeutete mir viel. Es bewies, dass sich nicht alles nur in meinem Kopf abspielte. Ich wusste natürlich, dass es das nicht tat. Methodisch, wie sie war, hatte Pen bereits angefangen, Floras Wege durch den Laden aufzuzeichnen. Sie wollte herausfinden, ob ihre repetitiven Muster irgendeine Bedeutung hatten.

»Eins weiß ich«, sagte Pen. »Sie ist echt oft im Beichtstuhl. Ich frage mich, ob das mit den Schnitzereien auf der Tür oder mit den Bildern zu tun hat, die drinnen aufgeklebt sind.«

Ich betrachtete die verzierte Tür der Priesterkabine.

»Was ist das für ein Symbol?«, fragte ich.

»Das ist eine Art Vierpass.«

»Ich schlag's mal nach«, sagte ich. Aber mich interessierten am meisten die Bücher, die herunterfielen, die wir jeden Morgen vom Boden aufsammeln mussten – *Flora and Fauna of Minnesota* und *Euphoria* von Lily King. Vielleicht hatten die etwas damit zu tun, warum unser Geist nicht ruhte.

Als Warnung an Flora begann meine Playlist inzwischen mit meinem eigenen Johnny-Cash-Song: »God's Gonna Cut You Down«. Penstemon und ich gingen kein Risiko ein. Wir verließen immer gemeinsam den Laden. Meistens war ich viel mutiger, heiterer, besserer Laune als vorher, aber Floras *Lass mich rein* hatte bleibende Folgen. Ich war nicht gern allein, und zwar nirgends. Nachts war ich nervös und ließ die Vorhänge geschlossen. Manchmal erwachte ich um drei Uhr morgens mit geballten Fäusten, verkrampften Füßen, schmerzendem Kiefer. Und ich fror oft, als hätte mein Blut sich verdünnt und wäre mit dunklem, alten Winterwasser aufgefüllt worden. Vor allem aber gingen manchmal plötzlich meine müden Nerven mit mir durch, und ich sagte kleine Gemeinheiten zu Pollux – *Nimm deine dicken Pfoten von mir* – oder zu Hetta – *Spar dir die bösen Blicke, Mädchen*. Das kannst du besser, Tookie, ermahnte ich mich. Da stehst du doch drüber. Aber ich bin mehr so der bleierne Typ. Wenn ich springe, dann nicht über eine Handbreit. Ich wollte so gern über den Dingen stehen, aber wie Pollux sagen würde, *wünschen kann man sich vieles*.

Zumindest war jetzt Frühling.

Das Jahr der brennenden Geister

Mai

Gefüllte Weiße Blutwurz und Blaustern säumten meinen Weg zum Laden. Die ledrigen Höcker der Seidenpflanze schoben sich aus der Erde. An den dunklen Schierlingstannen und Kiefern erschienen zartgrüne Spitzen. Die Leute tappten wie Kleinkinder umher und beugten sich hinunter, um das getrocknete Gras vom Vorjahr zu bestaunen. Sie schauten in den Himmel und lasen die Etiketten neu gepflanzter Bäume. Und die Luft – war klare, kühle Nahrung. Die Sonne beschien meine Schultern, ein leichtes Brennen nur, aber es verhieß den Sommer. Die Stadt ließ Straßen sperren, damit mehr Platz für Spaziergänger blieb, und immer waren die Gehsteige voller Menschen, die einander auswichen, die vom Weg abkamen und in die Gosse liefen.

Midnite Cowgirl

Jetzt schien nach der Arbeit die Sonne, also ging ich eines Tages heim und freute mich auf unsere kleine Grillterrasse. Dort legte ich die Füße auf einem Stein ab und hängte mich in eine ausgeleierte Gartenliege. Im Becherhalter in der Armlehne der Liege stand ein Thermosbecher. Darin war starker Schwarztee, und die Sonne wärmte mir die

Schultern. Der Tag war schön. Dann kam Hetta mit Jarvis und legte ihn mir in die Arme, und der Tag war vollkommen. Das flirrende Licht im frischen Laub der Bäume betrachtete er skeptisch. Er runzelte über diese Zumutung die Brauen. Ich versicherte ihm, dass das ganz normal sei, dass es jedes Jahr Blätter gebe. Er werde sie kennenlernen.

Hetta stellte sich eine Liege daneben. Überraschungen machten mich misstrauisch.

»Tut mir leid, dass ich alte Kuh gesagt habe«, sagte sie. Es klang nicht einmal gepresst. Alles war ganz normal, wie die Blätter.

Ich räusperte mich, war vor Verwunderung heiser. »Das ist Monate her. Oder ein Jahr schon.«

Hetta lächelte wahrhaftig. »Trotzdem.«

»Okay. Was liegt an?«

»Warum glaubst du, das irgendwas anliegt?«

»Warum solltest du sonst mit mir reden wollen?«

Und lächeln, dachte ich.

Jetzt war es Hetta, die in die Babyblätter starrte. Sie hatte sich einen roten Baumwollschal um den Kopf geschlungen, der ihren Haarknoten im Zaum hielt. Sie lehnte sich zurück und schloss die Augen. Ich hielt mich bedeckt.

»Es gibt da etwas. Ich weiß nicht mal, wie ich anfangen soll.«

O Gott, dachte ich, kommt jetzt schon wieder ein Geständnis über eine Geisterbegegnung? Aber Hetta redete zum ersten Mal seit ewig mit mir, und ich durfte sie nicht bremsen. Genauer gesagt faselte sie.

»Tu einfach, als würde am Ende alles Sinn ergeben, wenn du von vorn anfängst«, sagte ich.

»Oder vielleicht sollte ich mit dem Schlimmsten anfangen, mit dem Ende, damit ich das hinter mir habe.«

»Das funktioniert genauso.«

Ich wiegte Jarvis ein bisschen, schuckelte ihn sanft in meinen Armen. Ich hätte gern mit ihm geredet, hielt es aber für besser, den Mund zu halten und abzuwarten.

»Am Ende der Geschichte raste ich aus, und zwar mit einer Peitsche.«

Ich schaute sie an, wobei ich sorgsam vermied, zu interessiert zu wirken. »Erzähl weiter.«

»Ich habe in einem Film mitgespielt.«

»Die Rolle, die du abgelehnt hast?«

»Bloß dass ich sie natürlich angenommen habe.«

»Weiß Pollux davon?«

»Er darf das nie erfahren.«

»Wie heißt der Film?«

»Midnight Cowgirl. Nur anders geschrieben, mit n-i-t-e am Ende.«

»Ich wette, er weiß es.«

»Woher denn? Er ist noch nicht rausgekommen. Ich will es nur dir erzählen, damit du mir den Rücken freihalten kannst, falls das nicht zu viel verlangt ist.«

»Ich würde das auch verlangen, wenn ich in diesem Film mitgespielt hätte.«

»Ich war in einer bescheuerten Phase.«

»Ich hatte viel bescheuertere Phasen. Auch das geht vorüber.«

»Das geht nicht vorüber, Tookie. Das wird mich mein Leben lang verfolgen.«

Also ging es tatsächlich um einen Geist. Einen herumspukenden Porno.

»Was ich getan habe, wird mich auch mein Leben lang verfolgen. Willkommen im Club«, sagte ich.

Und da saßen wir dann. Zwei von ihren Geistern verfolgte Frauen. Und ein Baby ganz ohne Geister, das Schwaden des Glücks hinter sich herzog.

Später, als Jarvis Hunger bekam, gab ich ihn Hetta. Da erzählte sie mir von seinem Vater. Wie erwartet war es Laurent. Ich hatte ihn länger nicht gesehen, aber wen sah ich schon außer Pen, Jackie, meiner Familie und geduckten maskierten Fremden zwischen Supermarktregalen.

Das Eis war gebrochen. Hetta beklagte sich. Sosehr sie ihn liebe – Laurent befolge keine Regeln. Es sei nicht seine Schuld, er sei bloß so diffus. Hetta habe sich nicht mit ihm getroffen, aber von Asema gehört, dass Laurent sich bemühe, eine Maske zu tragen, und dann rutsche sie zum Kinn oder baumele von einem Ohr herunter. Asema mied ihn inzwischen, weil Laurent Leuten zu nahe kam und nicht damit aufhören mochte, zu feiern und sich mit alten Freunden zu treffen.

»Er hat zwei Jobs. Zum Tätowieren macht er Hausbesuche.«

»Sehr geschäftstüchtig, der Junge. Aber in diesen Zeiten …«

»Sollte ich ihn aus meinem Leben werfen? Bevor sich Jarvis an ihn gewöhnt? Ich weiß, das klingt schrecklich.«

Ich konnte nicht antworten; ein Stich in der Magengegend hatte mich überrumpelt. Ich hätte zu gern meinen Vater kennengelernt. Nicht, wenn er gewalttätig war, natürlich. Aber wenn er bloß ein übermäßig kontaktfreudiger, fuchsiger, lungernder Tattookünstler mit mangelnder Maskendisziplin gewesen wäre? Ganz sicher.

»Wahrscheinlich schon. Ich sollte, ich meine, ihn aus

unserem Leben …«, begann Hetta. Ich war nicht sicher, ob sie eher resigniert oder erleichtert klang.

»Warte«, sagte ich. »Ich hätte meinen Dad gern kennengelernt, selbst wenn er ein Nichtsnutz wäre, der Bücher mit Hühnerfüßen vollmalt, sein Geld mit Tattoos verdient und liederlich mit seinen Gefühlen umgeht.«

Ups. Hetta blinzelte und ließ meine Worte sacken.

»O Gott, habe ich das gerade wirklich gesagt?«

»Ja, hast du. ›Liederlich mit seinen Gefühlen‹. Dann hast du ihn wahrscheinlich mit Asema gesehen? Im Laden?«

»Es überrascht mich, dass du davon gehört hast.«

»Er hat's mir erzählt. Wir haben eine offene Beziehung geführt, weißt du.«

»Und dann bist du …«

»Ja.« Sie schaute auf die gesprungenen Fliesen hinunter und zuckte die Schultern. »Das war alles meine Idee, übrigens, nicht seine. Funktioniert hat es auch nicht. Außer dass es mich Asema nähergebracht hat. Sie ist echt vorsichtig, wegen ihrer Mutter und ihrer Mooshum. Außerdem hat er das mit Jarvis und mir nie erwähnt. Das war unsere Regel. Ich hab also kein Problem mit Asema. Kann ich dir noch was sagen?«

Ich nickte. Misstrauisch.

»Keine Sorge, es ist was Gutes. Ich will es bloß laut sagen. Mit meinen sexuellen Abenteuern bin ich fertig. Laurent, der bescheuerte Film und so weiter. Ich habe von Jarvis gelernt, dass es Besseres gibt im Leben. Und außerdem, na ja, Asema gefällt mir.«

»Sie *gefällt* dir?«

Sie wandte den Blick ab und nickte.

»Das freut mich aber.«

»Wow. Schau sich einer dich an«, sagte Hetta. »So normal, so mütterlich und alles. Ich hätte gar nicht gedacht, dass du mütterlich sein kannst. Und du bist so eine gute Großmutter, eine gute Kookum, Nookomis oder wie auch immer. Du magst Jarvis so gern.«

»Ich liebe ihn, liebe ihn wirklich«, nuschelte ich. Aus unerfindlichen Gründen machte mich das alles verlegen, schüchtern; ich kam mir lächerlich vor. Ich versuchte es abzuschütteln, denn ich wollte gern eine Frau sein, die mit so großen Worten klarkommt.

Brennende Geister

In den meisten Kulturen gibt es Zeremonien des Abschieds. Wir ehren die Toten mit Blumen und Nahrung. Tragen rote Fahnen und Schädel durch die Straßen oder besuchen Gräber. Wir räuchern mit Weihrauch oder Salbei. Wir schaffen getreue Abbilder von Himmel und Hölle. Erwecken die Toten zum Leben, damit ihre Geister umherstreifen können. Wir erinnern uns und versammeln Spuren ihrer Einflüsse auf unsere Leben. Dann verbrennen wir sie, lassen sie frei und bitten sie, uns in Ruhe zu lassen. Es funktioniert nicht. Ein Jahr später sind sie immer wieder da.

Druckereien arbeiteten weiter, es wurden Bücher gemacht. Manches lief stockend, aber mich tröstete es, dass die Produktion nicht stillstand. Wir hatten nie genug Geld, um einen ausreichenden Vorrat aller Titel zu bestellen, die wir an die Schulen verschickten, und schon gar nicht genug Platz, sie zu lagern. Also sah es bei uns aus wie bei superordentlichen Messies. Ich fragte mich, wie Flora mit dem Mangel an Standfläche umgehen würde – ob sie schweben würde, in die Kartons klettern oder stolpern, wie es mir passiert war. Enttäuschenderweise schien ihr der labyrinthische Aufbau nichts auszumachen. Solange ich mit anderen zusammenarbeitete, sprach sie weiterhin nicht mit mir und zischte mir nicht ins Ohr. Sie blieb auf Abstand. Aber ich wollte sie trotzdem verbrennen.

Wenn die Kremierung nicht geholfen hatte, wieso sollte dann ein viel mickrigeres Feuer irgendetwas ausrichten können? Weil ich noch Sachen von ihr hatte. Als Jackie und ich darüber redeten, dass man nichts Rotes tragen sollte, war mir wieder eingefallen, dass die ganz Traditionellen die Besitztümer von Toten weggaben oder verbrannten. Vielleicht hatte Letzteres mit den vielen Seuchen zu tun, die uns dezimiert hatten. Aber ich wollte nichts unversucht lassen.

Ich wollte ein Feuer machen und alles hineinwerfen, was Flora mir je gegeben hatte. Ich ging durchs Haus und sammelte. Vier Tüten Potpourri (um die tat es mir leid). Eine Strickmütze aus spezieller Wolle, mit der ich wie ein Stachelschwein ausgesehen hatte. Na, danke. Ikonenkärtchen, weil ich ihr gesagt hatte, dass mir Heiligenbilder gefielen. Ein Knäuel leuchtend pinkfarbenes Paketband. Warum? Ugg-Stiefel. Sie hatte ein Paar bestellt, das ihr viel zu groß war, und sie nicht rechtzeitig anprobiert, um sie zurückgeben zu können. Mir hatten sie gepasst. Ich war darin durch die Gegend geschlurft, bis an mehreren Stellen die Nähte rissen. Die waren sicher schwer zu verbrennen. Ein paar relativ kleine Powwow-T-Shirts. Ein unbeholfen mit Perlen verziertes Medaillon. Floras Perlenstickereien hatten anfangs ausgesehen wie die eines Kleinkinds, voller ungerader Reihen und loser Fäden, aber das Medaillon versetzte mir einen Stich. Ich wusste noch, wie sie mir den gestickten Blumenkranz um den Kopf gelegt hatte. Dann hatte sie mich ängstlich, fragend, bewundernd angelächelt. Ihre sanftblauen Augen, ihr weißblondes Haar, ihre rosa Lippen. Was hatte sie an mir bloß bewundert? Was hatte ich je geleistet? Ihre Ansprüche waren unfassbar niedrig. Ich legte das Medaillon auf den Stapel und tätschelte es. Sie hatte es gut gemeint damals. Flora hatte nie vorgehabt, ein lungernder, bedürftiger, zudringlicher Geist zu werden. Vielleicht hasste sie sich selbst für das, was sie tat.

In der altmodischen Feuerstelle im Garten, die wir nur selten benutzten, entzündete ich ein Feuer. Es war sonst niemand zu Hause, und das war gut so. Ich wollte nicht, dass Hetta die Uggs zu retten versuchte oder irgendetwas. Die T-Shirts sahen ganz nett aus. Und falls die Sachen nicht brennbar sein sollten, wie das Buch, dann wollte ich mir nicht irgendjemandes Nervenzusammenbrüche anhören müssen. Als das Holz richtig gut brannte, warf ich nach und nach Floras Sachen ins Feuer. Sie brannten. Die Uggs sonderten einen unglaublichen Gestank ab. Im Geiste der Versöhnung, vielleicht sogar richtig versöhnt, warf ich auch Tabak in die Flammen. Dann ein dickes Bündel getrockneten Lebensbaum, wovon das Feuer in einem plötzlichen Ausbruch Funken sprühte. Ich verbrannte immer die Reste, die von Pollux' Zeremonien blieben. Ich liebte den Duft des Rauches und wie hungrig die Flammen die dürren Zweige verschlangen.

Am Feuer zu sitzen machte mich einsam. Es war schmerzhaft, dass ich Pollux nichts von meinen Sorgen erzählen konnte. Ich fragte mich, warum er von meinem Gespenst nichts wissen wollte und ich nichts von seinen Geisterzeremonien. Ging es da nicht um dasselbe? Ich lehnte Zeremonien schon aus Prinzip ab – um zu beweisen, dass meine Weigerung mich nicht zu einer zweitklassigen Ojibwe machte. Es war ähnlich wie die Begründung, mit der Pollux ab und zu einen Drink bestellte – um zu beweisen, dass er als Native American kein Alkoholiker sein musste. Dass er sich weigerte, über die Geister der Toten zu reden, war für Pollux keine Frage seiner Identität, aber es verwunderte mich, dass er nicht an sie glaubte, wo er doch die Geisterwesen aus den Überlieferungen für real hielt. Ich blieb lange dort sitzen, selbst dann noch, als bis auf die verkohlten Stiefelsohlen alles zu Asche geworden war. Dann legte ich Holz nach. Mit Anbruch des Abends wurde es kühl, und die Kohlen verströmten angenehme Wärme. Nach einer Weile hörte ich Pollux in die Zufahrt einbiegen. Er ging durchs Haus in den Garten und setzte sich zu mir. Er bemerkte die halb verbrannten Sohlen.

»Bist du wieder mit den Füßen im Feuer eingeschlafen?«

»Ja«, sagte ich. »Eine Frage. Warum glaube ich an Gespenster, wenn ich nicht an Geisterwesen glaube? Und warum glaubst du an Geisterwesen, wenn du nicht an Gespenster glaubst?«

Er musterte mich, die kaputte Augenbraue gelupft, mit geschürzten Lippen. Schließlich nickte er und schaute wieder ins Feuer.

»Es ist nicht so, dass ich nicht an die Geister der Toten glaube«, sagte er. »Ich mag's nur nicht, wenn die Leute sie Gespenster nennen oder sagen, dass es spukt. Oder den Namen der verstorbenen Person aussprechen. Das ganz besonders. Das ist respektlos.«

Ich beugte mich vor und starrte ihn an wie einen Fremden. »Im Ernst?«, sagte ich. »Das ist der Grund, warum du dich jedes Mal dünnmachst, wenn dieses Thema aufkommt?«

»Klar ist das der Grund.«

»Du sagst also, dass du glaubst – nur dass ich dich richtig verstehe –, dass du *weißt*, dass Gespenster existieren.«

»Nicht Gespenster. Geister. Ja.«

»Und da werde ich nun seit November von einem Geist verfolgt und traue mich nicht, mit dir darüber zu reden, seit du mich das eine Mal gedisst hast. Ich habe nie um Hilfe gebeten. Ich dachte, du lässt mich einfach stehen. Du hast mich sogar tatsächlich stehenlassen.«

»Was genau meinst du denn damit, dass du von einem Geist verfolgt wirst?«, fragte Pollux.

»Na, verfolgt eben.«

»Also, da ist ein Geist, den du sieht?«

»Den ich höre, Flora ...«

»Psst!«

»Siehst du? Ich kann nicht mit dir reden. Warum nicht?«

»Du weißt, dass ich den Job als Stammespolizist nach deiner Verhaftung aufgegeben habe. Und wie du auch weißt, war ich als Polizist nicht gerade übereifrig. Daher werde ich wohl kaum den Kulturpolizisten geben. Aber ich sag's dir trotzdem. Es liegt daran, dass du ihren Namen aussprichst. Du kannst sie nicht einfach so beim Namen nennen. Man muss die Toten respektieren. Außerdem kann es sie von ihrem Weg ins Jenseits abbringen, wenn jemand sie ruft – falls sie noch unterwegs ist. Und wenn sie erst mal dort ist, solltest du sie noch viel weniger auf dich aufmerksam machen.«

»Warum nicht?«

»Dann denkt sie vielleicht, du wolltest ihr Gesellschaft leisten.«

Das brachte mich zum Schweigen.

»Ihr Chippewas habt eine gute Methode, damit umzugehen«, sagte Pollux. »Das weiß ich von Noko. Ihr hängt dem Namen den Zusatz -iban an. Dann erkennt sie ihren Namen nicht mehr, und der Zusatz bedeutet außerdem, dass sie im Totenreich ist.«

»Warum zur Hölle wusste ich davon gar nichts?« Ich furchte Pollux mit meinen Blicken.

»Du kennst dich doch aus mit deinen Traditionen«, sagte er. »Ich dachte, du wüsstest das und hättest irgendwelche Gründe, es nicht zu machen. Wer konnte das ahnen.«

»Ich kenne mich nicht aus mit meinen Traditionen! Ich bin nicht damit aufgewachsen! Essen zu klauen, das war meine Tradition! Von -iban habe ich nie gehört.«

»Wow, tut mir leid. Ich wollte dich nicht … Wie soll man sagen. Nicht bevormunden wahrscheinlich.«

Ich schwieg. Reiß dich zusammen, dachte ich. Belass es dabei. Er hat sich entschuldigt. Mii go maanoo. Vergiss es. Aber ich hatte solche Lust, Pollux anzuschreien, dass ich mir den Handrücken auf den Mund pressen musste. Es war alles nicht seine Schuld. Aber.

»Was nützt es mir, einen Zeremonienmeister zum Mann zu nehmen, wenn er mich nicht aus meinen Schwierigkeiten herauszeremoniert?«, fragte ich.

»Ich habe mich das auch schon gefragt«, sagte Pollux. »Was nützt es mir, eine Buchhändlerin zur Frau zu nehmen, wenn ich kein Buch kaufen möchte?«

Wir warfen uns aus dem Augenwinkel Blicke zu, dann mussten wir lachen. Nicht lange, und wir waren oben im Schlafzimmer. Irgendwann hörten wir im Halbschlaf ein Auto halten und dann Hettas Stimme, als sie den Kindersitz aus dem Wagen holte. Sie lachte mit jemandem zusammen. Mit Asema. Richtig ausgelassen.

»Ist vielleicht ein besonders komischer Abend heute«, sagte Pollux.

»Gut, dass wir früh angefangen haben.«

Wir blickten zum Deckenventilator auf, und das liebte ich. Im körnigen Halbdunkel beruhigte mich sein verschwommener Schemen.

»Ich bin so froh, dass du das Ding eingebaut hast.«

»Ich hab's für dich getan. Um dich zu hypnotisieren. Damit du mir zu Willen bist.«

»Was willst du denn so?«

»Du weißt schon«, sagte Pollux.

»Ich schätze, das lässt sich einrichten«, sagte ich, »Ausnahmsweise. Wenn du ganz leise bist.«

»Zehntausendeins«, flüsterte er anschließend, als wir müde nebeneinander lagen.

»Das ist bestimmt Weltrekord.«

»Definitiv ein Rekord. Wir haben ein neues Level erreicht.«

»Wir sollten eine Auszeichnung kriegen oder so was.«

»Eine Plakette mit einer detaillierten Beschreibung. Die wir über den Kamin hängen können. Hetta würde sich für uns zu Tode schämen.«

»Ja, klar. Sie ist ja so unschuldig mit ihrem Baby und allem.«

Oh-oh. Ich hielt mir den Mund zu.

»Stimmt, du hast recht. Sie ist eine Unschuld«, sagte Pollux und schlief ein. Ich hoffte, das hieß, dass er nichts von *Midnite Cowgirl* wusste. Ich schaute zum wirbelnden Ventilator auf und ließ ihn mich in den Schlaf wiegen.

Manchmal, beim Aufwachen, zwischen Schlaf und dämmerndem Bewusstsein, erwischt mich eine Woge vernichtender Trauer. Ich weiß nicht, wo die Woge herkommt oder warum diese Momente so bitter und bodenlos sind. Es passiert einfach. Ich halte still, als steckte eine Messerklinge in mir, weil ich Angst habe, jede Erschütterung könne das Gefühl verstärken. Aber ich weiß, dass es nicht weggeht, wenn ich mich ihm nicht ergebe. Also fühle ich es.

So war es auch an dem Morgen, nachdem Pollux mich mit dem Deckenventilator hypnotisiert hatte. Ich erwachte in den Klauen der Trauer und ließ mich wie immer von der Dunkelheit fluten. Als sie langsam zurückwich, wagte ich einen Blick aus der Kissenhöhle. Pollux saß an einem kleinen Tisch am Fenster. Das war eine seiner Werkstätten, die überall im Haus und in der Garage verteilt sind. Diesen Tisch hatte er in unser Zimmer gestellt, als Hetta sich in seinem Arbeitszimmer einquartierte. Er benutzte ihn für seine Arbeit mit den Adlerfedern. Es waren wunderschöne braun und weiß gesprenkelte Federn, Schwungfedern und deshalb etwas gekrümmt. Pollux begradigte sie, indem er ihren Schaft an einer heißen Glühlampe entlangzog. Gegen die Helligkeit trug er eine Sonnenbrille. Wieder und wieder zog er die Feder über das Glas der Lampe. Normal kann man das nur in einem indigenen Haushalt nennen. Allmählich wurde die Feder gerade. Es dauerte lange. Ich beobachtete ihn aus meinem Kissenhaufen. Das Licht beschien seine Haare, hob silbrige, schwarze und graue Strähnen hervor. Diese Geduld, die er besaß, diese Hingabe an die eine Feder bestrickte mich. Wieder und wieder erwärmte er die Feder, bog sie in die andere Richtung, zog sie gerade, erwärmte sie noch einmal. Es kam mir vor wie das Urbild menschlicher Liebe. Ich wusste, dass der Ventilator für mich war. Ich wusste, dass diese Feder ich war – Tookie, tausendfach gewärmt und wieder aufgerichtet.

Minnesota Goddamn

Signalereignis

Definition aus dem Bereich öffentliche Gesundheit: Als Signalereignis wird ein meist menschengemachtes Ereignis bezeichnet, von dem ein starkes »Signal« ausgeht, häufig in Form einer Katastrophe, und das Folgen in Form von Gesetzesänderungen und richtungsweisenden Gerichtsurteilen zeitigt, aufgrund öffentlichen Aufbegehrens gegen bestehende Richtlinien, die sich zur Bewältigung des Ereignisses als ungeeignet erwiesen haben.

25. Mai

Spät am Montagabend. Hetta zeigte ihrem Vater etwas auf ihrem Handy. Das tat sie dauernd. Pollux sank auf das Sofa und legte den Kopf in die Hände. *Oh nein, gawiin, gawiin*, sagte er. *Oh nein. Neinneinnein gawiin.* Dann schaute ich es mir auch an, das Video mit dem Polizisten, der auf dem Nacken eines Schwarzen Mannes kniete, und der Mann rief und rief nach seiner Mutter, und dann verstummte er, und dann lag er still. Das war beim Cup Foods in South Minneapolis. Pollux hielt dort manchmal auf dem Heimweg von seiner Arbeit am Universum, um ein paar Kleinigkeiten zu kaufen. Da kriegt man alles, aber wirklich alles, sagte er über das Cup. Jetzt sagte er: *Ich war vorhin noch da. Vielleicht hätte ich …* Ich setzte mich behutsam zu ihm.

Hetta scrollte durch Twitter und sagte: *Ein ungedeckter Scheck vielleicht? Ein verfickter ungedeckter Scheck?* Nach einer Weile erzählte sie, es beginne sich ein Plan abzuzeichnen, und sie wolle zu einer Kundgebung, die für den nächsten Tag angesetzt sei. Jarvis wolle sie mitnehmen.

»Ich werde gut aufpassen«, sagte sie. »Ich muss da hin.« Sie weinte. Pollux ließ noch immer den Kopf hängen. Seit diesem Video. Ich legte ihm eine Hand auf den Rücken, und er zuckte zusammen. Ich hatte Mühe, eine Woge der Verstörung zurückzuhalten. Wir waren Zeugen eines Mordes geworden, und was fängt man jetzt damit an?

Hetta zählte die Sicherheitsmaßnahmen auf, die sie treffen wollte, von der Maske bis zum Alkoholspray. Pollux hielt zwar den Kopf gesenkt, hörte aber zu.

»Können sich Babys auch anstecken?«

Hetta zuckte mit den Schultern, aber dann hielt sie inne. Sie zog ihr Kind fest an sich und seufzte. »Ich will nicht, dass er krank wird.«

»Wie wär's, wenn ich auf Jarvis aufpassen würde?«, sagte ich. »Lass mir ein paar Fläschchen Milch da.«

Pollux starrte noch immer zu Boden. In den Anfangszeiten des AIM, des American Indian Movement, hatten sie den Polizeifunk abgehört und hatten Kassettenrekorder mitgebracht, wenn in bestimmten Stadtvierteln, in bestimmten Bars ein Einsatz bevorstand. Die Beamten verschleppten unsere Leute regelmäßig ans Flussufer, um sie zu verprügeln, und das AIM setzte sich dafür ein, dass das aufhörte. Jetzt gab es dafür Handys.

Ich hörte auf, im Zimmer umherzustreifen, und setzte mich hin.

»Asema hat mir gerade geschrieben. Wir gehen zusammen zur Kundgebung«, sagte Hetta.

»Sehr gut. Regel Nummer eins – such dir immer eine Bezugsperson. Nicht dass ich mich auskennen würde«, sagte ich. »Ich war nie bei Demos dabei, außer in Standing Rock, wo ich nur Bücher vorbeigebracht habe.« Ich klopfte mir auf die Brust. »Straftäterin. Ich will mit Cops nichts zu schaffen haben.« Ich schaute auf Pollux hinunter. »Außer mit dem hier.«

Er reagierte nicht.

»Ich kann Jarvis also in seine Trage packen und hierbehalten«, sagte ich. »Wir kommen schon klar.«

Hetta begann mit großem Ernst zu reden. Die Menschen bräuchten Gelegenheit zu trauern, sagte sie. Es müsse endlich Konsequenzen geben. Ich war überrascht, denn so hatte sie sich noch nie für irgendetwas eingesetzt. Ihre Leidenschaft hatte dem Make-up gegolten, ihren Klamotten, ihren Freunden. Aber das war vor Jarvis gewesen, vor der gedankenschweren Isolation der letzten Monate und bevor sie Asema nähergekommen war. Ich selbst bekam wieder Knoten im Hirn, sobald ich aufhörte zu reden. Das Video von George Floyd lief vor meinem inneren Auge in Dauerschleife.

Aber würde ich es abheften wie die anderen auch?

Jeronimo Yanez, der in einer einzigen vernichtenden Bewegung Philando Castile erschoss. Sieben Schüsse. Das lässt uns nie wieder los, hatte ich damals gedacht. Uns alle nicht, die das zugelassen haben. Und was hatte ich seitdem getan? Ein bisschen was. Nichts sonderlich Wirkungsvolles.

Ich dachte an Philandos Beifahrerin, seine Freundin Diamond Reynolds. *Warum haben Sie auf ihn geschossen,*

Sir? Ich dachte an Reynolds' vierjährige Tochter, die zu ihrer mit Handschellen gefesselten Mutter auf der Rückbank des Streifenwagens sagte: *Ich will nicht, dass du geschossen wirst, Mama. Ich bin für dich da.*

»Danke, dass du Jarvis hütest, Mom«, sagte Hetta.

»Gern, Süße«, sagte ich.

Pollux schaute mit gedämpfter Verwunderung zwischen uns hin und her, dann senkte er wieder den Kopf. Hetta ging schlafen. Pollux und ich blieben sitzen, redeten und schauten auf unsere Handys und blieben lange wach. Das war nicht klug von uns, denn wie sich herausstellen sollte, standen uns viele schlaflose Nächte bevor, während die Twin Cities trauerten und brannten.

Ich war auf dem Sofa eingedöst, und als ich vor Tagesanbruch hochschreckte, war das Haus ganz still. Einmal hatte mich, als ich meine Zelle nicht verlassen konnte, eine Gruppe von Vollzugsbeamten daraus entfernt. Auch ich war zu Boden gedrückt und gewürgt worden; dieser Schrecken saß in mir, und jetzt hatte er sich zur Hautoberfläche durchgewunden. Sprachlos blieb ich im Dunkeln liegen. Ich hatte erlebt, wie sich der Stoff einer Uniform straff über mein Gesicht spannte, und es war nicht Pollux' gewesen.

Es war der 26. Mai. Hetta und Asema brachen zu der Kundgebung und der Demonstration auf und nahmen Wasserflaschen, Mützen, Regenschirme mit. Nach einigen Stunden kamen sie wieder. Es war emotional und kathartisch gewesen, aber sie hatten den Demonstrationszug verlassen, bevor er die Polizeiwache im dritten Revier erreichte. Abends saßen wir wieder beieinander und schauten Livefeeds. Die Stimmung heizte sich auf. Wir wandten uns ab, schauten wieder hin, und es flogen Feuerwerkskörper, Blendgranaten, Tränengas. Dann regnete es, und es sah danach aus, als gingen alle nach Hause.

Heimgesuchte Stadt

»Ich kann heute nicht hierbleiben.« Hetta sah mich bei Eiern und Toast zum Frühstück ruhig an. »Wir müssen der Schwarzen Community beistehen, weil wir das kennen. Das MPD macht seit den ersten Anfängen der Stadt dasselbe mit unseren Leuten. Nein, davor schon. Die haben an uns geübt, seit dem Dakotakrieg. Man braucht sich bloß das verdammte Staatssiegel anzugucken.«

Auf dem Staatssiegel von Minnesota reitet ein Indianer mit einem albernen Speer davon, und ein Siedler, dessen Gewehr an einem Baumstumpf lehnt, pflügt derweil sein Feld. Asema war Mitglied des jüngsten Komitees, das dieses Siegel ändern wollte, also mussten die beiden darüber geredet haben. Fast hätte ich zu Hetta gesagt, dass sie wie Asema klang, aber dann dachte ich, vielleicht fand sie stattdessen gerade ihre eigene Stimme. Pollux war früh aus dem Haus gegangen, um sich mit Freunden zu treffen, also war ich allein, als Hetta und Asema aufbrachen. Ich hatte mich bereit erklärt, Jarvis zur Arbeit mitzunehmen.

»Geht nicht zur Polizeiwache«, sagte ich.

Ich textete Pollux, und er antwortete besorgt. Er schrieb, ich solle dafür sorgen, dass sie ordentliche Masken dabeihätten und reichlich Wasser.

»Wir werden wieder früh zurück sein«, sagte Hetta. »Keine Sorge.«

Hetta nahm Jarvis von ihrer Brust und überließ es mir, den Kleinen aufstoßen zu lassen – ich war in die nächste Liga aufgestiegen. Ich legte ihn auf das Tuch auf meiner Schulter, klopfte ihm sanft den Rücken und tänzelte durchs Zimmer. Asema fuhr in dem altehrwürdigen gelben Forester ihrer Mutter vor. Hetta küsste ihr Kind auf den Scheitel und schnappte sich ihren Rucksack. Pollux hatte gesagt, ich solle ihr seine splitterfeste Schutzbrille mitgeben, falls die Polizei Gummigeschosse einsetzte. Gestern hatte er schon versucht, ihr einen Fahrradhelm aufzudrängen, aber sie verweigerte beides.

»Ich weiß, du machst dir Sorgen«, sagte sie. »Aber so schlimm wird es nicht.«

Sie wedelte mit dem Handy und sagte, sie würde uns auf dem Laufenden halten. Sie schaltete die Standortverfolgung ein und überzeugte sich, dass Pollux sie aufrufen konnte. Außerdem umarmte sie quasi in meine Richtung. Dann gab sie mir eine ordentliche Luftumarmung, als wollte sie Jarvis nicht stören. So nah waren wir einer echten Umarmung noch nie gekommen, und es versetzte mich in ein trauriges Glimmen.

Ich stellte mich mit Jarvis auf dem Arm ans Fenster und schaute zu, wie Hetta und Asema den Gehweg entlangfederten. Gestern waren sie in Alltagsklamotten losgezogen, aber heute Morgen hatten sie sich mit ihren Trainingshosen und Sneakern professionell gekleidet. Asema trug ein weißes Rage-Against-the-Machine-T-Shirt mit einer roten Faust in der Mitte. Auf ihrer schwarzen Basecap stand *Birchbark*

Bookhead. Es war bewölkt und schon ziemlich heiß. Hetta hatte ein blaues Herrenhemd über ein weißes T-Shirt gezogen. Die Haare trugen beide als Knoten im Nacken, damit niemand sie am Zopf packen konnte. Asema hatte einen Sharpie mitgebracht, mit dem sie einander wasserfest auf die Arme schrieben. Als mir klar wurde, dass sie sich ihre Kontaktdaten auf den Körper malten, ging ich mit Jarvis zur Tür.

»Kommt zurück!« Meine Stimme klang leiernd und gepresst.

Hetta lächelte mir über die Schulter zu. »Es ist alles okay, Mom!«

Sie wusste, dass es mich jedes Mal von den Füßen haute, wenn sie mich Mom nannte.

»Es wird bestimmt niemand verhaftet!«, rief Asema.

Die beiden salutierten scherzhaft und duckten sich ins Auto. Ich hatte ein schreckliches Gefühl bei ihrer Abfahrt. Ich habe immer schreckliche Gefühle, wenn irgendjemand geht. Mein Leben lang sind Menschen für immer verschwunden. Meine Tante – diabetisches Koma. Meine Mutter – Überdosis. Meine Cousins – verschiedene Unfälle, verschiedene Substanzen. Meine Liebhaber – andere Menschen. Hetta und Asema wird nichts passieren, sagte ich mir. Es sollte nicht gefährlich sein, sich friedlich zu versammeln und seine durch den ersten Verfassungszusatz garantierten Rechte auszuüben, aber dann war da noch Standing Rock. Wir hatten dort kochen wollen. Ich hatte jede Menge Bücher mitgebracht. Die rechtlichen Rahmenbedingungen des Protests hatte ich nie richtig verstanden. Im Grunde ging ich nur hin, weil alle hingingen, die ich mochte, zum Beispiel Jackie und eine Freundin, die richtig gute Hominy Stew kochen konnte. Dann kam eins zum anderen. Pollux kniete auf dem Boden, als er mit Tränengas, Pfefferspray und einer Chemikalie traktiert wurde, die wir bis heute nicht haben identifizieren können. Seitdem ist er kurzatmig. Ich musste noch einmal mit ihm reden, also rief ich ihn an.

»Vielleicht ziehen die Polizisten sich zurück oder knien sich hin«, sagte er. »Ich kann's kaum fassen, wie viele Leute heute auf den Beinen sind.«

Ich bat ihn, vorsichtig zu sein, und er sagte, er praktiziere Social Distancing, indem er hinter einem Tisch voller Essen stehe und Schüsseln mit Chili fülle.

Ich tüftelte aus, wie man die Babytrage festschnallt und ein Kind mit sich herumträgt. Auf den schattigen Seiten der Straßen spazierten wir zur Arbeit. Pollux wollte uns abholen, wenn er alle mit Chili versorgt hatte. Die Wolken hingen tief, und ich spürte, wie die Hitze sich zusammenballte. Jarvis schien das nicht zu stören, aber ich war froh, als wir den Buchladen erreichten. Ich schloss die Tür auf und spähte hinein. Jackie arbeitete schon im Büro. Die Luft war kühl, eine Erleichterung. Ich machte mich an die Arbeit und druckte als Erstes Onlinebestellungen aus, um zu prüfen, ob wir die Titel vorrätig hatten.

Hetta hatte gesagt, die Demonstration werde wieder bei Cup Foods starten und sich auf der Achtunddreißigsten Richtung Hiawatha bewegen, aber sie wolle kehrtmachen, bevor der Protestzug die Polizeiwache erreichte. Sie werde sich regelmäßig melden. Eine Zeit lang hielt sie Wort und schickte Fotos, die sie unterwegs aufgenommen hatte – von einer Frau in pinkfarbener Strumpfhose, die einen Buggy vor sich herschob, einem Mann, dessen Kind auf seinen

Schultern ein Schild mit der Aufschrift *Gerechtigkeit* hochhielt. Ich wusste, dass uns diese Bilder beruhigen sollten. Sie versprach, frühzeitig zu Asemas Forester zurückzulaufen.

Jarvis trank ein bisschen Wasser aus einer Flasche und schlief eine Stunde, dann öffnete er die Augen und betrachtete mich mit gerunzelter Stirn. Ich war nicht darauf gefasst, wie es sich anfühlt, wenn ein Kind auf deiner Brust dich von direkt unter deinem Kinn aus anstarrt und immens enttäuscht ist. Sein Gesichtsausdruck besagte, dass ich alles, aber auch alles falsch gemacht hatte, indem ich nicht Hetta war. Ich schaute in sein Gepäck, holte ein gekühltes Fläschchen hervor und ließ heißes Wasser darüberlaufen, um es zu erwärmen. Ich holte Jarvis nicht aus der Trage, obwohl er die Mundwinkel herunterzog und seine Stirn sich in tiefer Verzweiflung furchte.

»Ich weiß, Kleiner, es ist ganz schrecklich«, sagte ich mit meiner zärtlichsten Stimme. »Aber ich bin Tookie. Und ich habe die Milch von deiner Mom.«

»Babys soll man nicht anknurren. Und was du gesagt hast, klang gruselig.« Jackie kam gerade aus dem Büro. Sie trug eine dieser blauen Zellstoffmasken, die schwer zu bekommen waren. Ihr Haar war mit einer perlenbestickten Spange auf dem Kopf zusammengewirbelt. Die Augen hatte sie sich mit schwungvollem Eyeliner geschminkt, und ihre Brauen waren voll und gerade. Ich staunte darüber, wie sie sich zurechtmachte, nur um dann allein zu sein.

»Oooch, sei nicht gemein, Boss. Du siehst doch, dass ich eine blutige Anfängerin bin.«

»Du machst das super. Du bist ein Naturtalent«, sagte sie, während Javis' Gesicht sich zu einem Bild des Jammers formte. Als er den Mund aufmachte, um loszuheulen, tat ich behutsam den Sauger hinein. Er wirkte misstrauisch, dann entrüstet. Er wollte aufbrausen, schmeckte dann aber die Milch und ließ sich vor lauter Überraschung füttern. Er trank das ganze Fläschchen leer und drückte den Kopf an mein Herz.

»Solltest du ihm nicht die Windel wechseln, bevor er einschläft?«

»Er trägt eine von diesen Hightechwindeln«, sagte ich, obwohl er sich untenherum schwer anfühlte und ich einen feuchten Fleck bemerkte.

Na schön. Dann roch ich eben nach Pipi. Aber ich hatte meine erste Prüfung als Solo-Oma bestanden, und das mit dem Handicap, dass ich keine eigenen Kinder hatte. Ich hatte ein Baby gefüttert, und es war eingeschlafen. Was war da einzuwenden? Ich war zumindest nicht *ganz* schlecht. Ich legte die Hand um Jarvis' winzigen Körper und setzte mich an den Computer.

Von Hetta kam gar nichts.

Bis zum späten Nachmittag hatte ich ihn dreimal gewickelt und ein zweites Fläschchen verfüttert. Damit er Bewegung bekam, nahm ich ihn in die Kinderspielecke auf der Galerie mit, und wir wälzten uns gemeinsam auf dem Boden. Jackie schaute zu, war aber zu gewissenhaft mit dem Virus, um Jarvis anzufassen. Jarvis lachte inzwischen glucksend los, wenn ich den Kopf schüttelte und meine Haare fliegen ließ. Das tat ich ausgiebig und erntete jedes Mal ein Lachen. Dann begann er aus heiterem Himmel zu wimmern. Ich wandte alle meine Tricks an, aber das Wimmern wurde nur stärker. Bisher hatte ich ihn beim kleinsten Pieps gleich an Hetta übergeben. Sein Gesicht zerknautschte sich, und er fing an zu brüllen. Jetzt war etwas dermaßen schiefgelaufen, dass es mich lähmte. Vielleicht hatte er Gift geschluckt. Vielleicht ein Darmverschluss. Vielleicht hatte sich ihm eine herumliegende Nadel in die Haut gebohrt. Aber wo? Panisch untersuchte ich ihn von oben bis unten. Ich konnte nichts finden.

»Jackie! Was soll ich machen?«

»Babys schreien manchmal. Nimm ihn einfach auf den Arm und wieg ihn.«

Jackie hob die Hände und schloss die Tür zum Büro. Ich hörte, wie drinnen der Ventilator auf der höchsten Stufe losbrummte.

Der Uhr nach waren es zwanzig Minuten, eine Ewigkeit für meine armen Nerven. Die gewaltigen Qualen meines Enkelkindes trafen mich ins Herz, und die Brust verengte sich mir um einen roten Klumpen Elend. Einmal streckte Jackie den Kopf zur Tür heraus und sagte, sie hätte für ihre Kinder immer gesungen. Ich fing mit dem erstbesten Song an – *You can have it all, my empire of dirt* –, und Jackie meinte, ich sollte es vielleicht doch lieber lassen. Sie schloss die Tür. Irgendwann beruhigte Jarvis sich wieder; sein winziger Körper entspannte sich und wurde schwer. Wenn ich mich hinsetzen wollte, wurde er allerdings unruhig. Ich musste in Bewegung bleiben, und das war ein Problem. Den Computer konnte ich nur benutzen, wenn ich mich vor und zurück wiegte. Die letzte Stunde meiner Schicht verbrachte ich damit, auf der Stelle tanzend Bücher in Kisten zu packen. Es war anstrengend. Kein Wunder, dass Hetta so dünn war.

Nach der Arbeit holte mich Pollux an der Tür ab, und wir verfrachteten Jarvis gemeinsam in seinen hochtechnologischen Kindersitz, der aussah wie die Ausrüstung eines Raumschiffs.

»So einen hätte ich auch gern«, sagte ich. »Damit ich zum Mars fliegen könnte. Hast du von Hetta gehört?«

Anfangs hatte sie ihm Nachrichten geschickt, aber seit ein paar Stunden hatten wir beide keinen Kontakt mehr. Es war sechs Uhr abends. Auf der Heimfahrt erklärte mir Pollux, woran er erkennen konnte, dass Hetta ihr Handy irgendwo hatte liegen lassen, vermutlich in Asemas Auto. Auf Asemas Standort hatten wir beide keinen Zugriff.

»Die Demo ist jetzt beim dritten Revier angekommen.«

»So weit wollten sie nicht mitlaufen.«

Ich schaute noch einmal auf mein Handy. Ich wollte Hetta nicht nerven, damit sie darauf vertraute, dass sie mir Jarvis überlassen konnte, ohne dauernd belästigt zu werden. Jarvis war wach, lag aber still in seinem Sitz auf der Rückbank. Er hatte sein letztes Fläschchen leergetrunken, mit kühler Akzeptanz und nicht ohne mich wachsam im Auge zu behalten.

Zu Hause angekommen, legten wir Jarvis in eine neumodische kleine Liege mit Schaukelmechanismus und einem Bogen, von dem Spielzeuge herunterhingen. Hetta hatte sich einem Tauschring mit ausrangierter Babyausrüstung angeschlossen. Ständig tauchten neue Sachen auf.

»Ruf noch mal bei Hetta an«, sagte ich. »Ich taue eine Tüte Milch auf.«

Sechs Anrufe und eine gute Stunde später nahm sie ab, und ich hörte sie sagen: *Alles in Ordnung, du brauchst mich nicht abzuholen.*

»Sie sind auf dem Rückweg zum Auto«, sagte Pollux.

Ich wollte mich hinfläzen und ein bisschen dösen, aber ich stand wieder aufrecht und hatte ein Baby vor der Brust. Pollux umarmte mich von hinten. Er schaute mir über die Schulter, was Jarvis erschreckte.

»Vielleicht denkt er, mir wäre ein zweiter Kopf gewachsen.«

»Ein großer, hässlicher Kopf«, sagte Pollux.

Jarvis brach in ein zahnloses, glückliches Lächeln aus und betrachtete Pollux lange. Ich konnte spüren, wie Pollux mit den Augenbrauen wackelte.

»Babys lieben mich«, sagte er. »Ich weiß nicht, warum.«

»Du bist selbst ein Riesenbaby mit Raupenaugenbrauen. Wie soll man das nicht lieben?«

Er strich sich über die Brauen. »Ich würde schon eher wie ein Baby aussehen, wenn ich sie abrasieren würde.«

»Oh, Pollux, dein einziger Vorzug!«

»Ich hätte dir so gern ein kleines Papoose gemacht, so wie den hier.«

»Wir versuchen's doch noch, oder? Wer weiß, ob ich nicht noch ein, zwei verirrte Eizellen übrighabe.«

»Reiß dich zusammen«, sagte Pollux. »Kind hört mit. Ich helf dir aus diesem Ding raus.«

Pollux löste von hinten die Schnallen der Babytrage. Ich hielt Jarvis fest, und Pollux nahm die Trage ab. Dann hielt er den Kleinen, hopste mit ihm durchs Zimmer und schaukelte mit ihm im Sessel, während ich uns Bier und Erdnussbuttersandwiches machte. Ich entdeckte eine seltsame Pfirsichmarmelade und stellte sie dazu. Pollux schaute in sein Handy und sagte, er müsse sich später mit ein paar Leuten im Pow Wow Grounds treffen. Ich wollte etwas einwenden, aber dann sah ich die Anspannung in seinen Augen beim Blick auf die Sandwiches und ließ es bleiben.

»Ich mache Pancakes, wenn sie wieder da ist«, sagte er und aß einen winzigen Bissen. »Mit Smileys drauf, genau wie sie es mag.«

Ich wollte ihm sagen, dass Hetta meines Wissens seit Jahren keine Smileypfannkuchen gegessen hatte, hielt aber lieber den Mund. Pollux' Gesicht wurde ganz still und verschlossen, wie es immer war, wenn er sich Sorgen machte.

Der Rasenstreifen

Hetta kuschelte sich an ihr Baby. Sie war wieder da. Er passte perfekt in die Rundung ihres Körpers. Er war der Quell ihres Urglücks. Warum hatte sie ihn zurückgelassen? Ihre Arme und Beine waren wackelig und schwach vom verrauchten Adrenalin. Sie rückte auf dem Faltbett näher an ihr Kind heran. Sie brauchte unbedingt diese Stillendorphine. Sie brauchte unbedingt so etwas wie Valium, irgendetwas. Sie brauchte etwas, damit ihr Herz nicht mehr galoppierte, ihre Ohren nicht klingelten, ihr Kopf nicht mehr schmerzte. Sie hatte lange geduscht und frische Sachen übergezogen, sie wieder ausgezogen und noch einmal geduscht. Ihre Augen schmerzten immer noch, und ihr Gesicht brannte, ihre Kehle. Sie hatte Angst, das Tränengas könnte in die Muttermilch gelangen.

Die meiste Zeit über war es eine normale Demonstration gewesen. Sie sah eine Frau in pseudoindigener brauner Fransenkleidung, die zur Begleitung einer Handtrommel *Waa naa waa* sang. Asema streckte den Arm aus und schnappte ihr die Trommel weg.

»Was machst du denn?«, lachte Hetta.

»Ich bin die Trommelpolizei!«, sagte Asema. Sie verstaute die Trommel in ihrem Rucksack und lief weiter. Neben ihnen ging eine würdevolle ältere Frau mit grauem

Haar, im roten Kostümrock, Hand in Hand mit ihrem Ehemann in Anzug und Krawatte und Schutzmaske. Der Protestzug schien endlos, ballte, schlängelte, krümmte sich und franste am Ende zu einer losen Ansammlung aus.

Als sie die Gleise überquerten und die Straße hochliefen, drehte Asema plötzlich erschreckend auf. Sie gab Gas und rannte den Gehweg hinunter, über einen Parkplatz auf das Polizeirevier zu. Die beiden verloren einander aus den Augen, und Hetta stolperte und stürzte auf den Rasenstreifen zwischen Gehweg und Straße. Ihre Milch schoss ein und nässte ihr das T-Shirt. Jemand, auf den sie gestürzt war, rappelte sich hoch. Ein Mann mit baumelnden Ohrringen und einem zerrissenen Cowboyshirt half Hetta auf. Eine Frau im grellgelben Overall mit hüftlangen blonden Dreadlocks sprang auf, beugte sich vor und begann heiser zu schreien. Es knallte und rauchte. Jemand, der wie ein Reh durch die dichten Schwaden rannte, brach auf einmal zusammen. Alle Eltern mit Kindern waren längst abgebogen, und Hetta wünschte, sie wäre ihnen gefolgt. Da vorn verschwand Asema mit hoch erhoben Händen in einer Wolke. Ein Mädchen im Hijab, keine zwölf Jahre alt, flitzte voraus und kickte einen Kanister zu den Polizisten zurück. Etwas so Qualvolles, dass sie es nicht einmal als Schmerz erkannte, strömte Hetta in Augen und Lunge. Tränengas fraß sich in die Feuchtigkeit auf ihrer schwitzenden Haut, ihren Brüsten. Jemand drehte sie herum und goss ihr Wasser über Gesicht und Augen. Bitte! Keuchend zeigte Hetta auf ihre Brust. Irgendjemand keuchte, würgte, panisch und verloren. Dieser Jemand war sie. Donnernde Beine um sie her, brutale Geräusche, Zusammenstöße, Schreie. Jemand zerrte sie in einen ruhigen Bereich ein Stück abseits, und sie kehrte in ihren Körper zurück.

Durch strömende Tränen hindurch erkannte sie Laurent. Er hielt ruhig und zart ihren Kopf fest und goss ihr Wasser in die Augen. Auf seiner Stirn klebte eine Schwimmbrille, und seine Haare standen in alle Richtungen ab. Er trug etwas Langärmeliges und Handschuhe. Sein Mundschutz hing ihm lose um den Hals. Er zog ein blaues Halstuch hervor und tupfte Hetta das Gesicht ab.

»Geht's dir besser?«

»Nein.«

Er strich ihr das Haar aus der Stirn und ließ noch mehr Wasser über ihre Augen laufen. Hetta packte sein Handgelenk und schaute ihn blinzelnd an.

»Asema ist noch da draußen«, sagte sie.

Laurent küsste seine Zeigefingerspitze, berührte damit ihre Nase und verschwand. Hetta hatte es geliebt, wenn Pollux das tat, aber in Filmen hasste sie diese Geste. Warum? War sie bevormundend? Als wäre sie ein Kleinkind. Doch das blaue Halstuch hielt sie fest umklammert.

Endlich tauchte Asema aus der Wolke auf. Gemeinsam taumelten sie über einen Parkplatz und suchten sich einen Rasenstreifen weiter abseits der Wache. Laurent war weg. Hetta spülte Asema mit Wasser aus ihrem Rucksack die Augen. Asema schaute blinzelnd durch die rieselnden Tropfen zu ihr auf und keuchte, sie wolle zurückgehen und kämpfen. Hetta drohte, sie würde ihr eine verpassen. *Fuck, du hast es versprochen!* Asema wollte nicht gehen, aber Hetta brachte sie dazu. Sie machten sich auf den Rückweg zum Forester und diskutierten, ob sie ein Lyft rufen sollten, beschlossen aber, das sei wegen Corona zu riskant.

Ihre Füße schwollen an. Ihre Achseln brannten. Ihre Haut. Der Rückweg war endlos. Hetta feuchtete das Halstuch an und band es sich um. Sie bereute, die Chucks angezogen zu haben, die ihren Spann nicht stützten. Die Schwangerschaft hatte ihr die Füße ruiniert.

»Fick die Cops«, sagte Asema immer wieder. »Die haben uns mit irgendwelchem Dreck beschossen.«

Endlich erreichten sie das Auto und fuhren heim. Und jetzt lag Hetta neben ihrem Baby und wollte schlafen, und ein Durcheinander an Bildern flackerte und lärmte vor ihrem inneren Auge, erst bunt, dann grau. Sie zuckte zusammen. Die krassen Szenen von früher, die sich immer abspulten, wenn sie in den Schlaf fiel – böse Begegnungen, besoffene Kunden, Stalker, ein kontrollwütiger Boss, ein sadistischer Mann, ihre eigenen Experimente –, blähten sich und sanken in sich zusammen. Laurent schlich sich ein, aber sie rüstete sich mit dem Wort *Ambivalenz.* Sie atmete zehnmal tief durch, wie ihre Einschlafapp es vorschlug, und irgendwann versank sie unter einer Decke aus flauschigem Schnee. Jarvis. *Meine liebste Liebe, ich werde dich nie verlassen.* Wie Regentropfen im Laternenlicht wirbelten Bilder von früher und vorhin durcheinander. Fröstelnd fühlte sie das Elend und das Drama alles dessen, was sie in ihrem Leben bekämpft, verursacht und erlitten hatte.

28. Mai

Asema erwachte keuchend vor Zorn. Sie schrieb Tookie, sie würde sich bei der Arbeit verspäten; dann fiel ihr auf, dass es drei Uhr nachts war. Sie stolperte unter die Dusche.

Reste des juckenden Schmutzes von der Demo flossen davon, und Asema begann zu trauern. Sie hatte sie gespürt, all die Toten, ganz nah. Eine Großmutter aus Leech Lake hatte George Floyd *unseren Verwandten* genannt und hatte gebetet – *für unsere Verwandten, die vor langer Zeit gegen ihren Willen hierhergebracht wurden*. Während der Demo hatte es Asema überwältigt, wie viel menschliche Wärme von den anderen ausging. Wut war ihr bis in die Magengrube gefahren, als sie die Polizisten in Kampfmontur sah. Sie sahen unmenschlich aus, unverwundbar, die Gesichter hinter Schilden und anonymer Panzerung verborgen. Schon dass sie sich kleideten wie verdammte Stormtrooper bedeutete für Asema, dass sie Feiglinge waren, deshalb war sie eher wütend als verängstigt. Aber sie hatte zuerst nicht begriffen, dass die Demonstranten mit Farbmunition, Tränengaskanistern, Gummigeschossen angegriffen wurden. Sie rannte ganz nach vorn und versuchte mit erhobenen Armen andere zu schützen, ehe ihr klar wurde, was da auf sie zukam. Der Kanister rollte ihr vor die Füße. Sie stolperte, als sie vor dem brodelnden chemischen Qualm zu fliehen versuchte.

Und dann, nachdem sie sich so bemüht hatte, alles richtig zu machen – mit Desinfektionsspray, Masken, gereinigten Lebensmitteln, Abstand und allem –, dann riss sie sich die Maske herunter, flüchtete, hustete, atmete den Atem anderer Leute. Jetzt hatte sie Angst. Sie war Hunderten Menschen nahe gewesen. Jetzt hatte sie sicher das Virus.

Asema ging nach draußen und setzte sich auf die dunkle Hintertreppe, drei hölzerne Stufen, die in ihren kleinen Gemüsegarten führten. Letztes Jahr hatte die Kürbisranke von ihrer Kiste aus das gemähte Unkraut und die festgetretene Erde überwuchert, die hier als Rasen fungierten. Es war ein heimeliger Rasen. Ein unprätentiöser Rasen. Es gab eine Feuerstelle, einen klapprigen Kohlengrill, eine neue Holzlaube, einen metallenen Hirtenstab, an dem ein Vogelhäuschen hing und an dem wiederum ein einsamer Sperling. Es gab Gartenstühle mit durchhängenden Flechtsitzen aus Plastik. Einen abgewetzten Picknicktisch. Die fröhliche Lichterkette. Geburtstage, Abschlussfeiern, Baby Shower. Eine Patina der Freude lag auf ihrem struppigen Garten. Gegen sechs Uhr lief sie die sechs Häuserblocks zur Gedenkstätte und half dabei, verstreute Blumensträuße vor der Mauer zurechtzulegen, auf die ein Porträt von George Floyd gemalt wurde. Weiter in Richtung der Polizeiwache fegten Anwohner Glasscherben zusammen, räumten Müll weg. Asema schnappte sich einen Besen und fegte mit.

Nacht

Wir blieben wach und sahen vertraute Orte brennen. Hin und wieder murmelte einer von uns etwas, wenn wir ein Kaufhaus erkannten, einen Gemüseladen, ein Restaurant, einen Getränkeladen, einen Pfandleiher. Wieder und wieder die Silhouetten von Menschen vor den Flammen. Hetta textete Asema, die aber nicht reagierte. Alle möglichen Leute waren jetzt da draußen. Schwarze, weiße, braune. Ganz gewöhnliche. Trauernd und wütend. Hetta sagte, die White Supremacists seien aktiv geworden. Die Brände waren ein gutes Stück entfernt, aber wir hörten Böller, Sirenen, Hubschrauber, unverständliches Gebrüll, peitschende Schüsse, aufheulende, vorüberbrausende Motoren, Motorräder, wieder Böller und wieder Schüsse, mal näher, mal ferner. Auf unserer Straße brannten überall Lichter in den Ranch-Häusern aus den 1970er und 1980er Jahren, die teilweise aufwendig restauriert worden waren. Es gab noch einige ältere, kleinere, eigentümliche Holzrahmenhäuser wie unseres, die vermutlich in den 1930ern von Hand gezimmert wurden.

»Da ist ein Löschfahrzeug«, sagte ich.

Wir saßen an Laptops und Handys und versuchten herauszufinden, was los war. Auf einem der Bildschirme liefen in Dauerschleife Bilder vom Vorabend, in denen ein hochgewachsener Weißer mit einem bizarren schwarzen Kopfputz auftauchte. Er hatte einen Vorschlaghammer bei sich und zerschmetterte die Schaufensterscheibe einer AutoZone-Filiale. Ein schlanker Schwarzer im pinkfarbenen T-Shirt versuchte ihn aufzuhalten und folgte ihm über den Parkplatz gegenüber dem Polizeirevier. Wir sahen den begonnenen Rohbau eines Etagenhauses mit Sozialwohnungen in sich zusammenstürzen und wieder im Feuerschein tanzende Silhouetten. War das da Laurent?

»Ich glaube, er ist es«, sagte Hetta. Sie drehte Jarvis zum Bildschirm hin. »Siehst du? Da ist Daddy.« Ihre Stimme wurde dumpf. »Und man stelle sich vor«, murmelte sie, »dass ich es war, die ihm das Feuermachen beigebracht hat.«

»Meinst du wirklich, dass er Feuer gelegt hat?«, fragte ich. »Er hat es doch mehr so mit den feierlichen Kratzspuren und den Hängematten. Außerdem dachte ich, du wolltest Hühnerbein sowieso aus deinem Leben verbannen.«

»Ich auch, aber dann schaue ich Jarvis an und denke: Bin ich ihm genug?«

»Natürlich bist du das«, sagte Pollux. »Aber wenn der Junge nicht ein ausgesprochener Wiindigoo ist, würde ich ihn deinem Kleinen nicht vorenthalten.«

Ich wusste, dass die beiden jetzt an Hettas Mutter dachten, die inzwischen tot war, wie meine. Hettas Gesicht hellte sich auf, und sie sagte: »Ihr zwei wärt gute Eltern geworden.«

»Was heißt hier ›wärt geworden‹?«, sagte Pollux. »Wir sind doch hier bei dir. Außerdem weiß man nie, vielleicht versuchen wir's ja noch.«

»Ouuh, verschon mich!« Hetta lachte.

»Nur keine Sorge, Kind, es ist alles ganz platonisch«, sagte Pollux. »Manchmal halten wir abends im Bett Händchen, aber nur, damit wir einschlafen können.«

»Mehr Bilder im Kopf brauche ich gar nicht«, sagte Hetta. »Ich sehe euch schon als Liebespaar, aber eher abstrakt. Ich weiß, dass ihr euch ewig gekannt habt, vielleicht schon als Kinder, also stelle ich mir gern eine gute Freundschaft vor. Aber im Ernst …« Sie überlegte. »Wie kam es dazu, dass ihr ein Paar geworden seid? Ich meine, diese Geschichte von eurer Begegnung auf dem Parkplatz habt ihr mir hundertmal erzählt. Aber was war davor?«

»Davor?«

Davor. Ich geriet in Verlegenheit. Wo sollte ich anfangen? Auch Pollux schien es unangenehm zu sein. Schließlich sagte er leise: »Man könnte wohl sagen, dass wir eine geschäftliche Beziehung hatten.«

»Von deiner Seite zumindest«, sagte ich.

Ich legte mir die Hand auf die Brust und schloss die Augen. Ich habe ein Dinosaurierherz – kühl, massiv, unverwüstlich, satt fleischig-rot. Und ich habe ein Glasherz, klein und rosa und sehr zerbrechlich. Das Glasherz gehört

Pollux. Etwas klirrte. Zu meiner Überraschung hatte es einen winzigen Riss bekommen, beinahe unsichtbar. Aber der Riss war da, und er schmerzte.

Es wurde leise im Zimmer. Wir schauten einen Livestream von Unicorn Riot. Als ich zuletzt hinsah, hatten Beamte vom Dach der Polizeiwache aus mit Tränengas und Gummigeschossen in die Menge gefeuert. Jetzt rollte eine geordnete, unbegreifliche Kolonne aus Polizeifahrzeugen vom Parkplatz des dritten Reviers. Pollux fasste sich an den Kopf und sagte, was da gerade passiere, das habe er noch nie auch nur annähernd so erlebt.

»Man verlässt doch nicht seine Basis. Ich verstehe nicht, was da los ist.«

Die Polizisten zogen sich in ihren Wagen die Straße hinunter von ihrer Wache zurück. Bald folgten die Bilder von berstenden Scheiben am Gebäude, von Menschen, die drinnen durch umherwirbelnde Dokumente liefen, Regen aus der Sprinkleranlage, gesetzlosem Überschwang. Ich schaute zu Pollux hinüber. Das Geschehen auf den Straßen flimmerte über seine Züge. Sie zerlegten die Wache! Ich achtete darauf, mir meine Gefühle nicht anmerken zu lassen, als ich mich weiter vorbeugte. Mit Mühe unterdrückte ich den Jubel, der wie Bläschen auf dem lange angestauten Zorn schwamm. In mir gärte die Wut unter Hochdruck. Jetzt entlud sich alles wie aus der Flasche geplatzte Korken; Zornchampagner und wilder Triumph schäumten in Strömen über.

Langsam erhob ich mich und schlich in die Küche. Dann zur Tür hinaus und die Stufen hinunter. Ich legte mich hin, und schon wälzte ich mich auf dem Rasen. Setzte mich wieder auf, um nach Luft zu schnappen. Schaute mich um, aber es hatte mich niemand gesehen. Ich warf mich wieder zu Boden und wälzte den ganzen Mist von mir herunter – Missbrauch durch Vollzugsbeamte, beiläufige Schläge, Schubser, Tritte, Verachtung. Jede Situation, in der ein Cop oder ein anderer Uniformierter mich wie ein Stück Nichts-Dreck behandelt hatte. Wieder blubberten Bläschen. Einige waren Tränen.

Nach einer Weile ging ich wieder ins Haus. Es herrschte trübe Stimmung. Niemand hielt mehr irgendwen von irgendetwas ab. Für Pollux und Hetta war das, als hätte sich eine Kluft im Erdboden aufgetan. *Ist das unser gutes altes Minneapolis? Soll das Minneapolis sein?*, fragte Hetta immer wieder.

»Das ist Minneapolis Goddamn«, sagte Pollux als alter Nina-Simone-Fan.

»Das ist das Minneapolis unten am Fluss«, sagte Hetta. Ich hatte ihr von den gewaltsamen Verhören dort erzählt.

»Ich weiß, dass es eine kaputte Stadt ist, aber es ist meine kaputte Stadt«, sagte Pollux.

»Es macht mir so krass Angst«, sagte Hetta.

Nur Jarvis und ich wurden gut damit fertig.

»Die Leute haben es aber auch satt«, sagte Hetta, als sie durch ihren Twitterfeed scrollte.

»Diese kleinen Restaurants da hatten großartige Suppe«, sagte ich. »Schade, dass George Floyd sie nicht mehr probieren kann.«

»Die Polizei ist überlastet«, sagte Pollux, ohne auf meine Bemerkung einzugehen. »Die Feuerwehr ist überlastet. Manche dieser Läden brennen jetzt einfach aus. Für die Anwohner wird es schwierig, sich auch nur eine Zahnbürste zu kaufen. Da leben alte Leute ohne Autos, aber klar, verstehe, die Leute haben es ja satt.« Der letzte Satz triefte vor Sarkasmus. Pollux wandte sich an uns beide. »Das ist nicht alles nur rechtschaffener Ärger«, sagte er. »Ein paar der Plünderer sind Profis. Es hört gar nicht mehr auf. Und die Brände zerstören alles. Du arbeitest morgen nicht, oder?«, fragte er mich unvermittelt.

»Wir schauen erst mal«, sagte ich. Da war dieser Satz, den Demonstranten jetzt überall auf der Welt skandierten. *Ich kriege keine Luft.* Ich wollte am liebsten gleich noch einmal nach draußen flüchten.

»Habt ihr die Fenster verrammelt?«, fragte Hetta, die immer noch scrollte. »In Uptown wird geplündert. Und auf der Hennepin war was los, ich meine, so weit weg ist das auch nicht.«

»Nein.«

»Mom, du darfst nicht zur Arbeit.«

Sie hat wieder Mom gesagt, dachte ich auf dem Rückweg zur Erde, und diesmal wollte sie gar nichts von mir.

Plötzlich sprang Hetta auf und warf ihr Handy aufs Sofa. »Schafft sie ab, die Cops!«, rief sie und fixierte Pollux. Er war eingedöst und hob jetzt langsam, blinzelnd den Kopf.

»Du weißt nicht, was du da sagst, mein Mädchen. Ich meine, jetzt gerade *ist* die Polizei abgeschafft. Gefällt's dir, was da los ist?«

»In einer gerechteren Welt würde das nicht passieren, Dad. Sie haben Asema und mich mit Tränengas beschossen. Das sind Killer. Die töten immer wieder und wieder Schwarze Menschen, braune Menschen, *unsere Leute*, Dad.«

»Okay, Liebes«, sagte Pollux. Er konnte kaum noch aus den Augen schauen, so müde war er. »In Arradondo haben wir einen guten Polizeichef. Ich weiß, dass der Gewerkschaftschef …« Pollux redete weiter, als könne er das alles wegerklären. »Es werden immer noch Leute von außerhalb der Stadt angeheuert. Dieser Chauvin, der war aus irgendeinem Kaff.«

Hetta war jetzt zum Platzen sauer. Sie presste die Lippen zusammen und schnaufte durch die Nase, brodelte und bellte: »Du hättest Derek Chauvin natürlich aufgehalten. Es waren drei andere Cops da. Ein Schwarzer sogar. Aber du hättest Derek Chauvin natürlich aufgehalten!«

Pollux rieb sich über das Gesicht. Rieb sich mit den Handballen die Augen. Schüttelte den Kopf wie aus einem Traum hochgeschreckt. Sein Ton war zu sanft.

»Das hoffe ich. Aber man weiß nie, was man tun würde, bis man wirklich in der Situation ist. So lange, bis die Welt sich verbessert hat, brauchen wir Cops, meine Tochter.«

Hetta senkte den Kopf und schaute unter ihren gerunzelten Brauen hervor. Ihre Unterlippe hing herunter. Die Augen sahen aus wie schwarze Risse. »Warst du mal in dieser Situation, Dad? Warst du das jemals?«

»Ich habe mit Worten gearbeitet. Gestern war ich mit der Patrouille des AIM unterwegs. Da ist jetzt Frank Paro am Ruder. Clyde Bellecourt hat ihn vor zwei Wochen auf den Posten berufen. Ein echt guter Mann. Das ist Gemeindearbeit, wie du sie auch willst, oder? Wir tragen keine Waffen, die meisten zumindest. Ich weiß allerdings nicht …« Pollux hielt inne und starrte unglücklich vor sich hin. »Nach dem, was jetzt passiert, müssen wir das vielleicht doch tun. Aber wir versuchen Sachen zu bereden. Sie in Ordnung zu bringen. So was wie ein möglicherweise gefälschter Geldschein hätte nicht solche Folgen.«

»Hast du mal jemanden verletzt?«

»Hetta. Nicht *so* verletzt.«

»Aber wie dann?«

Pollux stand auf und ging. Wir hörten die Kühlschranktür auf- und wieder zuklappen. Schubladen klirrten. Wasser rauschte. Bald roch es nach Kaffee.

»Bestimmt kommt er mit einem Teller Sandwiches zurück oder sowas«, sagte Hetta. »Aber ich lass mich mit ein paar billigen Schinkenscheiben nicht bestechen.«

»Ich schon«, sagte ich. »Wenn Käse drauf ist.«

»Oder auch Mayo«, sagte Hetta. »Du bist so billig zu haben wie dieser Schinken. Aber ich bin seine Tochter. Zu mir muss er ehrlich sein.«

»Oder Senf. Es ist schon spät«, sagte ich. »Wir sollten es für heute gut sein lassen. Morgen früh tut es uns leid.«

»Es *ist* morgen früh«, sagte Hetta. »Und wann hast du dich je von etwas abhalten lassen, weil es dir am nächsten Tag leidtun könnte?«

Darüber musste ich nachdenken. »Noch nie«, sagte ich.

Pollux kam mit Sandwiches und drei Kaffeebechern wieder, die an seinen gekrümmten Fingern hingen. Er ging wieder in die Küche, holte die Kaffeekanne, schenkte uns ein und verschwand noch einmal. Ich lüpfte eine Brotscheibe und nickte. Die Sandwiches waren üppig belegt.

»Die essen wir auf, bevor er wiederkommt«, sagte ich.

»Ich rühr sie nicht an, keinen Bissen.«

Ich nahm ein Sandwich und hob es zum Mund, aber bevor ich reinbeißen konnte, stellte Hetta mir eine Frage.

»Wie seid ihr euch wirklich begegnet? Irgendwie geschäftlich? Das ist keine Antwort.«

»Ach, nein?« Ich legte das Sandwich weg. Ich war inzwischen extrem hungrig. »Dein Dad hat mich verhaftet«, sagte ich. »Darf ich jetzt mein Schinkensandwich essen?«

Hetta stand der Mund offen. »Fuck, ja. Schnapp es dir, das Schwein.«

Ich packte das Sandwich und nahm einen großen Mundvoll; dabei starrte ich auf den Computerbildschirm, wo ein junger Mann Flammen und Tumult kommentierte und ihm Flaschen um die Ohren flogen. Die Wache des dritten Polizeireviers war ganz in goldene Flammen gehüllt. Was, wenn Moon Palace Books abbrannte oder sogar Uncle Hugo's oder Dreamhaven? Hetta hätte vielleicht gesagt, Bücher seien nur Besitz. Und Buchläden auch. Jeder kleine Laden sei zwar der Lebenstraum seiner Betreiber, aber George Floyd habe seinen Traum verloren. Wenn es konkret und persönlich wurde, war die Gleichung weniger einfach. Ich wurde die Vorstellung nicht los, wie sich Buchseiten in wogenden Flammen krümmten.

Pollux kam wieder herein. Eine Zeit lang sagte Hetta nichts. Pollux und ich kauten bedächtig unsere Sandwiches, als wären wir in intensives Nachdenken versunken. Ich war von all der Zerstörung wie gebannt. Hetta rührte ihr Sandwich nicht an. Ich hoffte, dass Jarvis sich melden würde, damit sie nicht weiter in meiner Vergangenheit wühlte. »War das Jarvis?«, fragte ich. »Ich dachte, ich hätte was gehört.« Aber Hetta hatte ein Babyfon auf dem Handy.

»Nope«, sagte Hetta. »Baby J wird dich diesmal nicht retten. Wie war das mit der Verhaftung, bei der ihr euch kennengelernt habt?«

Pollux schielte zu mir herüber.

»Geht dich einen Scheiß an.« Ich nahm Hettas Sandwich vom Teller und biss ab. »Gute Nacht, ihr Schönen.«

Ich erklomm mit dem Sandwich in der Hand die Treppe. Im Bad warf ich es weg. Was für eine Verschwendung. Und Pollux wird es bemerken, dachte ich, als ich auf das eklig über ein paar Taschentücher und Abflusshaare gebreitete Ding herabschaute.

Soll er es doch sehen, dachte ich und machte das Licht aus. Weder Pollux noch Hetta hatten die leiseste Ahnung, wie ich mich jetzt fühlte. Das mit dem Sandwich, das schien vielleicht nicht besonders wichtig. Aber Pollux und ich aßen alles, selbst die letzten pappigen Pommes. Und wir verschwendeten niemals Essen, das mit Liebe gekocht war. Also war das Sandwich ein grelles Alarmsignal. Ich zog die Decke ein Stück herunter. Schlüpfte ins Bett. Aber ich schlief nicht. Mein Hirn war eine Laterne auf einer dunklen Straße. In ihrem Lichtkegel sah ich mich im Lucky Dog die Arme auf dem Tisch ausstrecken. Ich sah mich die Hände öffnen, um seine zu umschließen, und stattdessen fesselt er mich. Und zwar nicht mit Handschellen, wie man sich das vorstellt, sondern mit Kabelbindern, dieser Sorte, mit denen man einen Müllsack zumacht.

29. Mai

Nach einer Stunde ungefähr erwachte ich wieder und bemerkte, dass Pollux nicht da war. Einen nebligen Moment lang überlegte ich ihn holen zu gehen, wahrscheinlich vom Sofa. Aber dann begriff ich, dass er weg war. Ich spürte seine Abwesenheit im Haus, aber ich unternahm nichts. Der Schlaf übermannte mich wieder, diesmal lange. Am Morgen fühlte ich mich, als hätte ich einen Kater. Einen guten alten Kater wie in den alten Zeiten. Es fühlte sich an, als würde jemand in meinem Kopf einen Space Blaster abfeuern, und Jarvis brüllte.

Pollux hatte mir in der Nacht auf einen Zettel geschrieben, dass er noch ausgehen wolle. Er besaß eine Handfeuerwaffe. Sie war so gut weggeschlossen, dass ich sie nur ein Mal zu Gesicht bekommen hatte. Aber ich erinnerte mich an sie, eine Glock 19. Ich ruckelte an der Tür des kleinen Waffensafes, konnte aber nicht erkennen, ob die Waffe drin war. Doch die Schrotflinte, die er in einem passenden Plastikkoffer aufbewahrte und von der ich wusste, wo sie hingehörte, war nirgends zu sehen. Mir wurde ganz schlecht bei der Vorstellung, wie ich ihn unten zurückgelassen und das Sandwich in den Müll geworfen hatte.

Hetta war mit dem schreienden Kind in ihrem Zimmer, und ich war erleichtert. Aber das Geschrei ging weiter, und nach einer Weile tat sie mir leid, also klopfte ich bei ihr an. Im Schlaf war bei mir ein Schalter mit lauter komplizierten Einstellmöglichkeiten auf einer anderen Position eingerastet. Diese Position verband mich jetzt mit Hetta, trotz allem. Oder wegen allem.

»Ich komme in Frieden«, sagte ich und streckte die Arme nach dem Kleinen aus. Hetta gab mir stattdessen eine Luftumarmung. »Ich würde dich ja in den Arm nehmen, aber ich war da draußen bei den Viren«, sagte sie. »Peace.«

Ich stellte ihr einen heißen Kaffee auf den kleinen Tisch neben dem Bett. Jarvis weinte immer noch, und ein Nebel kam auf, hüllte mich ein und ließ wie im Traum alles Bisherige verschwinden; nur die scharfen Spitzen ragten noch heraus.

»Um ganz ehrlich zu sein, kann ich mich nur an die Hälfte von dem erinnern, was ich gemacht habe, bis dein Dad und ich uns bei den Kajaks wiedergetroffen haben«, sagte ich. »Manchmal denke ich, ich muss damals übergeschnappt sein.«

»Wer wäre das nicht«, sagte sie. »Man merkt, dass du ihn geliebt hast. Ihn liebst.«

»Ja«, sagte ich. »Und dann waren da noch meine Jahre bei freier Kost und Logis.«

Ich ging raus, um meinen eigenen Kaffee auf der Treppe zum Garten zu trinken.

Pollux. Ich liebte ihn, und er hatte mich weggesperrt. Nein, bloß verhaftet, sagte ich mir. Richter Ragnarök beziehungsweise Richter Ragnik, der hatte mich weggesperrt. Mein Hirnrad drehte sich wieder in der alten Spur – dass Danae und Mara mich benutzt hatten. Was danach aus mir geworden war. Aber diesmal fand ich, ich hätte mich, wenn mir der Ausdruck erlaubt ist, letztendlich ganz gut rehabilitiert. Ja, ich hatte Mist gebaut, und dann gleich noch mal, indem ich mich mit Papier umzubringen versuchte. Danach hatte ich dem Papier erlaubt, mir das Leben zu retten.

Vielleicht war mir bewusst, dass es ein Glück war, von Pollux verhaftet worden zu sein. Vielleicht war mir bewusst, dass er seine Kollegen überredet haben musste, die Sache ihm zu überlassen. Ich wusste auch, dass ich mich gegen die Verhaftung gewehrt hätte und vielleicht geschlagen, verletzt worden wäre oder Schlimmeres. Aber es war eine Zeit der Abrechnungen, und ich zog knallhart Bilanz. Neben all der heimlichen Freude war ich auch sauer auf Pollux, obwohl ich wusste, dass er jahrelang versucht hatte, seine Mitschuld an meinem verlorenen Lebensjahrzehnt wiedergutzumachen, das mich doch alles gelehrt hatte, was man aus Büchern nicht lernt.

Ich schrak zusammen, als Pollux am späten Vormittag heimkam. Waffen schien er nicht dabeizuhaben, aber wahrscheinlich hatte er sie in der Garage verstaut. Seine Haare waren strähnig, seine Augen gerötet, sein Mund zu einem Schlitz verengt. Er ging an mir vorbei und sagte, er müsse erst duschen und eine frische Maske aufziehen. Jetzt kam zu meinem grundsätzlichen Groll noch hinzu, dass ich Pollux hätte ohrfeigen können, weil er sich auf die Lake Street hinausgewagt hatte, alt, asthmatisch, knochenlahm und kostbar, wie er war, und dazu noch bewaffnet. Aber ihm war nichts passiert. Ich ging erleichtert auf ihn zu, aber er winkte ab. Ich fragte, was losgewesen sei, aber er starrte nur vor sich hin. Er ging die Treppe hoch. Auf halbem Weg drehte er sich um und sagte, dass das Migizi abgebrannt sei.

Migizi gab es als Organisation seit über vierzig Jahren. Ein wohltätiger Verein, der die Geschichte der urbanen Indigenen in den Twin Cities archivierte. Es war also eingetreten, was ich befürchtet hatte: Eine Bibliothek war abgebrannt. Das Gebäude, in dem Migizi seinen Sitz hatte, war erst vor Kurzem errichtet worden, ein Triumph für die indigene Community. In der ersten Nacht waren dort verletzte Demonstranten erstversorgt worden. In der zweiten hatte die AIM-Patrouille es gegen Randalierer verteidigt. Aber in der dritten Nacht waren Flammen von einem Nebengebäude auf das Dach übergesprungen, und es war niedergebrannt. Pollux war hingegangen, als er davon hörte. Es war eine lange Nacht gewesen, ein niederschmetternder Morgen. Pollux hatte mit Salbei geräuchert, Menschen zu trösten versucht, aber er war in seinen eigenen Augen gescheitert. Er wollte mit niemandem sprechen, niemanden sehen, den ganzen Tag nicht.

Popcorn und Brandstiftung

30. Mai

Ich machte mir Sorgen um Unzufrieden – Pardon, um Roland. Er hatte länger keine Bücher bestellt. Ich wusste, dass er in South Minneapolis wohnte, wo ich immer hingefahren war, wenn ich Flora ihre Bücher brachte. Jackie arbeitete im Laden Bestellungen ab. Ich suchte aus einem älteren Auftrag Rolands Nummer heraus und rief bei ihm an. Beim zweiten Klingeln nahm er ab.

»Wer ist da?«

»Tookie. Die Buchladenlady.«

»Ah, Buchstabensuppe.«

»Genau. Wie geht es Ihnen?«

»Wie wird es mir wohl gehen?«

Ihm war tiefe Trauer anzuhören.

»Ich habe Söhne in dem Alter, in Georges Alter. Ich träume ständig von ihm. Ich stehe neben mir, Buchladenlady.«

Alles, was ich hätte sagen wollen, blieb mir in der Kehle stecken. Roland lachte ein kratziges, zorniges Lachen.

»Aber das will keiner hören. Warum rufen Sie an?«

»Weil Sie vielleicht kein einziges verdammtes Buch mehr im Haus haben?«

Er lachte wieder, aber diesmal klang es ein bisschen erleichtert.

»Da haben Sie nicht unrecht«, sagte er.

»Wo wohnen Sie?«

»Warum?«

»Wegen der Lieferung.«

»Was gibt's denn?«

»Vertrauen Sie mir.«

»Vertrauen ist nicht so mein Ding. Aber na gut.«

Er lebte nicht weit von Moon Palace Books entfernt, einem der Buchläden, um die ich mir Sorgen gemacht hatte, der aber unbeschädigt inmitten der Zerstörung stehen geblieben war. Ich fragte verwundert, warum er nicht dort einkaufte.

»Das tue ich. Ich mag die Abwechslung.«

Ich sagte nichts. Aber er war alt und lebte vermutlich von einer Rente. Es rührte mich, dass er seine begrenzten Mittel für Bücher ausgab. Dann fiel mir sein Autokennzeichen wieder ein und dass er Staatsanwalt gewesen war. LAW WOLF. Wohlhabend wahrscheinlich. Egal. Auf jeden Fall war er ein Kunde in höchster Not. Ich würde ihn mit unseren Büchern retten.

Ich füllte mehrere Kisten und folgte der Franklin Avenue zum Pow Wow Grounds, das sich zur Kommandozentrale der Natives gemausert hatte. Das Gebäude ist goldgelb mit babyblauen Streifen und rot eingefassten Fenstern. Ein fröhliches, stolzes, freundliches Gebäude, das eine indigene Kunstgalerie und ein Nachbarschaftszentrum beherbergte und ein Café, in dem man wechselweise Chili, Frybread-Tacos, Frybread-Pizza, Wildreissuppe und Pies bekommen konnte. Ich hielt vor einer Wandmalerei. In deren Zentrum steht eine indigene Frau mit einem roten Handabdruck quer über dem Mund – ein Symbol für das Schweigen und für die Gewalt gegen uns Ikwewag –, aber dann gibt es da auch magische Wasserströme aus ihren Zöpfen, aus denen sich Tiere nähren, Tänzer, Stadtmenschen, den Nachthimmel und die Phasen des Mondes.

Der Parkplatz war voll. Im Pow Wow Grounds arbeitete ein Profileser, Künstler und Philosoph namens Al. Ich parkte an der Straße, trug eine Kiste Bücher ins Haus und wollte auch eine kleine Flasche kostbares Desinfektionsmittel dalassen, als ein einschüchternder Mann, muskelbepackt, asiatisch, mit einer gut gesicherten Pistole bewaffnet, das Zeug gleich literweise zur Tür hereintrug. Er stellte die Flaschen ab wie eine spirituelle Opfergabe und ging wieder. Ich drapierte die Bücher neben einer kleinen Umsonstbibliothek auf den inneren Tresen. Al kam vorbei und sagte, wenn das alles vorbei sei, müssten wir uns über Alain Badiou unterhalten.

»Klar«, sagte ich. »Sobald ich nachgeschlagen habe, wer das ist.«

Er winkte und trat hinter den Tresen. Menschen kamen und gingen. Die Galerie füllte sich mit stapelweise Wasserflaschen, Lebensmitteln, Windeln, Feuerlöschern. Pollux redete draußen auf dem Parkplatz mit Freunden. Ich ging raus und sah, dass er auf einem Klapptisch seinen riesigen Crock-Pot-Kocher aufgebaut hatte. Es passten mehrere Braten hinein, und ich wusste, dass er von jemandem aus Sisseton Bisonfleisch ergattert hatte. Mich durchbohrte eine solche Sehnsucht. Es fiel mir schwer, zu gehen. Ich lief zur Straße, stieg in mein Auto. Dann fuhr ich die Scheibe herunter, um in der bedrückenden Luft die deftige Soße riechen zu können. Pollux bemerkte mich. Als ich ihn auf mich zukommen sah, die Hände wie ein Revolverheld lose am Gürtel, wurde aus der bohrenden Sehnsucht körperlicher Schmerz. Ich habe es schon immer geliebt, Pollux aus der Entfernung zu sehen. Er hat einen federnden Gang, als wäre er für jede Schlägerei bereit. Das ist er nicht, würde er nicht machen, das weiß ich, aber die leichtfüßige Gangart eines ehemaligen Boxers ist etwas Wunderschönes, selbst wenn er ein paar Pfunde zu viel mit sich herumträgt. Ich konnte nicht anders. Seine Gangart zog mich wieder aus dem Wagen.

»Was sind eure Pläne?« Ich hielt meinen Tonfall neutral, gab mich offen.

»Ich übernehme wieder eine Schicht bei der Patrouille.«

»Du spinnst wohl.« Der Schrecken schnitt mir die Luft ab. »Du hast deine verdammte Schrotflinte mit hier rausgenommen. Die könnten dich umbringen. Du hast ein Baby zu Hause und deine Tochter. Von mir mal ganz abgesehen. Und das mit deiner Lunge. Was, wenn du krank wirst?«

»Was hast du gegen meine Lunge? Es passiert doch alles draußen. Ich trage eine Maske. Und keine Sorge, die Flinte habe ich verliehen. Außerdem halte ich Abstand.«

»Und wie du Abstand halten wirst.« Ich war wütend, weil ich mir eine Blöße gegeben hatte. »Ich nämlich auch.«

Ohne ein weiteres Wort stieg ich in mein Auto und wollte davonrauschen. Aber ich war inzwischen eingeparkt worden und musste mir von Pollux helfen lassen, um da herauszukommen. Es war nicht der dramatische Abgang, den ich mir gewünscht hätte, und Pollux wusste es. Er musste sich schwer zusammenreißen, während er mich hin und zurück lotste. Ich hatte schon den Verdacht, er würde mich nur noch mehr einkeilen, aber schließlich passte ich vorbei. Bis dahin machte ich mir wieder mehr Sorgen um ihn als um mich selbst.

»Sei vorsichtig!«, rief ich. Er hatte schon kehrtgemacht, und ich hatte vergessen, ihn mir wegen seiner anderen Waffe vorzuknöpfen. »Eins nach dem anderen, Tookie«, sagte ich mir. Und fuhr weiter.

Ich wählte eine Strecke, auf der ich die größten Brände umgehen konnte, aber hier und da fuhr ich durch bitteren Qualm. Roland Warings Haus war ein cremeweiß verputzter Bungalow, von einem Metallzaun umgeben, den in die Maschen gewobene grüne Plastikstreifen blickdicht machten. Er hatte eine Umsonstbibliothek aufgebaut, ein kleines Häuschen mit Glastüren auf einem soliden Pfosten, blau angestrichen, mit Wolken verziert und randvoll mit Büchern. Ich rief vom Straßenrand aus an, und Roland kam heraus. Er wirkte langsamer, dünner, vielleicht sogar gebrechlich. Er benutzte einen Gehstock. Das hatte ich noch nie gesehen. Ein flauschiger braun-weißer Hund ging Roland voran, als er mit einer Hand am Geländer die Stufen hinabstieg. Der Hund war wie ein persönlicher Begleiter. Ich öffnete das Gartentor und brachte die Bücherkiste zur Treppe. Roland beugte sich hinunter, nahm einige Bände heraus, nickte, legte sie zurück. Sein Hund musterte mich ausgiebig und stellte sich vor Roland, um ihn zu beschützen. Als Roland sein Scheckheft aus der Hemdtasche zog, sagte ich, die Lieferung sei kostenlos. Wir fochten ein Duell aus, in dem er mit einem Scheck wedelte und ich mich weigerte, näher zu treten und ihn zu nehmen. Schließlich sagte ich ihm, Jackie habe darauf bestanden. Jackies Empfehlungen respektiert er. Er steckte den Scheck und das Scheckheft wieder ein. Ich wollte mich schon verabschieden, da fragte er: »Wie geht es Ihnen?«

Ich brauchte einen Moment. Er hatte mich noch nie als einen Menschen angesprochen, für den er sich persönlich interessierte.

»Ich bin sehr aufgewühlt«, sagte ich. »Und selbst?«

»Alle fragen, wie es mir geht.«

»Sie haben mich auch gefragt.«

»Ich …«

Er gestikulierte mit einer Hand, als tastete er in der Luft nach Worten. Dann war er wieder ganz der Alte. »Sind Sie Sozialarbeiterin, oder wie? Keine Bange, meine Tochter wohnt hier die Straße runter.«

Er nahm *Die Kartause von Parma* aus der Kiste, wog es in der Hand und sagte schließlich, das habe er noch nie gelesen. Ich verwies auf die vielgelobte Übersetzung. Ich hatte hemmungslos alles in die Kiste gepackt, was meinem Kunden gefallen könnte. Ich hatte sogar Roland Warings Sachbuchverbot gebrochen und Carol Andersons *White Rage* hinzugefügt. Er behandelte es sehr behutsam.

»Nehmen Sie sich einen Gartenstuhl, setzen Sie sich«, sagte er. »Ich desinfiziere mir die Finger und bringe Ihnen ein Glas kalten Eistee.«

»Das wäre jetzt genau richtig«, sagte ich.

»Hör zu, Gary«, sagte er zu dem Hund. »Die Buchlady hier ist in Ordnung. Entspann dich. Bleib hier und lern sie ein bisschen kennen, und ich hole uns Tee.«

Der Hund war mittelgroß und von einer Sorte, die man in Filmen Schafherden hüten sieht. Er war anders als viele andere Hunde, denen ich begegnet war. Gary biss mich nicht und schien mich nicht einmal zu hassen. Er betrachtete mich mit gleichmütigem Interesse. Ich beschloss, so mit ihm zu reden wie Roland.

»Ich gehe jetzt auf die Veranda, Gary«, sagte ich.

Ich nahm zwei eingeklappte Stühle und baute sie auf dem Rasen auf. Der Hund stand reglos da. Als Roland mit dem Eistee zurückkam, nahm ich ihm ein Glas ab, und wir setzten uns nebeneinander.

»Also, wie steht es um den Laden?«, fragte er.

Er hatte mich bisher nicht nur ausschließlich dann angesprochen, wenn er ein Buch suchte, sondern wir hatten auch noch nie außerhalb des Ladens miteinander geredet und noch nie über etwas anderes als Bücher.

»Wir sind heimgesucht worden«, sagte ich.

Einige Straßen weiter explodierten Böller und Raketen. Hin und wieder zerriss ein Hubschrauber den Himmel. Ich hatte nicht wirklich geschlafen. Mir brannten die Augen, mein Hirn war gedämpft – ich war nicht in Bestform, genauso wenig wie Roland. Die Ibuprofen ließ nach, und es legte sich wieder ein Ring aus Schmerzen um meinen Schädel.

»Heimgesucht? Die ganze verdammte Stadt wird heimgesucht.«

»Ich meine es wörtlich. Da ist ein Gespenst im Laden.«

»Ich habe es auch nicht bildlich gemeint. Wenn ich mir die Stadt vorstelle, sehe ich überall nichts als Linien. Rote, blaue, grüne. Rote Linien, mit denen sie weiße Wohngegenden weiß gehalten haben. Die *thin blue line*, die …«

»Ich weiß. Mein Mann ist ein Ex-Cop.«

»Das muss im Augenblick etwas kompliziert sein.«

»Einfach ist es nicht.«

»Schlimme Sache.«

Wir schauten nickend und stirnrunzelnd in unsere Teegläser. Ließen die Eiswürfel kreisen.

»Und wie geht es da draußen weiter?«, fragte ich.

»Ich schaue gleich mal in meine Kristallkugel.« Roland hielt eine imaginäre magische Kugel hoch und spähte hinein. »Die sagt mir, dass wir von dem hier noch sehr viel erleben werden, überall, eine ganze Zeit lang. Sie sagt, es ist ein Neuanfang. Von denen habe ich einige erlebt.«

»Das glaube ich gern.« Ich wartete darauf, dass er fortfuhr, aber er sagte nur: »In solchen Zeiten werden Menschen jedenfalls menschlicher. Das ist meistens was Gutes.«

Ich fragte, wie lange er Gary schon habe.

»Sechs Jahre. Sie war mal hier, mal da, eine Streunerin, die in der Nachbarschaft durchgefüttert wurde. Hat sich irgendwann wohl für mich entschieden. Seltsamerweise sieht sie genauso aus wie der Hund meiner Familie, als ich ein Kind war. Deshalb nenne ich sie Gary. Ihr fehlt sogar ein Stück vom Ohr, hier, sehen Sie?« Roland zeigte mir die Kerbe im Ohr. »Genau wie beim alten Gary.«

Gary schloss halb die Augen und hechelte genüsslich, als Roland sie hinter den Ohren kraulte. Sie schien mich anzugrinsen, als müssten wir uns kennen.

»Ach, übrigens«, sagte Roland. »Ich war nicht wirklich Staatsanwalt. Das war nur Spaß.«

»Ist das jetzt auch nur Spaß?«

Er lachte. Ich schaute auf Gary hinunter.

»Du bist der erste Hund, der mich angelächelt hat«, sagte ich zu ihr. Ich streckte die Hand aus, um sie zu streicheln, zog sie aber wieder zurück. Ich war zu oft auf ein falsches Lächeln und scharfe Zähne hereingefallen.

Das Haus

Roland wohnte nicht weit von dem Haus, in dem meine Mutter und ich gelebt hatten, als wir zwischen dem Reservat und den Twin Cities Pingpong spielten. Das Haus war immer noch da. Es ist jedes Mal immer noch da. Es ist grau, mit einer Holzverschalung und sechs winzigen Wohnungen drinnen. Bezahlbare Mieten, erträglich. Ein Fenster war mit einem Laken verhängt, ein zerbrochenes Dachfenster mit Pappe geflickt, und aus einigen der oberen Fenster ragten Klimaanlagen. Ich hielt in der Gasse dahinter, um nach meinem früheren Fenster zu schauen. Mein Zimmer im ersten Stock war eine Abstellkammer. Aber es hatte ein Fensterquadrat mit Rautenmuster in der oberen Scheibe. Es ließ sich sogar öffnen. Nachts hatte ich die Stadt zu allen Seiten atmen gehört, ein- und ausatmen, als lebten wir im Innern eines riesigen Tieres. In dem Zimmer reiste ich weit. Machte Hausaufgaben. Entwickelte meine i-Punkt-Kringel. Ich konnte die Tür zumachen, um von meiner Mutter und ihren Freunden wegzukommen. Drinnen gab es eine Glühlampe mit Schalterschnur, wie im Beichtstuhl. Ich hatte zwei Regalbretter, einen winzigen Tisch mit Hocker, eine Matratze auf dem Boden. Ich hatte eine Decke und ein Kissen. Ich hatte alles, was ich brauchte.

Der Schulbus hielt am Ende des Blocks. Wenn ich Hausaufgaben oder Prüfungen wiederbekam, brachte ich sie zu Mom nach Hause. Legte sie auf den Tisch. Ob F oder A+, sie schaute nie hin. Redete selten. Wenn sie ihren Erwerbsunfähigkeitsscheck einlöste, beobachtete ich sie. Machte mich mit dem Bargeld davon oder nahm mir etwas von ihren Drogen. Sie kam und sie ging. Manchmal sagte sie lange kein Wort, monatelang nicht.

Das Fenster sah noch genauso aus wie damals. Wenn mir meine Gefühle zu viel wurden, hatte ich mich in Decken gewickelt und in meiner Kammer gelegen, bis es vorbei war. Irgendwann hatte ich beschlossen, jemand zu werden, der nicht so viel fühlt. An diesem Entschluss halte ich fest, auch wenn er wenig genützt hat.

Auf dem Rückweg kam ich an Gruppen von Leuten mit Schildern, Wasserflaschen, Rucksäcken vorbei. Ich sah Streifenwagen und Polizeimannschaften. Ich kam an ausgebrannten Läden vorbei, die Wände wie kaputte Zähne. Uncle Hugo's, der Sci-Fi-Buchladen, war weg. Schwelte nur noch. Mir zog sich der Magen zusammen, und meine Augen schmerzten. Ich kam an einer Frau vorbei, die einen Einkaufswagen voller Kinder vor sich herschob. Eine Straße weiter rollte mir ein riesiger gepanzerter Humvee entgegen. Ich machte kehrt, um ihm aus dem Weg zu gehen. Inseln des Friedens, dann wieder Soldaten in voller Montur. Mich überkam so ein kaltes, übles Gefühl. Minneapolis war überrumpelt worden, aber jetzt verhärtete sich die Reaktion der Regierung. Die Stufen vor einer Kirche waren voller Menschen. Auf der Rückseite war eine riesige Fläche mit Einkaufstüten für Bedürftige vollgestellt. Zwei Teenager saßen auf dem Bordstein, hatten ihre Protestschilder weggeworfen und kifften. Ich kam an Leuten vorbei, die leuchtend bunte Bilder auf die verbarrikadierten Schaufenster malten. Ich kam an Zelten vorbei, an Schnapsflaschen im Rinnstein, an kleinen Gedenkschreinen. Nachrichten an Nachbarn waren an Bäume geklebt worden. An Zäunen hingen Blumen. Ich musste einem Auto ausweichen, das mitten auf der Straße geparkt war und an dessen Heck eine Konföderiertenflagge klebte. Vor allem kam ich an Leuten vorbei, die ihrem ganz normalen Alltag nachgingen, ihre Gärten und Blumenbeete pflegten, ihren Rasen sprengten. Ich kam an einem Popcornladen vorbei, der geöffnet hatte, und hielt, um mir Popcorn zu kaufen. Der Duft des Popcorns veränderte den Geruch des Tränengases – säuerliche, modrige Kreide. Fast schon zu Hause, zwang mich eine Wolke zum Halten. Es war eine Emotionenwolke. Ich bremste und versuchte mich durch den Nebel durchzuatmen. Der laute Signalton auf meinem Handy für die Ausgangssperre vertrieb ihn. Ich war müde und schlichtweg traurig. Würde es doch nur regnen.

31. Mai

Aber es regnete nicht. Nacht. Mit Tasern traktierte, verhaftete, mit Tränengas attackierte, verprügelte Journalisten. Eine Journalistin, die ein Auge verlor.

»Wovor habt ihr verdammt noch mal Angst?« Hetta, wie sie die Beamten anbrüllte.

Wir redeten über die Nationalgarde.

»Manche sind gar nicht so übel«, sagte Hetta, was mich überraschte. »Asema hat erzählt, bei der Demo am Kapitol hätte der Kommandeur oder was der Nationalgarde sich vor allen Leuten hingekniet. Er hat gesagt, er sei da, um unser Versammlungsrecht zu beschützen, und dann hat er sich zurückgezogen, richtig weit, und es war alles bestens.«

Pollux kam von seiner Schicht zurück. Ich sorgte dafür, dass er seine Waffe wegschloss. »Ich mag die nicht«, sagte ich.

»Ich auch nicht. Es gibt zu viele davon da draußen. Ich werde meine weglegen und Frybread machen. Das ist meine wahre Berufung.«

»Und meine wahre Berufung ist es, Frybread zu essen«, sagte ich. Aber er war schon ins Bad gegangen und duschte fast so lange wie Hetta. In frischen Sachen und mit Maske kam er wieder herunter. Wir schützten uns inzwischen alle gegenseitig vor Keimen. Pollux erzählte, zwei Nächte vorher hätte die Patrouille ein paar junge Blondschöpfe aus Wisconsin dabei erwischt, dass sie einen Schnapsladen ausräumen wollten.

»Mit denen kannten sie keine Gnade«, sagte er zu Hetta. »Eine grausame und ungewöhnliche Strafe, könnte man sagen.«

»Dad! Was haben sie gemacht?«

»Sie gezwungen, ihre Mütter anzurufen.«

»Also quasi *Hi, Mom, hol mich ab, ich bin beim Plündern erwischt worden*?«

Pollux schaute blinzelnd zur Decke. Er lag auf dem Rücken, und jetzt bedeckte er sich das Gesicht mit seinem blauen T-Shirt von der AIM-Patrouille. Wir waren wieder nachts wach und versuchten Twitter-Stürme zu deuten. Den Leuten machte es Sorgen, dass die Nationalgarde sagte, sie sollten sich um den einen oder anderen Black-Hawk-Transporthubschrauber keine Sorgen machen. Es war drei Uhr morgens, und wir lagen auf dem Boden, auf allen unseren Sofakissen, bei voller Beleuchtung. »Hört euch das an«, sagte Hetta. »Eine Merkliste vom MPD. Wir sollen einen Fluchtplan ausarbeiten? O mein Gott. Handymasten könnten ausfallen! Halten Sie Ihren Gartenschlauch bereit. Achten Sie auf Wasserflaschen, die mit Benzin gefüllt sein könnten! Befeuchten Sie Ihr Hausdach! Ihre Zäune! Entfernen Sie die Bücher aus den Umsonstbibliotheken?«

Wir waren inzwischen manisch. Jedes Mal wenn unser Gelächter vertröpfelte, sagte Hetta *Hi, Mom?* oder *Entfernen Sie die Bücher*, und wir stöhnten auf und lachten wieder los. Wie waren wir von einem Polizeimord am helllichten Tag zu einem Verbot unserer geliebten kleinen Bücherkästen gelangt? Ich hatte den Eindruck, um den Kern jeder Tragödie kreiste ein Strudel aus Belanglosigkeiten wie jener Zwanzigdollarschein, der den Polizeieinsatz im Cup Foods auslöste, das defekte Rücklicht, das eine Streife dazu veranlasste, Philando Castiles Wagen zu kontrollieren, der Hunger auf Eier und die Entschlossenheit einer Farmersfrau, die Eier zu verteidigen – ein Vorfall, der den Dakotakrieg von 1862 auslöste –, und der Satz *Sollen sie doch Gras fressen*, der seitdem allen im Gedächtnis festsitzt. Die plötzlich geänderte Fahrtroute, die ein Attentat auf einen obskuren Erzherzog ermöglichte, eine Befehlsverweigerung, durch die in der Kubakrise der globale Atomkrieg abgewendet wurde. Und so viele andere Vorfälle. Zum Beispiel, sagte Hetta, das Glas Root Beer, dem sich Jarvis verdankte.

»Ich will's nicht hören«, sagte Pollux unter seinem T-Shirt.

»Oder wir beide«, sagte ich. »Warum warst du an dem Tag auf dem Parkplatz von Midwest Mountaineering?« Das sah mir ähnlich, in der Wunde zu stochern. Ich hätte mich ohrfeigen können. Er versuchte es leicht zu nehmen.

»Um Socken zu kaufen«, sagte er. »Die haben gute Wollsocken.«

In der Liebe wie im Tod und Tumult stoßen Kleinigkeiten Ereignisse an, die so außer Kontrolle geraten, dass früher oder später ein absurdes Detail auftaucht, das uns das gesamte Geschehen noch einmal überdenken lässt. Pollux nahm das T-Shirt beiseite und stützte sich auf dem Ellbogen auf.

»Soll das heißen, wir wären gar nicht hier, wir alle zusammen, wenn die Socken nicht gewesen wären? Nein, nein, das war Schicksal!«, sagte ich.

»Oder Strickschal. Beziehungsweise Stricksocken und alles, was uns sonst noch warm hält«, sagte Pollux.

»Bitte lasst es gut sein«, sagte Hetta und gähnte. Es war ein gespieltes Gähnen. Sie mied das Thema genauso.

Ich sprang auf und lief in die Küche, mit einer ungefähren Vorstellung im Kopf, die mich dazu trieb, ganz hinten ins untere Tiefkühlfach zu greifen. Ich ertastete die Rolle Cookieteig von Target. Sie war noch haltbar. Manchmal machst du was richtig, mein Mädchen, sagte ich zu mir. Ich heizte den Ofen vor, schnitt den Teig in Scheiben und legte sie auf ein Backblech. Ich schob die Cookies in den Ofen und ging ins Wohnzimmer zurück, um dort auf den Timer zu warten. Er piepste und weckte mich nach zehn Minuten.

»Was war das?«, fragte Hetta.

»Ein Blech Cookies.«

Hetta taumelte auf mich zu, und diesmal gab es keine Luftumarmung. Sie drückte mich an sich. Ich vergaß das mit dem Abstandhalten. Ich wusste nicht, was ich machen sollte. Das hier war neu. Einen unentschlossenen Moment lang ließ ich die Arme kreiseln, dann senkte ich sie und legte sie um Hetta.

Bei Tagesanbruch schliefen wir endlich und erwachten mitten an einem unschuldigen Frühlingstag. Pollux lag neben mir. Ich war trotz allem froh.

»Wie spät ist es?«, fragte Pollux.

»High Noon«, sagte ich.

Wir blieben liegen, ganz durcheinander von den anstrengenden Nächten und dem späten Erwachen.

Ich musste nicht arbeiten, also liefen wir beide desorientiert im Haus herum, hoch und runter. Hetta schrieb sich mit Asema, die mit Gruen zusammen die I-94 entlanglief und dann die I-35, die bereits abgesperrt war.

»Es werden krass gruselige Sachen gepostet«, sagte Hetta. Dann sprang sie vom Sofa auf und schrie irgendetwas. Jarvis brüllte vor Schreck. Ich rannte zu ihr. Sie zeigte auf ihren Laptopbildschirm, wo sich ein Sattelschlepper auf der I-35 in die wild flüchtende Menge pflügte. Ich wandte mich ab, warf den Kopf hin und her, als könnte ich verneinen, was ich gesehen hatte. Ich rannte vor die Tür, ließ mich auf die Stufen fallen, senkte den Kopf in die Hände und kniff die Augen zu. Pollux blieb bei Hetta und Jarvis. Sie schauten zu, bis die Szene sich ausgespielt hatte, und nach einer Weile riefen sie mich rein. Unglaublicherweise hatte es keine Toten gegeben, nicht einmal Verletzte. Selbst dem Fahrer ging es gut, den die Demonstranten aus der Kabine gezerrt hatten. Er war geschlagen worden, dann hatten ihn andere verteidigt, als ihnen auffiel, dass er kaum Englisch beherrschte. Er war durch den Wind, aber sonst unversehrt. Die Absperrungen waren gerade errichtet worden, als er die Auffahrt hochkam, und er war völlig verwirrt gewesen.

Hettas Daumen trommelten wie wild auf ihr Handy.

»Ihnen geht's gut. Gruen war am dichtesten dran, aber sie konnten ausweichen, und der Laster hat angehalten. Sie wollen weiterlaufen.«

Die grauenerregenden, aber auch wundersamen Bilder wiederholten sich aus unterschiedlichen Blickwinkeln immer wieder, da Nachrichtenkanäle immer mehr Videos von Beobachtern hochluden. In einem der Videos war ein geschmeidiger junger Mann im goldfarbenen T-Shirt und mit schwarzer Maske zu sehen, der auf die Zugmaschine aufsprang und nach den Scheibenwischern griff, um den Sattelschlepper aufzuhalten. Er wirkte so leichtfüßig, akrobatisch. Er war wie ein Grashüpfer gelandet.

»Schaut mal!«, sagte Hetta. »Das ist Laurent! Das ist er, ganz sicher.«

Wir schauten das Video wieder und wieder, bis ich schließlich auch fand, der hüpfende Mann mit den insektenartigen Beinen könne niemand anderes sein als Laurent.

»Was ist das bloß mit diesem Jungen?«

»Er wollte sich mit Gruen und Asema treffen«, sagte Hetta, vor Erschöpfung tonlos. »Er will das durchfechten. So ist er eben. Er gibt nie auf. Vermutlich ist er die ganze Nacht da gewesen.«

32. Mai

Die Twin Cities kochten vor Emotionen. Kleinstädte, Dörfer, andere Großstädte überall auf der Welt kochten vor Emotionen. Pollux ging jetzt jeden Morgen mit Besen, Kehrschaufel und Putzeimer aus dem Haus, um Glas wegzuschaufeln. Es wirkte wie eine Buße. Und es wirkte schlicht freundlich. Wenn er fertig gefegt hatte, ging er in einer Zeremonie, von der er schwor, dass sie allen Sicherheitsvorschriften genügte, seine Pfeife rauchen. Im Buchladen wurden wir zugeschüttet. Jeder, der nicht selbst auf die Straße ging, wollte etwas darüber lesen, warum alle anderen auf die Straße gingen. Sie bestellten Bücher über die Polizei, über Rassismus, über Gesellschaftsgeschichte, den Strafvollzug. Penstemon ließ die Schultern hängen. Die Bestellungen stapelten sich auf dem Segelboottisch.

»Das ist was Gutes, oder?«

»Was richtig Gutes, oder? Ich meine, wir liefern den Leuten Informationen?«

»Das ist unsere Mission«, sagte Penstemon.

»O Gott, diesmal gehe ich dran. Pack du weiter ein.«

Den ganzen Tag flogen Polizisten, Rettungskräfte, Journalisten, private Securityleute in Hubschraubern über uns hinweg und häckselten unsere Gedanken. Ab und zu flitzte ein Pick-up vorüber, und ich erhaschte einen Blick auf eine Gadsdenflagge. In unserer Gegend waren immer noch Straßen gesperrt, damit die Menschen in sicherem Abstand voneinander um die Seen spazieren konnten, und die Pick-ups der Rechtsextremisten verhedderten sich im Straßennetz und surrten wie wütende Hornissen umher. Überall in der Stadt, wo Fenster mit Holzplatten gesichert waren, sprossen Kunstwerke, und eine Gruppe marginalisierter Künstler hatte sich vorgenommen, alles zu bewahren. Hetta und Jarvis hatten mich in den Laden begleitet. Ich war froh, dass Tageslicht hereindrang. Froh, dass wir die Fenster nicht verrammelt hatten. Und überhaupt, wo hätten wir in diesen Zeiten Sperrholz auftreiben sollen?

Während der Arbeit lauschte ich Hetta und Jarvis. Noch nie hatte ich so melodisches, glockengleiches Gelächter gehört, aber ich fühlte noch immer, dass mein Herz einen Sprung bekommen hatte wie eine Windschutzscheibe und dass der winzige Riss langsam wuchs. Ich sollte etwas tun, dachte ich. Ich sollte das reparieren lassen. Die Kluft wurde tiefer. Alles schien jetzt zu bersten: Fenster, Windschutzscheiben, Herzen, Lungen, Schädel. Wir mochten eine ehrgeizige Stadt voller demokratischer Progressiver in der republikanischen Einöde sein, aber wir waren auch eine Stadt der historisch voneinander abgeschotteten Viertel und alten Vorbehalte, die nicht auszurotten sind und ihre Rückstände hinterlassen – die Reichen und Schönen bemerken sie nicht, während die Kranken und Ausgebeuteten schier daran ersticken. Daraus konnte nichts Gutes werden, glaubte ich zumindest.

Die Kreise

34. Mai

Wieder ein strahlender, heißer Morgen. Asema textete uns allen, Großmütter hätten dazu aufgerufen, dass wir Tabak niederlegen und heilsame Lieder singen sollten. An der George-Floyd-Gedenkstätte hätten sich Jingletänzerinnen versammelt.

»Hol dein Kleid raus«, sagte Hetta.

»Woher weißt du davon?«

»Dad hat erzählt, dass er dir eins hat machen lassen.«

»Da hatte ich noch mein Kampfgewicht«, log ich. »Das passt mir nicht mehr. Vielleicht kannst du es tragen, und ich begleite dich.«

»Du würdest mich dein Kleid tragen lassen?«

»Sicher würde ich das. Es ist supertraditionell, so richtig aus den alten Zeiten. Nicht mit Pailletten und Glitzer, wie die Mädchen sie heute tragen.«

»Ich kann nicht tanzen, aber das lerne ich schon noch.«

»Asema kann das.«

»War ja klar«, seufzte Hetta.

Das Kleid war weit hinten im Schrank, in einem der obersten Fächer. Ich hatte es in einer Pappschachtel verstaut, damit es atmen konnte. Unter dem Kleid lag ein Kissenbezug voller Wilder Bergamotte und Süßgras. Dafür hatte Pollux gesorgt. In Wahrheit hatte ich ungefähr dasselbe Gewicht wie zu der Zeit, als er es mir gegeben hatte.

Wenn ich ein, zwei neue Löcher in den Gürtel stanzte, würde es um Hettas Taille passen. Getanzt hatte ich darin noch nie. Jinglekleider sind etwas Lebendiges, und man muss eine bestimmte Sorte Mensch sein, um sie aufrichtig tragen zu können. Ich war aber nicht von dieser Sorte. Das könnte sogar der Grund sein, warum Flora mich verfolgte. Vielleicht würde ich nie die Sorte Mensch sein, die ein Jinglekleid und einen Adlerfederfächer tragen konnte.

Ich nahm das Kleid aus der Schachtel und schüttelte es auf. Es klimperte freundlich. Es bestand aus einem Unterrock mit einigen Reihen klingender Metallhülsen am Saum und einem Überkleid, das man anheben konnte, damit man beim Sitzen nicht die oberen Hülsen zerdrückte. Vielleicht würde es mich verändern, wenn ich das Kleid anzog. Aber wenn Hetta es anzog, würde es uns vielleicht alle beide verändern.

Pollux' Heimsuchung

Pollux ging im Pow Wow Grounds die Spendenkisten durch und packte sie in Familien-Essenstaschen um, die mehr als nur Makkaroni und Erdnussbutter enthalten sollten. Es gab immer noch eine beträchtliche Anzahl Feuerlöscher. Die Patrouille lud sie nachts in ihren Pick-up. So viele Makkaroni. So viel Erdnussbutter. Beim Packen stellte Pollux sich diese Erdnussbutter mit Essig und Chilisoße vor, mit reichlich Zwiebeln und zerdrücktem Knoblauch, vielleicht einem Spritzer Sojasoße. Könnte gut zu Asianudeln passen. Wenn die nicht im Haus sind, zu Spaghetti. Spaghetti gab es haufenweise, und er überlegte, ob er ein handgeschriebenes Rezept beilegen sollte. Er sortierte weiter und überlegte sich weitere Rezepte, bis die Monotonie ihm zusetzte. Er ging hinaus, setzte sich an der Hauswand in den Schatten, nahm die Maske ab und atmete. Seit Hettas Verhör neulich abends hatte Pollux seine Balance noch nicht wiedergefunden. Und Tookie schien auch nicht wie sonst für ihn da zu sein. Außerdem hatte sie recht damit, dass aus kleinen Dingen große wurden. Er dachte zum Beispiel an Kleidung.

Eine Uniform. Sie war bloß ein Stück Stoff, aber machtvoll. Er war gewarnt worden und hatte nicht darauf gehört. Als er zum ersten Mal mit geblähter Brust ganz in Blau – oder vielmehr nicht in Blau, sondern in dem Schwarz der Stammespolizei – zur Tür hereinkam, hatte seine Großmutter eine Bemerkung gemacht. Als junge Frau, hieß es, hatte sie Schneisen der Verwüstung hinterlassen. Die Jahre hatten ihre Streitlust ein wenig abgemildert, aber nicht zu sehr. Sie war knochig, aber rundlich. Ihre Augen scharf, aber auf Pollux ließ sie sanfte Blicke ruhen. Ihre Nase war spitz, ihre Wangen samtig. Sie trug grellbunte Polyesterblusen auf seidig zarter Haut. Oft nahm sie Pollux in den Arm oder tätschelte ihm den Rücken und sagte: »Das wird schon wieder, mein Junge. Wart's nur ab.« Aber als er in der Uniform zur Tür hereinkam, sagte sie: »Pass auf.«

»Worauf?«, fragte Pollux.

»Dass die Uniform nicht am Ende dich trägt«, sagte seine Großmutter.

Pollux lachte und umarmte sie. Er konnte es sich nicht vorstellen. Zumindest anfangs. Doch ihre Worte blieben wie beabsichtigt hängen. Ganz allmählich, ein Jahr oder zwei nach Dienstantritt, begann sich etwas in ihm einzunisten. Einmal hatte er einen Überlebenden der kanadischen katholischen Internatsschulen sagen hören, die Nonnen und Priester an den Schulen hätten »etwas Krummes, das auskeilen wollte« in ihm zurückgelassen. Was in Pollux war, fühlte sich ebenso krumm an. Manchmal keilte es aus. Seine Stimme, die plötzlich einen wütenden Befehl ausstieß. Die schlichte Erschöpfung, die einer zynischen Erschöpfung wich. Seine Ungeduld gegenüber der Dummheit der Leute, die ihm das Herz einfror. Die Wut und seine Weigerung, etwas zu empfinden. Oder seinen Leuten noch zuzuhören. Und was er gesehen hatte – die geschlagenen, im Schrank eingesperrten Frauen, die blaugefrorenen Kinder, die sich unter der Veranda versteckten, Dads Blut, das durch die Bodendielen tropfte, die krebskranken Alten, die um ihre Schmerzmittel gebracht wurden, die Autounfälle und die anderen, die keine Unfälle waren. Was Menschen sich selbst und einander antaten, hatte Pollux zermürbt. Trotzdem glaubte er nicht, dass unter seiner Uniform je Verachtung gesteckt hatte. Es war eher Ermattung gewesen, oder? Er war kein Heiliger.

Er brachte die Arbeit zu Ende und fuhr unglücklich durch die verbarrikadierten Straßen.

Das krumme Etwas. Ein Bild nach dem anderen suchte Pollux heim. Knieende Menschen, die geschlagen wurden. Singende Menschen, geschlagen. Mütter, geschlagen. Väter, geschlagen. Jugendliche, geschlagen. Alte Menschen, umgestoßen oder geschlagen. Wer auf Polizisten zuging, geschlagen. Wer vor ihnen weglief, eingekesselt und dann geschlagen. Pollux hatte gute Leute gekannt, hatte erlebt, wie seine Kollegen Leben gerettet hatten. Wer teilte all diese Schläge aus? Die Uniformen oder die Menschen darunter? Wie konnte es sein, dass Proteste gegen Polizeigewalt erst recht bewiesen, wie gewalttätig Polizisten waren?

Zu Hause durchfuhr ihn Einsamkeit, als er Hetta das Jinglekleid tragen sah, das er Tookie als Liebesgabe geschenkt hatte. Er nahm den Fächer, der endlich fertig geworden war. Der handgeschnitzte Griff war mit rauchgegerbtem Hirschleder gepolstert. An seinem Ende hingen anmutige Fransen. Jeder Federschaft war einzeln umhüllt und mit fest gewickeltem rotem Stickgarn verstärkt. Der Fächer war elegant, prachtvoll, und jede Feder war vollkommen gerade.

»Nimm du ihn zuerst«, sagte er zu Tookie. »Du kannst ihn Hetta leihen, aber der Fächer ist für dich.«

Sie nahm ihn behutsam in die Hand, hielt ihn unbeholfen. Er dachte, vielleicht stecke da ein zärtlicher Dank in ihrer Kehle.

Als die beiden Frauen aufbrachen, hielt er Jarvis im Arm und schaute ihnen nach, wie sie zum Auto gingen. Tookie wusste das nicht, aber manchmal hatte sie einen Raubkatzengang. Er versuchte nicht darauf zu achten, wie sich ihre Hüften wiegten. Sie wühlte ihm das Herz auf. Oh ja, es war alles noch da. Er schaute auf Jarvis hinunter.

»Da steht dir was bevor, kleiner Mann«, sagte er.

Der Kreis

Wir saßen zusammen im Transporter, ich in meiner liebsten schwarzen Jeans und einem schwarzen T-Shirt. Hetta hatte auf dem Beifahrersitz behutsam den oberen Teil des Kleids angehoben und hielt ihn vor sich fest, damit sich ihr die Jingles nicht in den Hintern bohrten. Unter dem Kleid trug sie ein Tanktop und sehr kurze Shorts. Immer wenn ich an einer Ampel anhielt, klimperte das Kleid ein wenig.

»Gottverdammt, ist das schön«, sagte sie immer wieder und befühlte die Stickereien. Das Kleid hatte vorn einen Reißverschluss. Es war in Rostrot, Bronze und Elfenbeinweiß gehalten. Am Reißverschluss trafen sich die beiden Hälften einer scharlachroten, herzförmigen Blüte. Dazu kamen lavendelblaue Tulpen und grüne Blätter. Pollux hatte mir ein echtes Kunstwerk geschenkt.

Im Auto war es kühl, und unsere Sonnenbrillen beschlugen. Mit dem Auto zu fahren fühlte sich immer noch ein wenig wie ein Traum an. Es wirkte, als brausten wir dahin, dabei fuhren wir gerade mal vierzig. Wir überquerten die I-35 und fanden in einer Seitenstraße einen Parkplatz. Eine Weile blieben wir sitzen und genossen die gekühlte Luft. Als wir die Türen öffneten, umschloss uns die Hitze. Ich hatte versprochen, eine keimdichte Maske zu tragen, eine aus Pollux' besonderem Vorrat. Davon wurde mir etwas schwindlig. Ich hyperventilierte, fand das Gefühl aber gar nicht mal schlecht. Ich hatte in einer Leinentasche zwei Wasserflaschen dabei. Jarvis war aus seinen Neugeborenenwindeln herausgewachsen, und die übrig gebliebenen Biowindeln für null bis drei Monate hatte ich auch dabei. Mein Portemonnaie steckte in der Tasche der Jeans, die mir die Beine beheizte.

Hetta war hochgewachsen und ehrfurchtgebietend, würdevoll trotz ihrer Maske. Sie trug rot umwickelte Zöpfe und dramatisches Augen-Make-up. Dazu Tanzmokassins mit Wildledersohlen. Das Jinglekleid verwandelte sie in ein sichtlich heiliges Wesen. Als ich so mit den Wasserflaschen und den Windeln neben ihr herlief, fühlte ich mich wie die Zofe einer jungen Königin. Wo sie auch ging, riefen die Leute ihr und uns etwas zu, als würden sie uns kennen. Auf dem Weg zum Gedenkort standen Tische voller Lebensmittelpakete und anderer Spenden zum Mitnehmen. Ich legte die Windeln dazu. Es wehten Flaggen – Black Lives Matter, Panafrika, American Indian Movement, Regenbogenflaggen. In der Mitte des Platzes waren in Folie gewickelte Blumen zu einem großen Kreis aufgeschichtet. Weitere Sträuße lagen an der Mauer mit seinem Porträt darauf. Hetta sprang über die Blumenmauer in den Kreis zu den anderen Tänzerinnen. Sie schaute sich nervös nach mir um, dann grinste sie und winkte. Asema berührte mich am Arm. In ihr Haar waren silbrige Bänder eingeflochten, und sie trug ein Satinkleid, neonblau mit orangefarbenen Blüten und giftgrünen Blättern. Es war prachtvoll, mit silbernen Bändern an den Ärmeln und am Hals. Es sah furchtbar beengend aus.

Als sich die Menge an den Kreis herandrängte, zog ich mich an den Rand des Geschehens zurück. Auf dem Parkplatz einer Tankstelle gab es eine robuste Holzbank. Ich stellte mich darauf, erwischte eine ganz leichte Brise und schnappte seitlich an meiner Maske vorbei nach Luft. Von dort aus konnte ich Hetta und Asema sehen. Sie waren Gestalten aus einer Geschichte, in der Ojibwefrauen heilsam tanzten. Als sie die Federfächer hoben, streifte mich ihre hoffnungsvolle Anmut. Ich sah etwas verschwommen, weil mir der Schweiß von den Augenbrauen tropfte. Ich fragte mich, ob reguläre Mütter beim Blick auf ihre Töchter aus der Ferne dasselbe empfanden, ob sie ihre magnetische Schönheit als Gefahr verstanden, weil diese unterschiedslos jede Menge Flachköpfe und lockere Schrauben anzog. Und tatsächlich – als sie tanzten und die Trommel zur dritten Wiederholung eines herzerwärmenden Songs ansetzte, geschah es. Da stand er. Eisenspäne in Menschengestalt. Laurent.

Er lehnte an einer Laterne, hing durch wie ein Gürtel, die Augen schmal und hitzig, das Haar zu einem glänzenden Schopf gesträubt. Sobald ich ihn entdeckte, nahm ein Plan Gestalt an. Ich polterte von der Bank herunter und bolzte mich zu ihm durch. Näherte mich bis auf Armeslänge. Klopfte ihm auf die Schulter. Er öffnete seine verschränkten Arme und schaute überrascht. Er erkannte mich nicht, folgte mir aber, als ich ihm einen Wink gab.

»Ich bin Tookie, aus dem Buchladen«, sagte ich. »Wo Asema arbeitet. Würdest du mir deine Adresse geben? Ich will dir etwas schicken.«

»Ach ja, ich konnte dich nicht einordnen. Sorry, ich habe keine Adresse.«

»Könnte ich es zu Freunden schicken? Zu Verwandten? Deinen Eltern vielleicht?«

Er gab mir eine Adresse in Bloomington samt dazugehörigen Namen. Als ich auch nach Telefonnummern fragte, sagte er, da müsse er erst ihr Einverständnis einholen. Er schien ein klein wenig misstrauisch zu werden.

»Schon in Ordnung«, sagte ich. »Mir hat bloß dein Buch gefallen, das du mir dagelassen hast. Hat mich an etwas erinnert. Da wollte ich mich revanchieren.«

In Wahrheit hatte ich vor, einen Anwalt auf ihn anzusetzen, der ihm klarmachen sollte, dass selbst ein Hühnerfuß-Hängemattenschläfer Unterhalt zahlen musste. Wie so viele Autoren taute er bei der Erwähnung seines Werks auf. Er lächelte bescheiden und winkte ab, als ob er an solches Lob gewöhnt sei. Womöglich änderte sich etwas an meinem Ausdruck. Und mir versagte die Stimme. Ich musste daran denken, wie Pollux so getan hatte, als wäre das Buch eine Schritt-für-Schritt-Anleitung für … ach, Pollux. Ich hätte lachen mögen, aber es war zu heiß. Ich hielt mich an einem Zaun fest.

»Alles in Ordnung?«

Laurent stütze mich am Ellbogen und führte mich zu einem von Bäumen beschatteten Hof. Er fragte die Leute, die in Gartenstühlen am Eingang saßen, ob er mich in den Schatten setzen könne. Sie waren alle freundlich und machten uns Platz, brachten sogar noch einen Stuhl und eine Tasse Wasser. Ich trank sie aus. Den Beutel mit den schweren Wasserflaschen ließ ich zu Boden gleiten.

»Danke, Laurent«, sagte ich förmlich. »Du solltest zurückgehen. Den Tänzerinnen zuschauen. Sag ihnen, wo ich bin.«

Ich war noch nicht wiederhergestellt. Vielleicht war es ein Hitzschlag. Sie würden sich Sorgen machen, wenn sie mich nicht finden konnten, und ich wollte auf keinen Fall Laurent um mich haben. Er trat etwas zurück und ließ die Arme ausgestreckt, als könnte ich aus dem Gartenstuhl fallen. Seine gespielte Besorgnis nervte mich.

»Los doch! Ich kippe schon nicht aus den Latschen. Verschwinde!«

»Ich bleibe nur eine Minute«, sagte er milde. »Und wo wir schon mal hier sind, würde ich gern ein Anliegen vorbringen.«

»Ein Anliegen? Was denn für eins?«

Ja, er hatte mir geholfen. Aber ich schuldete ihm nichts. Ich war nicht auf seiner Seite. Hetta hatte unrecht: Ich war nicht leicht bestechlich.

»Meine Erstauflage ist vergriffen. Ich muss einen richtigen Verlag finden, und ich dachte, da könntest du mir helfen, weil du doch im Buchladen arbeitest und so.«

Ich musterte ihn noch einmal genauer. Vielleicht war er am Ende doch bloß ein Spinner.

»Ich sag dir mal was«, erwiderte ich. »Ich bin nicht nur die Buchladenlady, sondern auch Hettas Mom.«

Er schüttelte stirnrunzelnd den Kopf. »Ich dachte, sie hätte gar keine.«

»Tja, jetzt schon.«

Er schaute schüchtern unter seinen Wimpern hervor. Ich hielt das für berechnenden Charme.

»Das ändert alles«, sagte er. »Dann habe ich ein ganz anderes Anliegen vorzubringen.«

»Und zwar welches?«

»Würdest du Hetta bitten, sich bei mir zu melden?«

»Und warum das?«

»Wegen des Kleinen natürlich, wegen Jarvis. Er braucht einen Vater. Oder jetzt vielleicht nicht, aber ich weiß genau, irgendwann wird er dringend einen brauchen.«

Laurent redete weiter, mit unverhohlener, vielleicht sogar ehrlicher Verzweiflung. Seine Niedergeschlagenheit dämpfte meinen Zorn. »Zuerst habe ich Panik bekommen, vielleicht hat sie das erzählt. Ich meine, ich hätte … nie hätte ich gedacht, dass sie das Kind bekommen würde! Wir haben uns am Set eines Films kennengelernt, den ich schneiden sollte, und da habe ich mich in sie verliebt. Aber dann, also ihre Rolle in *Midnite Cowgirl* …«

»Midnite Cowgirl?«

»Die hat mich fertiggemacht. Der Mustang! Frag nicht. Eines Abends, als ich am Schnittpult gearbeitet habe, bin ich plötzlich durchgedreht und habe jede Szene und jede Kopie jeder Szene, in der sie zu sehen war, gelöscht. Und die gelöschten Dateien noch mal extra gelöscht. Hetta hatte ihr Honorar schon in bar bekommen. Ich ließ es wie eine Panne aussehen. Verschwand aus der Stadt. Eine Weile habe ich mich in Kalifornien rumgetrieben, als Stuntman gearbeitet, dann in der Waldbrandbekämpfung. Dann bin ich hier wieder bei meiner Familie eingezogen, in der Hoffnung, dass Hetta auch wiederkommen würde. Und das ist sie. Das ist sie!«

Laurent griff nach mir, mit gekrümmten Fingern. Ich wich von seinen Klauen zurück. Was für schöne Augen er hatte, dunkel wie ein schattiger Waldweg, vor gutem Willen und vor Unschuld strahlend. Als ich sagte, er solle den Mund halten, ignorierte er es.

»Dann habe ich gehört, dass sie das Kind zur Welt gebracht hat, das, also der wahrscheinlich von mir ist. Ich bin zu 96 Prozent sicher. Ich werde einen Test machen, aber das Kind unterstütze ich auf jeden Fall, egal, von wem es ist.«

Er schwieg einen Moment, atmete tief durch. Ich war zu gebannt von seinem packenden Vortrag und seinem sanften Blick, um aufzustehen und zu gehen. Ich hätte alles dafür gegeben, dass mein Vater sich so für mich einsetzte.

Als Laurent weitersprach, zitterte seine Stimme. »Meine Seele hat meinen Körper verlassen, als ich Hetta kennengelernt habe. Ich bin jetzt ein vollkommen ausgehöhlter Mensch. Aber das ist in Ordnung, denn es bedeutet, dass ich meinen Sohn annehmen kann. Ich weiß, dass meine Seele bei Hetta in guten Händen ist. Ich arbeite bei Wells Fargo.«

Wir schwiegen beide eine Weile. Die Trommel spielte immer noch. Ich knickte ein.

»Hast du das alles Hetta erzählt? Das mit dem Film, meine ich?«

»Noch nicht.«

»Dann erzähl's ihr. Vielleicht will sie dich gar nicht ghosten, sondern es ist wegen des Films. Vielleicht befürchtet sie ja, du könntest sie damit erpressen oder so was. Das würdest du nicht tun, oder?«

Er wirkte ehrlich verblüfft. »Wie könnte ich? Es ist alles komplett gelöscht. Dafür habe ich gesorgt.«

»Okay, Laurent. Eins noch. Was ist ein Rugaroo?«

Sein Ausdruck veränderte sich, oder vielmehr sein ganzes Gesicht. Einen Wimpernschlag lang, den Bruchteil eines Augenblicks, war er etwas anderes. Kein Tier, kein Mensch, sondern, das sage ich voller Ehrfurcht: etwas ganzverdammtanderes. Dann war er wieder er selbst.

»Bitte mach dich jetzt auf den Weg«, sagte ich und verbarg das Schaudern in meiner Stimme. »Ich werde es mir durch den Kopf gehen lassen.«

Ich trank eine Menge Wasser, dann setzte ich meine Maske wieder auf und stürzte mich ins Getümmel. Emotionen wogten durch die versammelte Menge. Ich fand mich zwischen einer Schwarzen Frau in türkiser Kleidung und einer Frau aus Red Lake wieder – wie ich in Jeans und T-Shirt –, die beide durch prügelnde Polizisten beinahe ihre Söhne verloren hätten, unten am Flussufer. Die Frauen griffen nach meinen Händen. Von ihren Handflächen in meine floss eine unmäßige Trauer, und zuerst versuchte ich mich loszumachen. Aber sie ließen nicht los, und so wurde ich mit in den Kreis gezogen. Ein Ältester sagte, der Jingletanz sei ein heilsamer Tanz, und wer Heilung benötige, solle vortreten. Die Leute kamen von allen Seiten. Sie stützten einander. Es war grausam da draußen. Mir brummte der Schädel, und ich hatte Angst, in die Knie zu gehen. Leid öffnete sich um mich her. Eine weitere Frau schrie nach ihrem Sohn, noch eine nach ihrer Tochter. Ich begriff, dass die beiden Frauen, deren Söhne verprügelt worden waren, nur verprügelt und am Leben gelassen, vor Dankbarkeit weinten. Was sagt man dazu. Das Geklimper der Jinglekleider, die Trommel, die siedende Sonne. Es ging immer weiter. Ich war hinter Hetta, die auf der Stelle tanzte. Zu fühlen, was da über mich hereinbrach, war nicht einfach, und ich sträubte mich anfangs, aber dann erfasste mich eine Welle der Energie und lief durch mich hindurch, wurde breiter, mächtiger, tiefer, musikalisch, rund, allumfassend. Es war die Trommel. Meine Hüfte setzte mir zu, auf der stärker belasteten Seite. Ich tanzte weiter. Ich sah Flecken und Lichtblitze, fiel beinahe in Ohnmacht, aber ich tanzte trotzdem, weiter und weiter.

Auf dem Fußmarsch nach Hause musste ich wieder an die Worte denken, die ein liebevoll aufgezogenes Kind zu einer Mutter sagte, die es maßlos liebte: *Ich will nicht, dass du geschossen wirst.* Wie die Schulkinder, für die Philando Castile in einer Mensa gearbeitet hatte, liebte dieses Mädchen ihn, und sie liebte ihre Mutter. Vor ihren Augen war er ermordet worden, und ihre Mutter, nicht der Mörder, landete in Handschellen auf der Rückbank des Streifenwagens. Ich dachte an Zachary Bearheels, womöglich schizophren, zwölf Mal mit dem Taser unter Strom gesetzt und am Pferdeschwanz über den Boden geschleift. Ich sah Jamar Clark vor mir. Und … oh nein, das auch noch. Einen großen Teddybär von einem Jungen, Jason Pero, vierzehn Jahre alt, Angehöriger der Bad River Ojibwe, der in einer psychischen Krise selbst die Polizei rief. Deputy Brock Mrdjenovich erschoss ihn. Paul Castaway … so viele Indianer, so viele Schwarze, so viele andere nicht-weiße, aber auch weiße Menschen, Männer wie Frauen, die starben, weil sie ihre Medikamente nicht nahmen, weil sie als Schwarze rannten, ein defektes Rücklicht hatten, aus Versehen an eine Windschutzscheibe klopften. Die Straße abseits des Überwegs überquerten, eine Schachtel Zigarillos klauten. Ich dachte an Charles Lone Eagle und John Boney, die von Polizisten namens Schumer und Lardy in den Kofferraum eines Streifenwagens verfrachtet und vor der Notaufnahme abgeladen wurden, und die Beamten kriegten kaum mehr als eine strenge Ermahnung. Von den Indigenen, die durch Polizisten getötet werden, hört man selten, obwohl die Zahlen genauso hoch sind wie bei Schwarzen Menschen, weil es oft in entlegenen Reservaten passiert und die Beamten keine Kameras tragen. Daher war ich, so niederschmetternd die Wahrheit sein mochte, den Zeugen mit ihren Handys dankbar.

Eine besondere Vorsichtsmaßnahme

Die Professorin

Es war die goldene Stunde eines Tages, der Erleichterung von der lastenden Hitze brachte. In der kühlen Brise plumpsten hin und wieder kleine grüne Äpfel zu Boden. Die Nationalgarde war abgezogen worden, und wer wegen der Pandemie oder des Aufstands sein Obdach verloren hatte, zeltete oder suchte sich andere Unterkünfte. Auf dem Weg hierher waren wir an Dutzenden Zeltsiedlungen vorbeigekommen. Die Stadt war noch immer tiefgründig und grün. Jetzt saßen wir auf Abstand in Asemas winzigem Garten. Pollux und ich auf alten blauen Metallstühlen. Asema in einem wackeligen Aluminiumklappstuhl mit rotem Plastikgewebe. Als die Sonne schräg von Westen hereinschien, tanzten und glühten die schmalen Blätter einer Robinie. Im verwilderten Garten leuchteten gelbe Kürbisblüten unter gepunkteten Blätterschirmen. Dickbäuchige Hummeln und pfeilschnelle Libellen tauchten in die tiefroten Blüten der Goldmelisse. Ein neugieriger junger Kolibri verharrte im Flug direkt vor meinem Gesicht.

Ich hielt den Atem an. Das war eine Segnung. Der Kolibri verschwand, und ich schloss die Augen, um sein Schillern in mir zu bewahren.

»Auf Wiedersehen, kleine Gottheit.«

Asema schenkte uns mit Minze und Zitronenscheiben aromatisiertes kaltes Wasser ein. Sie blieb vorsichtig – berührte den Krug nur durch eine Lage Küchenpapier. Sie versicherte uns, dass die Gläser auf dem Tablett frisch mit heißem Wasser gespült waren. Wir beugten uns vor und griffen zu. Hoben die Gläser und tranken.

»Kolibris erinnern sich an jede Blüte, aus der sie jemals trinken«, sagte Asema.

»Ich erinnere mich an jedes Bier, das ich jemals mit dir getrunken habe«, sagte Pollux zu mir.

Ich antwortete nicht. Wir versuchten zu unserer einfachen, klaren Liebe zurückzufinden, aber jedes Mal, wenn wir dem nahekamen, wühlte ich den Schlamm auf. Ich war es leid, alles immer schlimmer zu machen.

»Das tut jetzt gut«, sagte Pollux. Er winkelte ein Bein an und legte das Fußgelenk auf seinem Knie ab. Das macht er, wenn er angespannt ist. Doch unsere Buchladenhistorikerin hatte Gründe dafür, uns zu sich einzuladen. Sie versuchte, ihren Alltag wieder aufzunehmen und ihre Dissertation voranzubringen. Mit mir wollte sie über das Buch sprechen, das ich vergraben hatte. Das Buch, von dem ich gesagt hatte, es hätte Flora getötet und mich beinahe auch. Ich hatte wenig Lust auf diese Unterhaltung. Die Hitze hatte nachgelassen, und der Tag war so himmlisch, wunderschön. Von dem Buch wollte ich keine Silbe hören. Aber sie hatte uns mit einem Topf voller frischer, junger Zuckermaiskolben bestochen.

»Also«, sagte sie, als wir unsere Pappteller mit den abgenagten Kolben beiseitestellten. »Kommen wir zu dem Buch.«

»Ouh, bitte«, sagte ich. »Das Buch des Grauens. Lass es uns einfach vergessen. Warum sollten wir darüber reden?«

»Weil ich glaube, dass ich vielleicht ein paar Antworten für dich habe.«

»Asema, mii go maanoo, vergiss es doch um Gottes willen einfach.«

»Es ist nur ein Buch, Tookie.«

»Es hat Flora getötet, und mich hätte es fast zersetzt.« Ich spürte, wie Pollux nervös wurde, wie er die Augen verdrehte und stirnrunzelnd in die Ferne starrte.

»Ich meinte Flora-iban«, sagte ich.

»Wo ist das Buch jetzt? Ich könnte es ja lesen und schauen, ob es mich auch umbringt«, sagte Asema.

»Ich habe das verdammte Buch nicht! Ich hab's vergraben.«

»Ach, ja. Vergraben.«

Asema beugte sich in ihrem wackeligen Stuhl weit vor.

»Mir hast du gesagt, du hättest einen Hund begraben. Ich wusste, dass das nicht stimmte. Du magst Hunde viel zu wenig, um für sie ein Grab auszuheben.«

»Ich mag sie wohl. Vielleicht nicht so sehr, dass ich ein Grab ausheben würde, aber genug, um ... Ich habe nichts gegen Hunde, obwohl sie mich hassen. Und das Buch habe ich verbrannt.«

Unter den flackernden Robinienblättern sah ich ihr Gesicht einen gefassten, entschlossenen Ausdruck annehmen. Oh-oh. Der Tag war ruiniert. Asema gab die Expertin, legte unter dem Kinn ihre Fingerspitzen aneinander und lächelte.

»Du hast es nicht verbrannt«, sagte sie. »Das ist gelogen.«

»Nur halb gelogen«, sagte ich.

Asema ging nicht darauf ein. »Außerdem muss ich dir ein Geständnis machen.«

Pollux schielte zu mir herüber.

»Du bist absolviert«, sagte ich. »Schwamm drüber.«

»Mir ging es nicht aus dem Kopf, was du gesagt hast, als dein Baum umgestürzt war. Ich bin wiedergekommen, als du nicht zu Hause warst«, sagte Asema. »Ich habe mir die Stelle angesehen, wo angeblich der Hund lag. Habe das Gras beiseitegeschoben und dann gegraben. Es hat gedauert, aber ich habe das Buch gefunden.«

Ich verschluckte mich fast vor Wut, konnte aber nichts weiter tun, als gegen das Bein des alten Tisches zu treten. »Verdammt, Asema. Du hast mich hintergangen.«

»Ich weiß, und es tut mir leid«, sagte Asema. »Es hat mir einfach keine Ruhe gelassen. Und ich habe etwas gefunden.«

Die goldene Stunde machte mich für die ganz großen Gefühle empfänglich, aber Pollux legte mir eine Hand auf den Arm und erdete mich wieder. Ich versuchte, mich zusammenzunehmen.

»Ich kann dir das nicht vergeben. Oder auch doch, aber ich bin immer noch sauer.«

»Okay, es tut mir leid. Das habe ich befürchtet.«

»Aber nicht so sehr, dass du meinen Entschluss respektiert hättest, das Buch loszuwerden?«

»Ich mache mir Sorgen um dich, Tookie.«

Jetzt war ich zu aufgebracht, um weiter reden zu können, also quasselte ich trotzdem drauflos – wie Kateri das Buch mir überlassen habe und nur mir, und deshalb könne ich ganz allein entscheiden, ob es zerstört werden solle. Ich beschrieb Asema, wie das Buch mich beinahe auch getötet hätte, wie Flora.

Schließlich sagte Asema: »Ich respektiere sehr wohl deinen … deinen Entschluss. Aber du bist das Buch nicht wirklich losgeworden. Du hast es bloß vergraben. Und außerdem war es mein Buch.«

»Deins? Es war meins!«

»Tookie, mir hat es zuerst gehört. Flora hat es mir gestohlen. Aber vor allem gehört es der Geschichte.«

Das sagte sie in einem andächtigen Ton, der mich nervte.

»Ich bin ganz Ohr, Frau Professorin Asema.«

»Hör doch einfach zu, Tookie! Ich werte Primärquellen aus«, sagte Asema. »Auf dem Rückweg aus Winnipeg habe ich an einer Farm ein Schild gesehen, dass Hausrat versteigert würde, und habe angehalten. Es gab eine Kiste voller alter gebundener Geschäftsbücher, auf die niemand sonst bieten wollte. Zu Hause habe ich sie mir durchgesehen. Normalerweise sind da Tabellen drin, Kontostände, Notizen zu Ausgaben und Schulden. Aber es wird selten ein ganzes Buch vollgeschrieben. Eins der Bücher sah leer aus, aber nach einem Viertel ungefähr war doch etwas hineingeschrieben worden. Diese Aufzeichnungen mussten kurz nach der Red-River-Rebellion gemacht worden sein, du weißt schon, einem frühen Kampf um Landrechte in Kanada.«

Asema würde wirklich eine exzellente Dozentin werden, dachte ich und lehnte mich ärgerlich schnaubend zurück. Sie hatte sich gerade erst warmgeredet. Sie fing an, auf dem bröseligen Beton und dem zertretenen Rasen auf und ab zu gehen. Fehlten nur doch die Pfeife und das Tweedjacket mit Ellbogenschonern.

»Die Überwachung und Kontrolle indigener Menschen durch Weiße reicht auf diesem Kontinent bis zur Aufstellung von Besatzungstruppen zurück, die in den USA und in Kanada völkermörderische Kriege führten.« Sie verengte die Augen. »Da gab es die Blauröcke, die Kavallerie, die Royal Canadian Mounted Police. Dann haben Indianerbeauftragte oder das Militär Stammesmitglieder dazu gebracht, ihre eigenen Gruppen unter Kontrolle zu halten. Später wurde das Bureau of Indian Affairs gegründet, und dann gab es die BIA-Cops.«

Neben mir lehnte sich Pollux auf seinem Stuhl zurück und verschränkte die Arme. Ich konnte spüren, dass er sich ausklinkte, aber Asema fuhr fort.

»Was die Rechtsprechung angeht, haben wir es heute in den Reservaten mit einer Mischung zu tun – Bundesrecht, Stammesrecht, Ortspolizei und Landespolizei. Oder hier in Minneapolis das MPD und seine ererbten Vorurteile, die bis zum Dakotakrieg zurückreichen.«

»Super Vortrag, Asema!«

Ich stand auf, spendete langsamen, sarkastischen Applaus und wollte gehen. Asema bedeutete mir, still zu sein, und redete über meinen Einwurf hinweg weiter.

»Nach der Niederlage bei Batoche 1885 mussten viele Cree, Ojibwe und Michif fliehen, und etliche haben die Medicine Line überschritten und sich in den Sweet Grass Hills in Montana, in den Turtle Mountains oder rund um Pembina am Red River angesiedelt. Das Manuskript wurde von einer jungen Frau verfasst, die vermutlich Oji-Cree und französischer Herkunft war. Eine weiße Farmerfamilie hatte sie gerettet, als sie krank war, sie dann aber als eine Art Bedienstete behalten. Beim Lesen wurde mir klar, dass sie gegen ihren Willen dort festgehalten, also praktisch versklavt wurde.«

Asema griff nach einem Holzlöffel und schlug sich damit rhythmisch in die Handfläche, während sie auf und ab lief. O mein Gott, auch das noch.

»Kriege ich Punkte dafür, mir das anzuhören?« Ich stöhnte und schaute zu Pollux hinüber. Aber er lauschte jetzt gebannt.

»Es standen Schilderungen der Grausamkeiten darin, die unsere junge Frau erlitten hat, wenn sie wegzulaufen versuchte. Das war sehr schwer zu lesen, voller detaillierter Beschreibungen davon, was ihr angetan wurde. Einiges davon war so grauenhaft, dass ich nur wenige Zeilen auf einmal lesen konnte, bevor ich das Buch wieder weglegen musste.«

Sie unterbrach sich und bedeckte ihre Augen mit der Hand – eine kindliche Geste, die ich an ihr noch nie gesehen hatte. Sie hatte offenbar Mühe, weiterzusprechen. Dann warf sie den Holzlöffel weg.

»Wie bist du damit umgegangen?«, fragte Pollux; er erwärmte sich langsam für die Freundin seiner Tochter.

»Wenn ich ein Stück gelesen hatte, habe ich stundenlang ins Nichts gestarrt, konnte keinen Finger rühren, mich nicht bewegen, nicht handeln, nicht einmal entscheiden, ob ich aufstehen und mir einen Tee kochen oder spazieren gehen oder vielleicht den Kühlschrank plündern und mir ein Sandwich machen sollte. Ich wusste, dass ich die Wahl hatte, und das machte es nur verwirrender. Es half, als ich beschloss, jedes Mal mit Salbei zu räuchern und eine Gabe niederzulegen, bevor ich mir das Buch wieder vornahm.«

Asema sammelte sich, klopfte sich auf die Brust, als wollte sie ihr Herz neu starten, und redete weiter.

»Die Frau nannte sich Maaname, ein Clansname, der eine Kreatur aus unserer Überlieferung bezeichnet, halb Frau und halb Fisch. Ihr Zhaaganaash-Name lautete Genevieve Moulin. Schließlich konnte sich Maaname befreien und ließ sich in einem Ort am Red River nieder. Als ich das letzte Mal dort war, bestand Pembina aus einigen wenigen Häusern, großen grünen Bäumen, einer Bar voller misstrauischer Anwohner, einem schwer angezählten Hotel und einem Geschichtsverein mit einem hohen Turm, in dem lauter kostbare Devotionalien aus der damaligen Zeit ausgestellt sind. Da bin ich gleich hingefahren, als ich die Notizbücher ersteigert hatte. Aber als Maaname dort lebte, vor fast anderthalb Jahrhunderten, war das ein hartes Pflaster, und sie war jung. Eine Frau, die ihr wohlgesinnt zu sein schien, nahm sie bei sich auf und gab ihr zu essen, dann setzte sie sie unter Drogen und zwang sie zur Prostitution. Diese Frau, eine Bordellbesitzerin, wurde Maanames Erzfeindin. Sie war eine richtige Sadistin. Brach dem Mädchen die Knochen, ritzte ihr ein Zeichen in die Brust, versengte ihr die Fußsohlen, damit sie nicht fliehen konnte, und quälte sie so sehr, dass schließlich ein Kunde Mitleid bekam. Sie wurde ein drittes Mal entführt, aber diesmal von einem Mann mit einigen guten Eigenschaften. Er verheiratete sie mit seinem Sohn und siedelte sich in Rolette, North Dakota, an, wo das Paar zwanzig Jahre lang auf der väterlichen Farm arbeitete und sie schließlich erbte. Maaname, die jetzt Genevieve genannt wurde, hatte während ihrer Gefangenschaft lesen und schreiben gelernt, und von ihr stammt dieser Bericht. Und jetzt pass auf. Wenn es so ist, wie du sagst, und etwas in diesem Buch Flora umgebracht hat, weiß ich, was es war. Es stand auf der letzten Seite, die Flora gelesen hat, die mit dem Lesezeichen markiert war.«

»Die hast du gelesen? Was hat das mit dir gemacht?«

»Nichts. Flora hat das Manuskript, diesen Lebensbericht einer Frau, gestohlen, weil sie gehofft hat, ihre vermeintliche Identität belegen zu können. Ich kann ihr das nicht verzeihen. Sie hat praktisch einen unverzichtbaren Baustein der Geschichte entwendet. Aber das Buch hat sie wie zur Strafe getötet.«

»Welche Worte? Welcher Satz?«, fragte Pollux.

»Ein Satz mit einem Namen darin.«

»Namen können sehr machtvoll sein«, sagte Pollux bedächtig. Vielleicht waren Namen für ihn das, was für mich Gespenster waren.

»Ich glaube, wie ihr noch sehen werdet, dass es Floras eigener Name war, der Flora umgebracht hat«, sagte Asema. »Es hat sie gebrochen, als sie erfahren hat, woher ihr Name kam und von wem sie ihn hatte.«

»Floras Name«, flüsterte ich.

Mir tanzten gelbe Flecken vor den Augen; mein Hirn schaltete sich ab. Dann stand ich auf und betrat einen Raum in meinem Kopf, den ich nicht zum ersten Mal sah. Alles in diesem Raum stieß mich ab, mit einer Wucht, die immer stärker und stärker wurde, bis sie mich in meinen Körper zurückkatapultierte, aus dem es kein Entkommen gab.

Ich sackte in mich zusammen und fiel in Ohnmacht. Es war der perfekte inszenierte Abgang, bloß dass ich wirklich ohnmächtig wurde. Kurz darauf öffnete ich die Augen. Asema versuchte mir Wasser einzuflößen, und Pollux wedelte mir mit seinem Hemd Luft zu.

Die Begegnung

Es war eine wilde Zeit, brutal heiß, verbrecherisch. Üppig. Ein Komet zog über uns hinweg. Die Kisten- und Bücherstapel auf dem Boden wuchsen. Der Segelboottisch war jetzt Abholtaschen vorbehalten. Wir verkauften viele Exemplare einiger weniger Titel. Nur Penstemon machte sich die Mühe, sich den Kometen anzusehen, der erst in 6800 Jahren wiederkehren würde. Jetzt saß unsere Belegschaft auf Gartenstühlen auf einem Rasenstück, das durch eine Thujahecke vom Gehweg abgeschirmt war. Wir tranken aromatisiertes Mineralwasser aus der Dose.

»Ich hasse es, wenn die Leute in Bezug auf den Impfstoff sagen, dass jetzt die Kavallerie kommt«, sagte Asema. »Checken die nicht, dass sie vom Völkermord reden?«

»Da geben wir dir alle zu hundert Prozent recht«, sagte Gruen.

»Bauen wir eine Wagenburg«, sagte Jackie, als wir die Stühle im Kreis aufstellten.

»Bauen wir eine Wagenburg *und* machen ein Powwow«, sagte ich.

Bei uns bestellten Schulen aus den verschiedensten Regionen. Wir legen Wert darauf, Neuerscheinungen zu prüfen, und entscheiden, welche indigene Literatur sich für Schulbestände eignet. Lehrkräfte oder Bibliothekare lassen sich bei uns beraten.

»Haben wir genug Geld, um die beliebtesten Titel zwischenzulagern?«, fragte Penstemon.

»Warte, können wir erst mal eine Dose auf unsere Kunden trinken?« Asema nahm eine neue Sprudeldose aus der Kühlbox auf dem Rasen, riss sie auf, und alle stießen darauf an, wie viele Abhol- und Onlinebestellungen noch immer kamen. Wir waren alle erschöpft. Obwohl man nicht im Laden stöbern und Entdeckungen machen konnte, verkauften wir immer noch Bücher und hatten beschlossen, jemanden einzustellen. Der gesteigerte Umsatz deckte die zusätzlichen Personalkosten und das Verpackungsmaterial, aber wir mussten noch immer die teure Ladenmiete bezahlen. Ob wir als Bestellbuchhandlung überleben konnten, war unklar. Die Schulverkäufe hatten uns vorerst gerettet, aber würde das reichen?

»Trotzdem. Es ist so nett, dass die Leute zu uns halten«, staunte Jackie.

»Es ist ein Wunder«, sagte Gruen. »Unser Laden, der rockt vor Freundschaft.«

Asema und Penstemon schickten ihm Luftumarmungen von der anderen Seite des Kreises.

Mittlerweile hatte Gruens Heimat das Virus in den Griff bekommen. Unser Land hatte seine Verbreitung beschleunigt, und Amerikaner waren überall auf der Welt von Einreiseverboten betroffen. Gruen saß mit einer Horde Parias fest, in einer von Feuer und Asche verheerten Stadt, in einem Land, das ein schmieriger alter Bauernfänger regierte. Er war auf der Mississippi Bridge eingekesselt und verhaftet worden. Selbst in diesem scheiternden Staat blieb er fröhlich.

»Spürt die Liebe!«, sagte er und trank sein Kokossprudelwasser aus.

»Ich glaube, wir sind jetzt am Scheideweg«, sagte Jackie.

Über Scheidewege wollte ich nicht reden. Ich war so schon überlastet. Ich stand auf und tat, als wollte ich irgendetwas aus dem Laden holen, aber als ich dort ankam, sah ich Rolands Hund, Gary, auf den Stufen sitzen. Sie grinste mich an. Ich blieb stehen und schaute mich um, weil ich dachte, Roland hätte Gary mitgebracht und wolle Bücher abholen. Aber Gary schien ganz allein zu sein. Sie wartete ruhig und aufmerksam, als wäre sie gekommen, um sich mit mir zu treffen. »Hallo, Gary«, sagte ich. »Wo ist Roland?« Dieses Zeichen des Wiedererkennens schien Gary schon zu reichen. Sie stand auf und trabte die Straße hinunter. Ich folgte ihr, aber sie lief schneller und bog um die Ecke. Als ich Sekunden später dieselbe Ecke erreichte, war sie verschwunden.

Das beschäftigte mich den Rest des Tages über. Eine Überzeugung setzte sich fest: Gary hatte mir eine Nachricht übermitteln wollen. Schließlich rief ich bei Roland an, aber er nahm nicht ab. Sofort stellte ich mir vor, er sei gestürzt und liege zu Hause hilflos am Boden. Ich nahm mir vor, hinzufahren und nach dem Rechten zu sehen. Die Stadt war heiß und klebrig, die Luft suppig. Wieder hatte die Polizei auf einen Schwarzen Mann geschossen, in Kenosha, und Menschen gingen auf die Straße. Diesmal war der Auslöser eine Geburtstagsfeier gewesen. Auf dem Weg zu Roland sah ich nur wenige Passanten. Es war, als läge ein Bannfluch auf dem Stadtteil, durch den ich fuhr. Vielleicht hieß dieser Bannfluch Klimaanlagen. Auf jeden Fall machte mich die dichte, feuchte Stille nervös. Ich platzte fast vor Sorge, als ich so durch die Leere rollte. Schließlich erreichte ich Rolands Straße und parkte vor seinem Haus.

Na gut, dachte ich, es steht noch und wirkt ganz friedlich. Ich trat in das heiße, nasse Luftpolster hinaus und erklomm die Verandatreppe. Noch ehe ich oben war, machte eine Frau die Tür auf und begrüßte mich verwundert.

»Ich bin Tookie aus dem Buchladen. Ist Mr Waring zu Hause?«

Die Frau griff sich an die Bluse. »Ich bin seine Tochter«, sagte sie. »Ich bin gerade aus dem Krankenhaus zurück, in dem Roland liegt. Es ist nicht Corona«, fügte sie hinzu, als sie mein Gesicht sah. »Es ist ein Herzproblem.«

»Wie geht es ihm?«

»Er hat einen Stent bekommen. Die Ärzte wollen ihn jetzt nur noch zur Beobachtung dabehalten. Es geht ihm nicht schlecht.«

Mich verließen die Kräfte, und ich setzte mich auf die Stufen. Sie kam herunter und setzte sich zu mir. Aus dem Augenwinkel sah ich, wie sie sich Tränen abwischte, aber sie schwieg. Schließlich erzählte ich ihr, dass ich gekommen war, weil Rolands Hund den Buchladen besucht hatte.

»Vielleicht haben Sie Gary schon gesucht«, sagte ich.

Es folgte ein unbehagliches Schweigen.

»Nein«, antwortete sie nach einer Weile. »Ein paar Stunden nachdem wir Dad ins Krankenhaus gebracht haben, ist Gary genau hier gestorben. Das ist zwei Tage her. Sie liegt im Garten begraben. Sie müssen einen anderen Hund gesehen haben.«

»Es war Gary. Ich habe die Kerbe im Ohr gesehen.«

Wieder dieses Schweigen. Dann erhoben wir beide unsere lästigen, schwitzenden Leiber von den Stufen, verabschiedeten uns und gingen unserer Wege. Auf halbem Weg nach Hause hielt ich am Straßenrand an. Pollux' Großmutter hatte ihm einmal erzählt, die Verbindung zwischen Hunden und Menschen sei so eng, dass Hunde manchmal, wenn der Tod kommt, für ihren Menschen einstehen. Das heißt, der Hund geht anstelle des Menschen mit dem Tod auf die Reise. Ich war ziemlich sicher, dass Gary genau das für Roland getan hatte und dann zum Laden gekommen war, um es mich wissen zu lassen.

In der Welt ringsum beruhigte sich die Lage kein bisschen – alles war ins Straucheln geraten. Durch sture Wiederholung grub unser höchster gewählter Amtsträger den Menschen falsche Furchen ins Hirn, die sie als die Wahrheit interpretierten. In Portland wurden Demonstranten von anonymen Uniformierten auf der Straße aufgegriffen und zum Verhör in Transporter verfrachtet. Es stellte sich heraus, dass Katzen ihr Leben in einem Zustand chronischer Schizophrenie verbringen. Wir fühlten uns, als der Herbst und die Wahlen näherrückten, als ob wir den Hang hinab einer ungewissen Zukunft entgegenrutschten – vielleicht käme die Erleichterung, oder aber es würde alles noch schlimmer werden. Die Anzahl der Toten überschritt eine Schwelle nach der anderen. Unter einem Leichentuch schleppte sich unser Land dahin, untermalt von einem ständigen Grundrauschen der Panik. Alles fühlte sich synthetisch an. Alles veränderte sich immer wieder. In den Twin Cities waren einige Stadtparks jetzt Zeltstädte für die Obdachlosen. Manche waren gesetzlos, wurden von Menschenhändlern betrieben. Andere waren mutige, herzzerreißende Versuche, eine selbstverwaltete Utopie zu leben. Pollux machte seinen speziellen Kartoffelsalat mit Speck und scharfen Gurken. Mir fiel auf, dass sich auf der einen Kopfseite mein Haar ausdünnte. Pollux meinte, das müsse an meiner überhitzten rechten Hirnhälfte liegen. Hetta beschloss noch einmal, bei uns wohnen zu bleiben, *als besondere Vorsichtsmaßnahme*. Diese Phrase benutzten wir immer wieder, weil Politiker damit seit Neuerem ihre Angst oder Inkompetenz zu verschleiern versuchten. Jarvis begann auf einem Beißring herumzunagen. Hetta erlaubte Laurent, sie zu besuchen.

Sie setzten sich draußen in den Garten, auf einen Rasenstreifen vor dem offen stehenden Küchenfenster. Ich hörte sie reden und schlich ans Fenster, um sie zu belauschen.

»Ist er wirklich von mir?«, fragte Laurent.

»Machst du Witze? Wie heißt noch mal dein Großvater?«

»Oh.«

»Hätte ich sonst einen Grund, mein Kind Jarvis zu nennen? Außerdem schau dir mal sein Haar an.«

Laurent entschuldigte sich ausführlich. Ich habe noch nie jemanden mit so viel Inbrunst um Verzeihung bitten hören. Es hörte gar nicht mehr auf, also nahm ich an, dass Hetta es ihm abkaufte oder ihm zumindest zuhörte. Dann beteuerte Laurent, dass er Hetta liebe, und überreichte ihr anscheinend einen Stapel Liebesbriefe. Nach dem, was er sagte, mussten sie in der Sprache geschrieben sein, die er entdeckt haben wollte. Papiergeraschel drang durchs Fenster.

»Wie soll ich die lesen?«

»Schiel beim Draufschauen, lass die Zeichen verschwimmen. Ihre Bedeutung bleibt in der Schwebe.«

»Nimm sie zurück.«

»War nur Spaß. Ich kann sie für dich übersetzen. Übrigens habe ich deine Rolle in *Midnite Cowgirl* gelöscht. Vollständig. Es ist alles weg. Ich bin jede Datei durchgegangen, habe jede Szene gelöscht, in der du vorkamst. Ich meine, inzwischen haben sie es vermutlich rausgefunden. Aber sie wissen nicht, wo du hingegangen bist, und ich habe meine Spuren verwischt.« Eine listige kleine Pause. »Darin bin ich echt gut.«

Es war schwer zu deuten, wie Hetta reagierte, aber eine Zeit lang war Schniefen zu hören, leises Weinen, tröstliches Gemurmel von Laurent, das in ein tieferes Register abglitt. Hetta beim Weinen zuzuhören und den beiden bei ihrer sich anbahnenden Versöhnung, das war sogar mir peinlich. Also schlich ich davon.

Flora tauchte unter, wiegte mich in Sicherheit. Eines Morgens ging ich wieder zur Arbeit.

Ich hätte nicht allein im Laden sein sollen, aber Jackie hatte beschlossen, von zu Hause aus zu arbeiten. Sie textete mir, als ich schon unterwegs war, und ich überlegte, ob ich auch ohne sie hingehen sollte. Wir waren weit im Rückstand und würden in Schwierigkeiten geraten, wenn ich jetzt kniff, also redete ich mir ein, es werde alles gut gehen. Außerdem war es im Laden kühl, und die Straße war schon morgens die Hölle. Hätte ich doch bloß *besondere Vorsichtsmaßnahmen* ergriffen! Als ich den Laden betrat, war mir unwohl, aber ich hatte seit über einem Monat kein Flüstern, kein Zischen mehr von Flora gehört. Sie hatte auch keine Bücher versteckt, nur ab und zu welche aus den Regalen gestoßen. An ihr Geraschel und Geschlurfe hatte ich mich längst gewöhnt. Ihr Kommen und Gehen war zum bloßen Hintergrundgeräusch geworden. Der Trubel im Laden schien Floras Ärger besänftigt oder gemildert zu haben. An dem Tag hörte ich wieder geisterabweisende Musik. Ich spürte keinen Blick auf mir lasten. Ich machte mir keine Sorgen. Hatte keine Vorahnung, sah keinen Hinweis. Als eine große Lieferung eintraf, begann ich in Ruhe die Bücher ins System einzupflegen und zu Stapeln zu sortieren. Die Aufgabe erforderte hohe Konzentration, aber die Musik trieb mich an. Ich verlor Flora aus den Augen, bis ich den Laden durchquerte, um die neu eingegebenen Bücher ins Regal zu stellen. Auf halbem Weg, neben dem Segelboottisch, stieß sie mich zu Boden.

Die Bücher, die mir aus dem Arm fielen, dämpfen meinen Sturz. Ich konnte mich abfangen, ehe ich mit dem

Kopf auf dem Boden aufschlug, und wollte mich wieder aufrappeln. Aber dann, aber dann … senkte sich etwas auf meinen Rücken und hielt mich fest. Ich gab dem Gefühl nach, ohne mich zu wehren. Es war nicht unangenehm. Unter dem stetigen Druck verbreitete sich Wärme, und mein Puls verlangsamte sich. Ich war ein Vogel im Sacktuch, ein gepucktes Baby. Als ich mich gegen die schwere Substanz nach oben stemmte, gab sie nach, und ich kniete mich hin. Sobald der Druck weg war, fühlte es sich an, als wäre nichts gewesen. Ich legte mich wieder auf den Bauch und streckte mich benommen und bedenkenlos aus. Unaufgeregt. Lassen wir die Aufregung doch für später, dachte ich.

Da versuchte sie in mich einzudringen.

Ich spürte, wie sie die Haiflossenkante ihrer Hand in meinen Rücken senkte. Der Schock kam erst gar nicht als Schmerz bei mir an, bis ihre Finger sich mir um die Schulterblätter legten und mich von innen packten. Dann – o Gott. Sie versuchte meinen Körper aufzuhebeln. Meine Schultern auseinanderzuzerren. Versuchte mein Rückgrat beiseitezuschieben. Ich wehrte mich wie ein Fisch am Haken gegen ihren Griff. Wir kämpften, und ich verlor. Sie hockte auf mir und besaß Gewicht und Kraft. Eine Hand benutzte sie als Spaltkeil. Indem sie die andere daran entlangschob, vergrößerte sie die Öffnung in meinem Rücken, drückte, drehte, brach mich weiter auf und tauchte tiefer ein, bis ihre beiden Hände mein Herz packten und es auszuwringen begannen wie einen Lumpen.

Mein Herz, mein schönes Feuer.

Mein Herz, mein Baum.

Ich schloss die Augen, und in der Schwärze stürzte mein Baum um, taumelte vorwärts. Meine Äste fingen mich ab, bis ich knapp über dem Boden ruhte. Dann – als läge ich vor ihr auf einem Tisch – öffnete Flora meinen Körper behutsam weiter, zog den Reißverschluss auf wie bei einem Neoprenanzug. Sie ließ mich zu Boden sinken und versuchte ihre Füße bis zu meinen Fußsohlen zu schieben, ihre Hände bis in meine Fingerspitzen. Sie versuchte sich in meinem Körper aufzurichten und den Kopf durch meinen Hals zu schieben, um durch meine Augen sehen zu können. Aber ich war nicht schlaff wie eine Stoffpuppe. Ich war nicht leer wie ein Neoprenanzug. Ich kann ganz schön massiv sein. Es war einfach kein Platz, egal, wie sie strampelte und quetschte. Ich war zu raumgreifend, wie immer. Ich bin und bleibe nun mal viel zu sehr Tookie.

Als ich nicht heimkam und nicht ans Telefon ging, benutzte Pollux meinen Zweitschlüssel zum Laden und fand mich auf dem Boden. Ich schnarchte; daran erkannte er sofort, dass ich nicht tot war. Vielleicht betrunken. Vielleicht hatten der Pandemiestress und alles, was sonst noch los war, meinen Entschluss ins Wanken gebracht.

»Welchen Entschluss?«, fragte ich später, auf unserem Heimweg. Es war niemand unterwegs. Ein stickiger Abend. Träge hingen die Blätter in der leblosen Luft.

»Dein Entschluss … also, kein Entschluss vielleicht, sondern einfach die Angewohnheit, bei der Arbeit nicht zu trinken.«

»Ich habe auch nicht bei der Arbeit getrunken, mein Lieber.«

»Natürlich, ich weiß nicht, wie ich überhaupt darauf komme, es war nur …«

Pollux verstummte und seufzte. Ich wusste, dass er darüber gestolpert war, wie ich *mein Lieber* gesagt hatte. Es hätte ironisch gemeint sein sollen, aber dann hatten die Worte zittrig und aufrichtig geklungen. Er warf den Kopf zurück. Schweiß troff ihm aus den Augenbrauen, und wir hatten die Hände locker ineinander verhakt. Es war, als würden wir unter Wasser Händchen halten. Ich spürte, wie mir der Schweiß den Rücken hinunterrieselte, mir in den Nacken lief, die Beine hinunterfloss. Ich konnte nichts dagegen tun. So sehr hatte ich noch nie im Leben geschwitzt, und es war mir peinlich.

»Ich triefe richtig. Es ist furchtbar.«

»Das bin ich«, sagte Pollux. »Ich schwitze viel schlimmer.«

Meine Haare waren durchnässt, auf meinem Gesicht sammelten sich Tropfen. Wasser lief mir über die Stirn, und das Salz brannte mir in den Augen.

»Schau mal auf meinen Rücken«, sagte ich, wandte mich ab und klopfte mir auf die Schulter. »Ob ich da blute. Zieh mein Hemd hoch.«

»Jetzt, hier draußen?«

»Es ist mir egal, ob das jemand sieht.«

Ich wusste, dass ich aufgeschlitzt worden war, dass das Blut in Strömen hätte fließen müssen, spürte aber nur kleine Tropfen. Pollux lüpfte mein Hemd.

»Du schwitzt«, sagte er. »Und da sind so seltsame Spuren – Falten und Mulden. Bist du auf einem geflochtenen Tau eingeschlafen?«

»Ich lag auf dem Bauch«, sagte ich heiser. »Pollux, ich habe -iban gesagt. Ich habe Tabak niedergelegt. Ich habe alles so gemacht, wie du es gesagt hast. Ich habe Flora abgewehrt, sie gesegnet, meine Playlist gehört. Aber heute Nachmittag hat sie was Neues probiert.«

Pollux schwieg, und wir platschten schwitzig weiter. Er wartete darauf, dass ich fortfuhr, aber ich hatte Angst, noch verrückter zu klingen als sowieso schon. Ich hatte Angst, das könnte der Kipppunkt sein, und Pollux würde mich einweisen lassen oder, was genauso schrecklich wäre, er würde mir einfach nicht glauben.

»Du würdest mich nicht einweisen, oder?«, fragte ich.

»Kommt darauf an«, sagte er, ein etwas fader Scherz.

»Ich meine es ernst.«

»Nein, nein, niemals!«, beeilte sich Pollux zu beteuern und wollte mir den nassen Arm um die nassen Schultern legen, aber der Arm glitt ab. »Was ist passiert? Komm, dem alten Pollux kannst du es doch sagen.«

»Dem guten alten Pollux.« Meine Stimme klang traurig oder ein wenig sarkastisch oder beides.

Wir waren stehen geblieben, auf einer Brücke, auf der wir normalerweise eine frische Brise abbekommen hätten. Die Bäume darunter waren vom Erdboden getilgt worden. Ich stand Pollux auf dem Gehweg gegenüber und versuchte, Worte zu finden, versuchte Laute von mir zu geben, es ihm zu erzählen. Aber ein Dornengeflecht füllte meine Lungen. Ich konnte nicht richtig atmen. Ich keuchte, und er legte die Arme um mich.

»Tookie?«

Ich kämpfte. Ich hielt den Atem an, trommelte mir auf den Kopf, knurrte und lachte. Es half alles nichts. Ich war nicht weniger erschrocken als Pollux, als es anfing. Seine Umarmung wurde fester, als mich der erste Schluchzer packte. Noch einer. Tränen prasselten in meine Hände. Ich spürte, wie meine Nase zuschwoll und dann meine Augen. Meine Haut wurde fiebrig heiß. Pollux hielt mich. Wenigstens wusste er genau, was er tun musste – nichts. Ich wurde jünger und jünger, bis ich ein riesiges triefendes Kind war, das in seinen Armen zusammensackte und ihn dann boxte. Hart. Er wehrte sich nicht dagegen. Er stieß mich nicht von der Brücke. Ich dachte, jemand könnte vorbeikommen und uns kämpfen sehen, aber die überhitzte Straße war leer. Pollux zog meinen Kopf an sein Herz und strich mir übers Haar.

»Tookie.«

Er wiederholte meinen Namen wie ein Mantra und ließ mich zucken und krampfen, bis der Wahnsinn abebbte und ich wieder einfach wurde. Er zog ein Tuch aus der Tasche und trocknete mir das Gesicht. Das Tuch war schon feucht. Ich nahm seine Hand, ganz die zahme Kreatur, die ich nicht bin, und ließ mich nach Hause führen.

Tookie, ach, Tookie, dachte Pollux. Meine liebste Landplage.

Tookie hatte es so gut hinbekommen. Pollux hatte schon gehofft, sie würde nicht schäumen, nicht überkochen und siedende Lava in den Nachthimmel speien. Er wusste nie genau, was er verbrochen hatte, abgesehen vom Altbekannten, aber es war so vieles seine Schuld. Tookie war sehr lange ziemlich ruhig geblieben. Er hatte die steigende Anspannung gespürt, die Geladenheit, das Bebende, das Ballen und Öffnen ihrer Fäuste, auch wenn sie es schaffte, sich am Riemen zu reißen. Das war das Schwierige an einem Leben mit Tookie. Es war einfacher, ihr nach einem Zusammenbruch beizustehen, als sich davor fürchten zu müssen, dass er irgendwann kommen würde. Als es zum ersten Mal passiert war, vor langer Zeit, hatte Pollux versagt. Während sie jahrelang im Gefängnis einsaß, hatte er Angst gehabt, mit ihr Kontakt aufzunehmen. Er hatte sich geschämt. Dann der schicksalhafte Tag und ein Leben voller überraschender Liebe. Die meiste Zeit zumindest. Nach Tookies letztem Zusammenbruch hatte Hetta ein Jahr lang nicht mit ihr gesprochen. Aber vielleicht? Vielleicht hatte Tookie an sich gearbeitet, ohne es je zu erwähnen. Oder vielleicht wirkten Pollux' Gebete jetzt stärker. Denn das war, soweit er oder sie zurückdenken konnten, der längste Zeitraum, über den sie durchgehalten hatte. Und außerdem hatte sie sich, statt wild herumzuwüten, zum ersten Mal überhaupt, soweit er sich erinnerte, bei Pollux ausgeweint.

Der Rugaroo

Kissen und Laken

In den Bus steigen und überall in der Stadt Suppen kosten konnte ich wegen der Pandemie nicht. Und zur Arbeit gehen konnte ich auch nicht, auf keinen Fall. Penstemon hatte Jackie erzählt, dass sie Flora ebenfalls hören konnte. Als ich daher Jackie berichtete, was passiert war, heuerte sie ohne weitere Fragen eine Collegestudentin an, die von zu Hause aus studierte, und verteilte den Rest meiner Stunden auf die anderen Mitarbeiter. Sie war eine mitfühlende Jongleurin. Ich hatte also frei. Es gab zwei Möglichkeiten, mit meinen Ängsten fertigzuwerden: Ich konnte für immer im Bett bleiben. Oder nicht. Mein Körper liebt Trägheit. Mein Geist liebt Vergessen. Damit war die Sache entschieden. Es gab da durchaus eine strenge innere Stimme, die mir klarzumachen versuchte, nachdem ich Gefangenschaft und Isolation über mich ergehen lassen habe, sei es grundfalsch, mich in einem Haufen Laken und Kissen einzusperren. Aber es war ein sicheres Nest aus verwickelter Nähe! Ich packte ein, packte aus. Schüttelte, knautsche. Und kollabierte. Selbst Pollux ließ mich in Frieden, als ich ihm sagte, ich müsse mit meinem Dämon ringen. Welcher Mann mit dem kleinsten Funken Verstand würde es wagen, sich zwischen eine Frau und ihren Dämon zu stellen?

Vielleicht war es aber gar kein Dämon. Vielleicht war es nur jemand, der mir sagte, wer ich war.

Budgies richtiger Name lautete Benedict Godfrey. Ein imposanter Name war das, eines britischen Aristokraten würdig, ein Name, dem man ein Sir oder Lord hätte voranstellen können. Er ließ sich mit seinen Initialen ansprechen, BG, und aus BG wurde schließlich Budgie. Selbst wenn er statt seiner üblichen übergroßen Metal-Band-T-Shirts Frack und Binder getragen hätte, wäre er immer noch ein farbloser Mensch gewesen, mickrig, wie gesagt, mit narbenübersäter Haut und einem lippenlosen Lächeln. Er war davon gezeichnet, oft verprügelt worden zu sein, und hatte einen miesen Charakter. Das einzig Positive, das ich ihn je habe äußern hören, war ein irgendwo in den Tiefen der Befriedigung über seine Hierjetztigkeit entspringendes, lang gezogenes *Yeaaaahhhh*. Unter seinen T-Shirts trug Budgie langärmelige Hemden, wegen der Narben und Spuren oder vielleicht, weil er immer fror. Sein Arsch war so dürr und seine Hüfte so klapprig, dass die Jeans sich an den falschen Stellen nach innen beulten. Eines Sommers gingen ein paar von uns campen, an einem See, der mit einer Art hirnzerfressenden giftigen Algen verseucht war. Wir machten ein Feuer, an dem wir uns wegschießen wollten, und ich schickte mich an, von meinem Campingstuhl aus in den Himmel zu starren. Da geschah es. Ergreifendes Zupfen untermalte einen Song von ungeheurer Zartheit. Ohne Worte, denn Worte hätten bloß die Bedeutung verschleiert. Es war der Sound der Sterne. Angeblich können nur Wölfe die Sterne hören. In dem Moment wusste ich nicht, ob ich ein Wolf geworden war oder irgendeine heilige Regel verletzte. Ich begann mich zitternd in Moleküle aus dunkler Luft aufzulösen, aber ganz ohne Angst. Ich reiste auf Spinnennetzen und Mondlicht. Ich war unendlich getröstet. Ich wirbelte Millionen Meilen hoch und Millionen Meilen wieder herunter, und dann verstummte die Musik, eine Dose klapperte, und der Gitarrist sagte *Yeaaaahhhh.*

Ich hasste Benedict Godfrey dafür, dass er meinen Vibe gekillt hatte. Aber dass ich ihn in den Kühltransporter warf, das tat ich aus Liebe, und dann wurde ich betrogen. Jetzt begriff ich, dass wir beide betrogen worden waren. Denn Danae und Mara hatten seinen Leichnam wie einen Versandkarton behandelt. Die Frage ist dann wohl: Was schulden wir den Toten? Diese Frage, schätze ich, die war mein Dämon.

Aber ich hatte Pollux belogen. Ich rang nämlich gar nicht. Ich hatte jeden Kampfeswillen verloren. Ich hatte beschlossen, zu einer Nacktschnecke zu werden.

Kein Nachdenken. Keine überflüssige Bewegung. Keine Worte, nicht ein einziges. Zweimal am Tag unternahm ich eine epische Reise in die Küche. Befüllte ein Tablett mit was immer. Ich hielt nicht einmal Jarvis, selbst das nicht. So schlimm stand es also. Bis eines Tages Hetta ins Zimmer stürzte.

»Steh auf«, sagte sie. »Ich weiß, was los ist. Dad hat's mir erzählt. Glaubst du, du bist die Einzige, die sich mit Geistern und solchem Scheiß herumschlägt?«

»Nein«, brummelte ich in meinem Nest. »Jeder kommt mir in letzter Zeit mit einer Geistergeschichte. Aber mein Gespenst hat versucht, in mich einzudringen.«

»Mich, mich, mich. Dauernd dreht sich verfickt noch mal alles um dich.«

Das ignorierte ich nicht mal. Ich drehte mich weg, rollte mich zu einem gemütlichen Klumpen zusammen und schloss die Augen. Hetta umrundete das Bett und rüttelte mich an der Schulter. Ich schob sie weg. Das tat ich behutsam, aber so, dass sie spürte, dass ich mich nicht rühren würde. Da tat sie etwas Hinterfotziges, Gemeines, von dem sie wusste, dass ich es nicht ertragen konnte. Sie kniete sich neben dem Bett auf den Boden und weinte. Seit meinem Zusammenbruch auf der Brücke war ich für so was empfänglich. Ich fühlte Druck in mir aufsteigen wie Dampf.

Nachdem es eine ganze Weile nicht nachgelassen und ich begriffen hatte, dass es nicht gespielt war, tätschelte ich ihr die Schulter. Ich fragte sie, was denn los sei. Die Schluchzer, die sie ausstieß, wurden leiser. Sie schluckte, schnaufte, gab ein verzweifeltes Hupen von sich, weinte weiter. Ich tätschelte ihr weiter die Schulter. Schließlich sagte sie mit einem dürren, schwachen kleinen Stimmchen: »Ich weiß nicht mehr, was ich glauben soll, Tookie.«

»Okayyy …«, begann ich, unterbrach mich aber und fing von vorn an. »Was meinst du damit?«

»Laurent war hier. Er erzählt auf einmal diesen, ich weiß nicht, diesen krass verrückten Mist.«

»Was erzählt er?«

»Von einer Erbkrankheit, etwas, das in seiner Familie umgeht, von dem er meint, dass ich es wissen sollte.«

Ich setzte mich auf, als hätte ich in die Steckdose gefasst. »Etwas, das Jarvis betreffen könnte?«

»Ja!«

Schon weinte sie wieder. Ich bat sie, sich zu beruhigen, damit ich verstehen könne, was los sei. Ich wollte mich aufrichten und sah die Sterne tanzen, weil ich an die horizontale Lage gewöhnt war. Ich versuchte es wieder, krabbelte an den Bettrand und setzte mich neben Hetta – mit verfilzten Haaren, in meiner weiten, zerrissenen, billigen Traumahose von Target. Ich war einsatzbereit.

»Okay. Immer mit der Ruhe. Erzähl's mir noch mal, nur

mit ein paar mehr Wörtern. Schön atmen, pfiuuh, immer langsam.«

»Er hat gesagt, er ist ein Rugaroo. Das liegt bei ihm in der Familie, sagt er. Davon handelt auch das Buch, das er dir gegeben hat, es ist autobiographisch.«

»Das in der ausgestorbenen Sprache?«

»In der Sprache seiner Ahnen. Das war schon immer die Sprache, in der er geträumt hat. Gut ein Jahr lang hat er immer mal wieder, wenn er aus so einem Traum aufgewacht ist, ein paar Sätze in der Sprache und der Schrift seiner Ahnen aufgeschrieben. Das Buch, das er dir gegeben hat, sagt er, das hat ein Teil seiner selbst ihm diktiert, der auf seine Familiengeschichte zurückgreift.«

Ich nahm Hettas Hand in meine. »Mach dir keine Sorgen. Ich bin ziemlich sicher, dass Laurent spinnt. Obwohl …«

»Obwohl was?«

Mir war wieder eingefallen, wie sich sein Gesicht plötzlich verändert hatte, als ich das letzte Mal mit ihm sprach. Und wie er im Lyle's versucht hatte, *Empire of Wild* an den Mann zu bringen, als wäre es die Bibel. In dem Buch kam ein teuflisch attraktiver Rugaroo vor. War an der Sache was dran?

»Lass ihn uns einladen, damit er uns aus seinem Buch vorliest. Dann verstehen wir bestimmt besser, was er meint.«

Jarvis meldete sich mit einem leisen Wimmern von unten. Hetta rannte los. Ich blieb sitzen. Plötzlich stand ich auf, ohne weiter nachzudenken, ging zur Kommode und nahm meine schwarze Lieblingsjeans heraus. Ehe ich mich's versah, hatte ich sie an, und dazu ein langärmeliges schwarzes T-Shirt. Ich ging die Treppe hinunter, ließ mein Ausgelöschtsein hinter mir und stieg wieder in das Spiel ein, das die Welt mit mir und mit uns allen spielte.

Die Geschichte des Rugaroo

Wir versammelten uns für die Lesung im Garten. Pollux, ich, Hetta mit dem Baby auf dem Schoß und uns gegenüber Laurent. Mit einem beängstigend ernsten Gesichtsausdruck zog er das Buch – *Empire of Wild* – aus einer goldbraunen Ledertasche. Er hielt es sich einen Moment lang vor die Brust.

»Endlich«, sagte er. »Endlich einmal ein Buch, das sich mit Unseresgleichen befasst …«

»Ja, die Autorin ist Métis«, warf ich ein. »Wie du.«

»Vielleicht ist sie noch in einem anderen Sinne Unseresgleichen.« Seine Stimme war weich wie Kalbswildleder. »Ich will mir allerdings nicht herausnehmen, das zu behaupten.«

Er legte das Buch beiseite und nahm behutsam sein eigenes Buch aus der schmelzend weichen Tasche. Er schlug es auf und fuhr glättend über die Mitte. Er befeuchtete sich die Lippen und schaute auf die Seiten, als wäre die Schrift in Bewegung.

»Wie wär's, wenn du doch nicht liest?« Ich wollte es hinter mich bringen. »Erzähl uns doch einfach in deinen eigenen Worten von deinem Erbe.«

Laurent klappte sein Buch zu und sagte, dann müsse er erst einmal ausholen. Ob wir uns für die Geschichte der Métis interessierten?

»Nein«, sagte ich. Aber er hatte schon losgelegt. Seine

Stimme klang nachdrücklich und warm. Es war schwer, sich davon nicht einlullen zu lassen, aber meine Gefühle waren so plötzlich umgeschlagen, dass ich mich wach zu rütteln versuchte.

»Im Lauf der Generationen …«

Ich ließ meine Hand wie an einer Kurbel kreisen. Er spulte vor.

»Wir haben uns entlang der Flüsse fortbewegt, mit Pelzen gehandelt, bis zur Besinnungslosigkeit getrunken und hübsche indianische Frauen geheiratet, bis wir Manitoba erreicht hatten. Als wir uns auf die Plains hinauswagten, meine Freunde« – seine Augen blitzten –, »da waren wir eine neue Generation! Wir stiegen von unseren Rindenkanus auf Pferde um und jagten Büffel. Als die Büffel immer weniger wurden und bloß noch ihre Knochen auf der Prärie verstreut lagen, wandten wir uns der Landwirtschaft zu, bebauten die uns zugewiesenen Flächen oder kauften Land, wo immer wir konnten. Denn wir sind anpassungsfähig. Darin liegt unser Genie. Außerdem sind wir zutiefst religiöse Menschen und lieben wilde Partys. Wir tanzten, spielten die Fiddle, redeten mit Heiligen und der Jungfrau Maria, glaubten an Gott, den Teufel und den Rugaroo.«

Ich hob die Hand. »Lass uns mit deiner Familie weitermachen. Wann hat die Sache angefangen?«

»Mit meinem Ururgroßvater Gregoire«, sagte Laurent. »Dessen Vater war ein Mann in einem gediegenen schwarzen Anzug, der bei einer Hochzeitsfeier aufgetaucht war. Die dauerten damals bis zu einer Woche. Jeden Abend stand dieser Mann mit seiner Fiddle auf der Schwelle zum Festsaal. Wie der spielen konnte! Und tanzen. Die Métis waren berühmt dafür, wie hoch sie die Beine schwingen konnten. Dieser Mann hob vom Boden ab und klatschte mit dem Stiefel an die Zimmerdecke. Und er war ausgesprochen charmant. Er widmete jeder Frau seine Aufmerksamkeit, flirtete mit Großmüttern, die vor Lachen beinahe tot umfielen. Er spielte mit den Kindern Knöchelspiele, trank und amüsierte sich mit jedem der Männer. Und natürlich schloss er sich den anderen Fiddlern an und spielte wilde Stücke, die die Gäste bei ihren Gefühlen packten, sie zum Weinen brachten, vor Freude schreien machten, zu wilden Tänzen antrieb.«

Ich konnte nicht anders. Gott sei mein Zeuge. Ich lauschte Laurent hingerissen. Und Hetta neben mir auch. Ich konnte ihre atemlose Gebanntheit spüren.

»Und dann kam meine Ururgroßmutter ins Spiel. Berenice war die holdeste, freundlichste, sanftmütigste, liebenswerteste Frau von allen. Man erkannte sie an ihrem milden, verzeihenden, taubengleichen Blick. Jeden Abend kam der Fremde zur Hochzeitsfeier. Immer um Mitternacht legte er sein Instrument beiseite und tanzte mit Berenice. Als die Tage vergingen und sie jede Nacht miteinander tanzten, fiel den alten Frauen auf, dass im Nacken des fremden Mannes Haare sprossen. Pelz säumte seine Stiefelschäfte. Es kam ihnen vor, als wäre seine Stirn niedriger geworden, seine Nase breiter. Seine Zähne waren ein klein wenig weißer und spitzer. Man würde denken, dass es einen Aufschrei gegeben hätte, dass man ihn weggejagt oder gefangen genommen hätte, aber er war so umgänglich, dass niemand ihn vor den Kopf stoßen wollte. Erst in der letzten Nacht dieser Hochzeitsfeier, genau um Mitternacht, wussten sie es sicher.«

»Was wussten sie?« Ich schielte zur Seite. Hetta wiegte Jarvis im Arm, aber ihr stand der Mund ein wenig offen, und ihr Blick hing hochkonzentriert an Laurent. Er beugte sich vor und untermalte das Geschehen wie ein Geschichtenerzähler mit Gesten.

»Als die Feierlichkeiten ihrem Ende zugingen, die Geigen manisch weinten und die ganze Hochzeitsgesellschaft wie besessen tanzte, da legte der schöne Fremde sein Instrument in einen Kasten mit Lederriemen. Er hängte es sich um den Hals, warf den Kopf in den Nacken und heulte. Jetzt konnte man sehen, wie lang und spitz seine Zähne waren, richtige Fangzähne. Vor den Augen der Tänzer verwandelten sich seine Haare in dichten weißen Pelz. Sein Rücken brachte die Nähte des Jacketts zum Platzen. Er hatte die Leute so in seinen Bann gezogen, dass sie ihn nicht einmal aufhielten, als er Berenice zur Tür hinaustrug. Es heißt, sie habe sich glücklich lachend am Rugaroo festgehalten und darauf bestanden, dass man sie durchließ.«

»Ich glaube das nicht, dass die Büffeljäger ihm nicht gefolgt sein sollen«, sagte Pollux. Er wirkte als Einziger nicht besonders beeindruckt.

»Doch, natürlich. Einige Verwandte versuchten ihren Spuren zu folgen. Aber die beiden waren weit draußen in der Wildnis, unauffindbar. Einen ganzen Sommer blieben sie verschwunden. Die Familie hielt Berenice für tot und betrauerte sie, dann wieder verfluchten sie den Rugaroo und beharrten darauf, dass die Tochter noch lebte.

Eines Abends dann, in der frühen Dämmerung, setzte der Rugaroo Berenice vor dem Haus ihrer Eltern ab. Die junge Frau weinte und klagte wochenlang und versicherte allen, dass der Rugaroo ihr kein Haar gekrümmt habe. Schließlich bemerkte sie, dass sie schwanger geworden war.«

Laurent unterbrach sich und schaute mit großen Augen zu uns auf.

Hetta erwiderte seinen Blick mit einem staunenden, dümmlichen kleinen Lächeln im Gesicht, und ich dachte: *Oje.*

Pollux beherrschte sich immer noch, blieb äußerlich ruhig, aber seine Füße wippten in den grauen Sneakern. Er fasste sich ins Haar. Ich nahm seine Hand, bevor er sich noch den Zopf ausriss.

»Und was war dann?«, fragte er mit gepresster Stimme.

»Es fand sich ein unerschrockener Ehemann für Berenice. Das Kind wurde geboren und von einem nichtsahnenden Priester gesegnet. Bei der Taufe verkochte das Weihwasser auf der Stirn des Kindes. Aber Berenice' blendende Güte und die Frömmigkeit des Priesters tilgten den Makel aus, und der Junge, Gregoire, wuchs zu einem guten, arbeitsamen, treuen, frommen Mann heran. Durch die Macht der sanften Seele seiner Mutter schien das Erbe des Rugaroo wie ausgelöscht zu sein. Gregoire tanzte gern, spielte aber nie die Fiddle, heiratete eine in sich gekehrte Frau und verbrachte den Rest seines Lebens an ihrer Seite.«

Dabei bedachte Laurent Pollux mit einem respektvollen Nicken. Dann legte er eine bedeutungsvolle Pause ein, wie um zu sagen: *Deine Sorge um Hetta ehrt dich, und ich teile sie. Ich bin nicht wie der erste Rugaroo! Ich bin wie Gregoire.* Dann fuhr er fort.

»Gregoire gab seinen Kindern medizinisches Wissen weiter, das seine Mutter in dem Sommer ihrer Entführung erworben hatte. Erst nach seinem Tod, als er mit 56 Jahren von einem schnellen Pferd stürzte, begann der Ärger.

Wie damals üblich, wurde ein Tischler beauftragt, ihm einen Sarg zu zimmern. Die Leute brachten Essen für die

Totenwache, und Gregoires Familie saß im Haus um den Leichnam versammelt. In der ersten Nacht, gegen Mitternacht, klappte er die Augen auf und stöhnte. Seine Frau war beglückt und versuchte ihn aufzurichten – doch er war nicht am Leben, sondern es war deutlich zu sehen, dass etwas gewaltsam von seinem Körper Besitz ergriffen hatte.

Eine alte Michif-Lady schnappte sich eine gusseiserne Pfanne und schlug sie der Leiche über den Schädel. Dann goss sie ein Fläschchen Weihwasser, das sie stets bei sich trug, auf seiner Brust aus. Der Leichnam seufzte, schloss die Augen und war wieder tot. Doch in den frühen Morgenstunden verschwand der Tote gänzlich. So wurde das schlimme Erbe der Familie offenbar. Von da an passierte es immer wieder. Die Weigerung, tot zu sein, erwies sich als erblich. Von acht Geschwistern hatten mehrere diese Neigung. Ein Onkel ist sogar aus seinem Grab gestiegen und geflohen. Er ist nicht über die Friedhofsmauer hinausgekommen, aber trotzdem …«

»Das klingt ja gruselig!«, rief Hetta begeistert.

»Und viele Generationen später kam dann ich«, sagte Laurent. »Ich wurde in einem Sarg geboren.«

Jetzt wurde ich ungehalten. Der Zauber war gebrochen. In einem gottverdammten Sarg geboren? Aber Hetta hing mit wildem Eifer an Laurents Lippen. Sie war kein bisschen abgeschreckt. Ihre Augen flammten. Es war, als erlebte sie gerade eine Offenbarung.

»Und dann?«, hauchte sie.

»Meine Mutter arbeitete als Kleindarstellerin und war in einem Provinztheaterstück als Frau des Vampirs angeheuert worden. Sie wollte sich gerade auf der Bühne aus ihrem Sarg erheben, da setzten die Wehen ein. Es ging alles so schnell, dass keine Zeit mehr blieb, sie anderswo hinzubringen. Jemand kam auf die Idee, den Bühnenvorhang zu senken, aber die Geburt wurde zur Sensation. Der Titel des Stücks wurde sogar in *Geburt eines Vampirs* geändert. Eine Zeit lang traten meine Eltern mit mir als Vampirbaby darin auf, dann ging es weiter zu neuen Abenteuern. Sie hatten schon immer ein Faible für die Gastronomie und betreiben eine sehr erfolgreiche Sportbar.«

Laurent hielt inne, wie um sich zu überzeugen, ob wir ihm noch folgten. Hetta fiel mittlerweile fast in Ohnmacht vor Freude.

»Das ist ja so was von *goth*«, sagte sie. »Bist du bei Vollmond gefährlich?«

»Ich habe Gelüste«, sagte Laurent.

Hetta errötete allen Ernstes.

Als Nächstes erklärte Laurent Hetta, das Rugaroo-Gen sei aus der Alten Welt zu uns gekommen. Es habe über den französischen Werwolf, den Loup-Garou, seinen Weg in die Kultur der Métis oder Michif gefunden. Er erzählte, als die Indigenen sich mit den Franzosen einließen, hätten sie es nicht nur auf sich genommen, die Voyageurs zu schöneren Menschen zu machen, sondern auch deren Kryptide und Hybride indigenisiert.

»Irgendwann war ein Rugaroo dann einer wie ich«, sagte Laurent. »Ich bin loyal und meistens mutig, ehrlich und meistens auch freundlich. Ich habe keinen Hang zu Gewalt, aber einen großen Hunger nach Gerechtigkeit. Ich bin reizbar und habe eine extrem große körperliche Ausdauer. Neben meinem Job bei Wells Fargo bilde ich mich zu Heilpflanzen weiter. Ich spiele die Fiddle und setze mich für die Belange unserer Verwandten, der Wölfe, ein. Das einzig Ungewöhnliche an mir ist im Grunde, dass ich mir in den Kopf gesetzt habe, in dieser uralten Sprache zu schreiben, und dass ich nicht weiß, ob ich tot bleiben werde, wenn ich mal sterbe.«

»Ach, Laurent«, sagte Hetta voller Glück. Ja, echtem Glück, glaube ich. »Das hättest du mir doch gleich erzählen können!«

»Ich dachte, du würdest mich zurückweisen«, sagte Laurent.

»Auf keinen Fall«, sagte Hetta. »Das ist das Coolste, was ich je gehört habe. Unser Kind ist …«

»Ein unsterblicher Wilder«, sagte Laurent. »So hat man uns damals genannt.« Er senkte den Kopf.

»Ich frage mich, ob du als Vater wirklich geeignet bist«, sagte Pollux.

»Vielleicht hast du was falsch verstanden.« Laurent blickte auf und hielt Pollux' Blicken stand. »Ich bin total in Hetta verliebt, aber Hetta liebt total jemand anderes. Meine Rolle besteht also darin, die beiden und meinen Sohn zu unterstützen.«

Ich fasste mir an den Kopf. »Ich glaube, ich höre nicht richtig.«

»Er ist sehr progressiv«, sagte Hetta mit einem taumeligen Lächeln. »Dad und Mom wissen, was zwischen mir und Asema war. Es ist okay. Das ist vorbei. Sie ist einfach nicht meinem Charme erlegen.«

»Kaum zu glauben«, murmelte Laurent.

»Vielleicht sollte ich mich an den Vater meines Kindes halten, zumindest fürs Erste.«

»Zumindest fürs Erste«, murmelte ich und zog Pollux am Hemd. Wir verließen den Schauplatz. Was jetzt passieren würde, ging uns nichts mehr an.

Hetta und Laurent verabschiedeten sich für ein paar Stunden. Ich war mit dem Babysitten dran. Jarvis hatte mein Gesicht für sich entdeckt. Er betrachtete jeden einzelnen meiner Züge. Wenn sie sich zu seiner Zufriedenheit zusammenfügten, funkelten seine Augen, ein Lächeln platzte hervor, seine Arme ruderten, und er strampelte mit den dicken Apfelfüßen. Mich bestürzte es, ein Quell menschlicher Freude zu werden. Ich hielt es kaum aus, wenn er in meinem Arm lag und mit seiner grimmigen kleinen Faust meinen Finger packte. Ich hielt ihn.

»Was bist du?«, fragte ich.

Er verriet es mir nicht.

»Bist du vielleicht ein ganz kleiner Baby-Rugaroo?«

Er blickte mich mit einem prüfenden Auge an und hatte das andere geschlossen, so dass es aussah, als würde er mir zuzwinkern wollen.

»Was geht hier vor?« Das war Pollux, der einen leicht gepfefferten Apfel kaute. So aß er Äpfel immer. Er trug den Pfefferstreuer mit sich herum, damit er bei jedem Bissen einen Kick bekommen konnte.

»Ich frage mich bloß, ob Laurent seinem Sohn seine windigen Fuchsgewohnheiten vererbt hat.«

»Er ist ein Baby. So unschuldig. Halt ihn bloß da raus!«

»Weißt du irgendetwas von Rugaroos?«

»Ja. Von meiner Großmutter. Vor den Wiindigoos hatte sie allerdings mehr Angst.«

»Also gibt es wirklich Leute, die sich dem Tod verweigern.«

»Ich denke schon, und Scheintote.«

»Im Ernst?«

»Das passiert häufiger, als man denkt, wenn auch durch den wissenschaftlichen Fortschritt heutzutage seltener.«

»Hast du mal, du weißt schon, so einen Scheintod mitbekommen?«

Ich fragte ganz behutsam, um es nicht klingen zu lassen, als wäre etwas anderes im Spiel als wissenschaftliche Fakten. Pollux pfefferte einen großen Bissen von seinem Apfel. Jarvis nieste. Ich schaute Pollux vorwurfsvoll an, und er hielt den Pfefferstreuer auf Abstand.

»Nicht persönlich. Die schlimmste Geschichte, die ich da mal gehört habe, war die eines süßen kleinen Mädchens.«

Ich sagte, die wolle ich nicht hören.

»Sie ist mit dem Pferdeschwanz zuerst aus dem Grab gestiegen.«

»Pollux, ich warne dich!«

»Reine Wissenschaft.« Pollux zuckte mit den Schultern.

Glück und Liebe

Die Frybread-Stunde

Mit dem Wechsel der Jahreszeiten kam das Gefühl, unaufhaltsam bergab zu rutschen. Wir glitten schwerelos durch die Tage, als wären sie eine Landschaft, deren Züge sich wiederholten. Es wurde kälter, und ich arbeitete wieder, weil wir so viele Panikbestellungen abzuarbeiten hatten – anscheinend hatten alle Angst vor einem weiteren Lockdown und brauchten Bücher. In unseren kleinen Räumlichkeiten arbeiteten wir in versetzten Schichten. Der Laden brummte von sieben oder acht Uhr morgens bis neun Uhr abends. So etwas hatten wir noch nie gemacht. Ganztags in versetzten Schichten zu arbeiten beschützte mich vor Flora.

Für Pollux und mich war in dieser Zeit die einzige wahre Zuflucht vor den Alltagssorgen eine Art Abendmahlsritual, nur mit Frybread. Einmal die Woche fuhren wir gegen elf Uhr morgens zum Pow Wow Grounds. Manchmal bauten wir auf dem Parkplatz unsere Campingstühle auf. Wenn wir nicht lange warten mussten, parkten wir an der Straße und blieben im Wagen. Leute kamen herbeigeschlendert, standen herum und scharrten mit den Füßen, saßen an den Außentischen oder lehnten an der Hauswand. Gelächter sprang von einer Gruppe auf die nächste über; es kamen Leute jeden Alters.

Um zwölf wurde die freudige Erwartung spürbar. Dann entdeckte irgendjemand den grauen Transporter mit Bob Rice am Steuer, und die Leute sahen lachend zu, wie er vorfuhr. Einer der Ältesten rief: »Wurde aber auch Zeit!« Oder: »Wo warst du so lange?« Wieder Gelächter. Bob hielt und lud das Frybread aus. Es bildete sich eine Warteschlange. Der weihevolle Augenblick war gekommen.

Wir stiegen aus. Kauften Frybread für uns und für alle, die an dem Tag im Buchladen waren. Manchmal als Indian Tacos belegt, mit allem. Oft aßen wir gleich dort. Manchmal im Auto. Das Frybread war goldgelb und so leicht, als hätte jemand einen runden Wolkenfetzen ins heiße Fett getaucht. Trotzdem war es fest genug, um den Tacobelag zu halten, wenn man es so bestellte.

Schon klar, dass es nicht gesund ist, aber Asema sagt, es ist ein Großmutteressen – »schlecht für die Gefäße, aber gut fürs Herz«. Sie würde es jederzeit ihrem anderen Laster vorziehen, diesen grellroten scharfen Cheetos, von denen ihre Finger aussehen wie in Blut getaucht.

Handgemacht, mit Herzblut. Trotzdem brachte das Frybread Pollux und mich nicht richtig wieder zusammen. Es gab immer diesen einen Moment, aber er verblasste wieder.

Als es ernsthaft kalt wurde, erkrankte ich an ungeklärten Ängsten. Ich war abgespannt, zerzaust und steckte geistig im November 2019 fest, als Flora gestorben und nicht gegangen war. In unserem Haus stapelten sich Versandkartons, Einkaufstaschen, bunt gemischte Vorräte. Wir horteten wieder Dinge, die womöglich knapp werden würden, Nudeln und Tiefkühlkost, Windeln, gesalzene Nüsse, Ketchup. Die Bücher, die ich mit nach Hause brachte, füllten alle Regale und krochen als Stapel die Wände hoch. Ich trug nichts anderes mehr als drei schwarze Hosen, immer abwechselnd im Lauf der Woche, und eine Auswahl von grauen und schwarzen T-Shirts mit einer schwarzen Jeansjacke darüber. Noch schlimmer war, dass mir an meinen Lieblingsstiefeln die Schnürsenkel gerissen waren und ich jetzt Crocs trug. Ich bin nicht der Typ für offene Plastikschuhe – sie erinnern mich an Vollzugsanstalten –, aber ich brachte die Kraft nicht auf, um die richtigen Schnürsenkel zu kaufen oder sonst irgendwie meine Lebensumstände zu ändern.

Pollux und ich fanden, wir hätten während der Proteste unser Glückskontingent aufgebraucht, und achteten sehr sorgfältig darauf, uns zu isolieren. Trotzdem gab es immer wieder Momente, wo einer von uns dachte, wir hätten Kontakt gehabt oder hätten uns infiziert. Eine überraschende Begegnung, ein Jogger, der dicht an einem vorüberkeuchte, ein alter Freund, der mit der Maske unter dem Kinn aufkreuzte. Zeremonien. Pollux hatte sich nie in die Politik begeben, *aber jetzt sehen wir ja, was wir davon haben*, sagte er. Er schloss sich einem Team an, das in White Earth indigene Wähler ins Wahlregister eintrug. Einmal war er so müde, dass er vergaß, im Auto seine Maske zu tragen. Ein anderes Mal ließ er sein Handy zu Hause liegen und lieh sich eins von einem Fremden. Und dann das Begräbnis. Eine Frau, die traditionelle Beerdigungen vorgenommen hatte, war gestorben. Pollux übernahm ihre Aufgabe. Wir verloren unsere Ältesten, unsere Witzeerzähler, unsere Liebsten, die Bewahrer unserer Traditionen. Wir konnten alle nicht mehr. Auf jeden Fall kam Pollux in Kontakt.

Eines Morgens sagte er: *Bleib bloß weg von mir.*

»Was ist denn?«

»Mir geht's nicht gut.«

Sein Husten war mäßig, das Fieber niedrig. Wenn das Corona war, schien es, dann ein milder Verlauf, also ließen wir ihn in seinem Zimmer allein. Er redete durch die Tür mit mir, sagte, er fühle sich nicht einmal richtig krank. Seine Stimme klang belegt, aber kräftig. Ich stellte ihm Essen vor die Tür und brachte das gebrauchte Geschirr mit Handschuhen direkt in die Spülmaschine. Toastbrot, Brühe, Asianudeln, Saft; einmal aß er einen hausgemachten Hähncheneintopf. Wenn er die Gatorade- und Orangensaftflaschen und das Tablett vor seine Zimmertür stellte, waren sie immer leer. Er fühlte sich zu schlecht, um selbst zu einer Teststelle zu fahren, und wollte sich auf keinen Fall von mir hinbringen lassen. Wir besprachen durch die Tür, was er brauchte, und er legte sich schlafen. Eines Morgens dann, fünf Tage nachdem er sich in sein Zimmer zurückgezogen hatte, rief er mich an. Er sagte, ihm sei schwindlig. Er sagte, an unserer Schlafzimmerwand hänge ein goldener Sternenquilt (was nicht stimmte). Er sagte, der Quilt habe sich die ganze Nacht gehoben und gesenkt, als ob er atmete. Die Schranktür stand halb offen, und in einem der Fächer stand ein Bügeleisen. Pollux sagte, es sehe aus wie ein Gesicht, dessen Augen ihm zublinzeln würden. Zwischen den Sätzen schnappte er nach Luft. Ich stürzte zu ihm ins Zimmer.

Seine Augen lagen tief in den Höhlen, sein Blick war wirr und sein Gesicht grau und verschwitzt. Immer wieder richtete er die Augen zur Decke und runzelte die Brauen, als gäbe es dort etwas zu sehen.

»Weißt du, was Mammatuswolken sind?«, fragte er. »Das gibt einen Tornado.«

»Du musst ins Krankenhaus«, sagte ich.

»Sag Hetta, dass sie mich hinbringen soll«, japste er.

»Du fährst mit mir«, sagte ich. »Hetta ist Jarvis' Ein und Alles.«

Ich sagte nicht, dass ich es wollte, weil Pollux mein Ein und Alles war. Ich hätte es sagen können, aber ich tat es nicht. Weil ich ein Sturkopf bin und nicht nachgeben kann. Pollux' Atem ging flach und stockend. *Halt mich, zärtlicher Sasquatch*, sagte er, als er auf dem Weg zum Auto vor mir ins Wanken kam. Sein Lachen ging in Husten über. Ich legte einen Arm um ihn, stützte ihn am Ellbogen, half ihm in den Wagen. Es war plötzlich kalt geworden, also packte ich ihn in eine Wolldecke ein. Mit offenen Autofenstern und in Schutzmasken fuhren wir zur nächstgelegenen Notaufnahme, zwanzig endlose Minuten entfernt. Ich fuhr zügig, aber sehr vorsichtig. Ich war wachsam, wie taub. Als wir da waren, rang Pollux schon nach Luft. Eine Pflegerin in Schutzmontur, mit Überziehern an den Füßen und einem wehenden gelben Kittel, kam uns entgegen. *Gelb steht Ihnen*, keuchte Pollux. *Das sollten Sie öfter tragen*. Sie rollte ihn durch die Tür, sagte: *Hier, Großer*, und steckte ihm gleich einen Pulsoximeter an den Finger. Der Messwert lag kaum über achtzig.

Die Pflegerin brachte ihn auf die Coronastation, wo das Notarztteam ihn aufnehmen und mit Sauerstoff versorgen würde. Ganz einfach. So schnell. Ich fühlte zu viele Gefühle. Pollux ließ nicht zu, dass ich ihn berührte. Er schaute mich nicht an. Ich sah zu, wie die Pflegerin ihn davonschob. Als sie anhielt, um einen breiten Knopf an der Wand neben der Tür zu drücken, stolperte ich vorwärts, streckte eine Hand aus, rief seinen Namen. Die Tür öffnete sich mit einem Klicken und einem leisen Seufzer. Auf der Schwelle drehte Pollux sich zu mir um und machte unser seitliches Peace-Zeichen. *Du bist sexy, aber später. Die Tür ist zu. Verschwinde.* Ich rührte mich nicht von der Stelle. Ich blieb stehen, während Menschen in Plastikvisieren, Masken und Kitteln vorübereilten. Die Tür war in einem angesengten Braunton lackiert. Ich starrte auf die Naht zwischen ihren Hälften. Eine mysteriöse Grenze. Dann eilte ich in den Raum zurück, der uns zugewiesen worden war.

Alles fühlte sich hohl an. Ich saß mit übergeschlagenen Beinen auf einem Stuhl und wiegte mich vor und zurück.

»Was soll ich jetzt machen?«, fragte ich die Pflegerin, die mich auf das Virus testen sollte. Es war ein Speicheltest, und ich hatte keinen Speichel. Es dauerte ewig, bis das Gefäß voll genug war, und bei jedem zweiten Versuch traf ich nur meine Schuhe.

»Warten Sie draußen auf Ihr erstes Testergebnis. Wir rufen Sie an. Dann isolieren Sie sich zu Hause. Und passen Sie gut auf sich auf«, sagte die Pflegerin. »Die Zahlen steigen wieder.« Ihre Stimme war vor Erschöpfung monoton, aber freundlich.

»Kann ich ihn besuchen?«

Die Pflegerin hatte runde haselnussbraune Augen, dichte Brauen und trug ein Haarnetz. Es war nicht viel von ihr zu sehen, und ich wollte nicht auf ihren in Plastik eingeschweißten Ausweis starren. Sie versprach, dass das Behandlungsteam sich bei mir melden würde, sobald Pollux versorgt sei. Ich könne mit Pollux reden oder mit der Belegschaft, per Telefon oder per Facetime. Sie nahm sorgfältig meine Kontaktdaten auf. Sie würden sich um ihn kümmern. Sie würden alles für ihn tun, was in ihrer Macht lag. Ich nickte und nickte. Ich ging zum Auto auf dem Kurzzeitparkplatz gegenüber der Notaufnahme. Ich verkabelte mein Handy und kurvte langsam um das Krankenhaus herum, um es aufzuladen. Dann fuhr ich in das Parkhaus mit den Langzeitplätzen. Ich folgte der Spiralrampe bis zum obersten Parkdeck und nahm den abgelegensten Stellplatz. Im Transporter lag immer ein Schlafsack. Ich klappte meine Sitzlehne nach hinten und drückte sie so flach wie möglich. Dann öffnete ich den Schlafsack, wickelte ihn um mich herum, legte mich auf den Rücken und schloss die Augen. Eine Stunde darauf klingelte mein Telefon, und es war Pollux.

»Ich bin hier gut versorgt«, sagte er. »Mir geht's gut. Dieses O_2 ist echt krasser Stoff.«

»Dir wird Sauerstoff zugeführt?«

»Nur als besondere Vorsichtsmaßnahme.«

Ich hörte ihn nach Luft schnappen.

»Mach du mal keine Witze.«

»Übernachte du mal nicht auf dem Parkplatz.«

»Woher weißt du, wo ich bin?«

»Sind wir seit fünf Jahren verheiratet oder nicht?«

»Eigentlich bin ich auf dem obersten Parkdeck im Parkhaus.«

»Fahr nach Hause. Du musst mit deinen Kräften haushalten, um nicht krank zu werden.«

»Ich wurde negativ getestet«, sagte ich, obwohl sie mich noch gar nicht angerufen hatten.

»Danke«, flüsterte er.

Ich hörte, wie er ein Keuchen zurückhielt, ein Husten. Seine Stimme wurde fadendünn.

»Mist«, sagte er. »Ich werde schon wieder. Ich liebe dich. Ich muss auflegen.«

Er legte auf, bevor ich antworten konnte, dass ich ihn auch liebte. Ich wartete in der summenden Abwesenheit, rief ihn zurück, keine Antwort. Ich textete ihm fünf rote Herzen. Sonst benutzte ich nie Emojis; ich hielt sie für unter meiner Würde. Vielleicht bedeutete das etwas. Wie kläglich. Ich blieb dort liegen und starrte durch die Windschutzscheibe auf die rote Ziegelmauer.

Ich folgte Pollux in die Coronaklinik in St. Paul, die zwischen anderen Krankenhäusern in einer Art Gewerbegebiet untergebracht war. Nachts war kaum zu erkennen, ob in der Gegend Menschen lebten oder ob sie nur als Kranke oder Pflegende dorthin kamen. Die Parkhäuser waren beleuchtet, die Eingänge der Krankenhäuser, die Schaufenster eines Pizzalieferdienstes, eines Thairestaurants. Aber auf den Straßen war niemand zu sehen. Außerhalb der leuchtenden Vierecke erreichte die Dunkelheit eine Tiefe, die ich innerhalb der Twin Cities nur selten erlebte. Da draußen hätte alles Mögliche sein können. Ich suchte mir einen Parkplatz. Anscheinend war ich auch alles Mögliche.

Ich wusste, dass ich ihn nicht besuchen konnte, nicht bei ihm sein, nicht seine Hand halten oder ihm die gefurchte Stirn glätten konnte. Aber im Parkhaus des Krankenhauses war ich Pollux näher als zu Hause und konnte mir einbilden, ich würde etwas tun. Ich schaute zu den Fenstern der Klinik hinüber, die ein kühles Licht verströmten. Stundenlang sah ich zu, wie darin Köpfe auftauchten, sich hin- und herdrehten, verschwanden. Ich wusste, auf welcher Etage Pollux' Zimmer war, aber nicht, auf welcher Gebäudeseite. Ich hatte im Vorbeiscrollen genug Geschichten von anderen Coronafamilien, -paaren und -fällen gelesen. Ich wusste, was es bedeutete, wenn der Kranke nicht kommunizieren konnte. Bald wurde ich aufgefordert, den Stellplatz freizugeben. Ich betankte den Wagen, kaufte mir eine Tüte Maischips, eine Flasche Wasser. Ich verließ den Langzeitparkbereich auf einem anderen Weg und kehrte dorthin zurück. Ich würde nicht gehen, bis ich Näheres wusste. Ich zog den Schlafsack bis unters Kinn und schloss die Augen. Aber ich schlief nicht. Ich bemühte mich bloß, zu atmen. Mein Handy klingelte.

»Mrs Pollux hier«, meldete ich mich.

Die Frau, die mich anrief, hatte eine klare, junge Stimme. Sie klang wie ein frühreifer Teenager.

»Ich bin Dr. Shannon. Ich wollte Sie nur auf dem Laufenden halten. Ihr Ehemann bekommt immer noch zusätzlichen Sauerstoff zugeführt, und wir überwachen ihn genau. Es ist viel zu früh, um zu sagen, ob sein Zustand sich bessert, aber er ist ein starker Mensch und bei recht guter Gesundheit. Ich soll Ihnen ausrichten, dass Sie nicht auf dem Parkplatz übernachten sollen.«

»Tja, Pech«, sagte ich. »Ich bleibe.«

»Es wird dauern, bis wir Näheres sagen können.«

»Ich warte hier.«

»Das ist kein sicherer Ort, Mrs Pollux.«

»Immer noch besser, als von ihm getrennt zu sein.«

Die Ärztin antwortete lange nicht, und als sie es tat, klang ihre Stimme belegt. »Es tut mir leid«, sagte sie. »Ich weiß, wie das ist. Eine nahe Verwandte von mir war hier in Behandlung.«

»Hat sie überlebt?«

»Nein.«

»Zur Hölle, Frau Doktor. Kümmern Sie sich um Pollux und rufen Sie mich wieder an. Er ist mein Glücksstern. Er ist …«

Ich legte auf und sackte in mich zusammen und versuchte zu überleben.

Fragen von Tookie an Tookie

In den frühen Morgenstunden liege ich wach, starre auf meine beschlagene Windschutzscheibe. Sehne mich danach, mich lang auszustrecken, wie auf einer endlosen Busfahrt. Stecke fest in diesem schmerzenden Körper mit dem taubem Hintern, den eiskalten Füßen.

Was bist du?

Ein saftiger Braten, der in der Wahrnehmung der Zeit schmort.

Kannst du Pollux verzeihen?

Er hat mich im Lucky Dog verhaftet. Ich wurde angeklagt und verurteilt. Er hat mich nicht besucht. Ihm war es egal, dass ich verlegt wurde, dass ich zusammengebrochen bin. Er war nicht da, wenn ich Angst bekam, wenn ich üble Träume hatte, meine Zelle nicht verlassen mochte. Er hat sein gutes altes Polluxleben gelebt, während ich zum Gemüse wurde.

Hatte er Schuld an deinem vegetativen Zustand?

Nicht direkt. Ich meine, er hat für mich gebetet, hat er gesagt. Aber er hat sein Leben einfach so ohne mich weitergelebt!

Dann hat er eben ohne dich sein Leben genossen. Aber wie bei dir und dem Obst, mit dem du dich verkleidet hast – war das so schlimm?

Ja.

Hast du an ihn gedacht? Hast du ihm geschrieben?

Manchmal, auf die erste Frage. Auf die zweite Frage – nein. Ich musste unter der Last meiner Verurteilung von Tag zu Tag überleben. Ich schätze, ich wurde schon vor Flora heimgesucht.

Wovon?

Von Angst und Schrecken.

Angst wovor?

Vor dem, was passiert ist.

Und zwar?

Dass ich weggesperrt wurde. Von normalen Menschen vergessen wurde. Ein Objekt war, unterworfen wurde, überwacht wurde, dass ich essen musste, was ein reiches Land für mich übrig hatte. Auf Klebebandlinien laufen musste, mich nachts mit derselben Sehnsucht an die Kartoffeln im Lucky Dog erinnert habe wie an den Nachthimmel.

Warum sollte dich nach alledem ein Geist überhaupt noch stören?

Ja, warum? Ich habe ja bewiesen, dass ich zu viel war. Ich sollte sie akzeptieren! So wie ich letztlich den Steckrübenbrei akzeptieren konnte.

Und Pollux? Kannst du akzeptieren, dass er seinen Job getan und dich zugleich im Stich gelassen hat? Kannst du ihm das verzeihen?

Regenbogen

Die Nächte wurden kälter. Mein kondensierter Atem gefror auf der Windschutzscheibe. Eines frühen Morgens klopfte jemand an das Fenster des Transporters. Ich machte die Zündung an, konnte aber die Scheibe nicht herunterfahren. Ich stand auf dem Dach des Parkhauses. In der Nacht war Regen gefallen und festgefroren. Die Fenster waren mit einer transparenten Eisschicht versiegelt. Ich versuchte die Tür zu öffnen, aber es ging nicht. Die Person da draußen sagte, ich solle es noch einmal versuchen. Ich warf mich dagegen. Panik stieg in mir auf, aber meine Sicherungsleine hielt, und ich schaffte es schließlich doch noch. Wie sich herausstellte, war es eine freundliche junge Frau in einer Regenbogenmaske, die an die Scheibe geklopft hatte. Sie hatte eben ihr Auto geparkt und hatte mich auf dem Fahrersitz des in Eis eingehüllten Wagens gesehen. Deshalb hatte sie nachgeschaut, ob alles in Ordnung war. Ich versicherte es ihr, stieg wieder ein und startete den Motor. Ich wollte das Auto aufwärmen, um die Scheiben freizubekommen, und dann nach Hause fahren. Also saß ich da, rieb meine Hände aneinander, trampelte mit den kalten Füßen und wartete. Wie die Regenbogenmaske geklopft hatte … Wie sie durch die eisbedeckte Scheibe zu mir hereingeschaut hatte. Regenbogenmaske. Sie verschwand wie eine Besucherin aus einer anderen Dimension. Und dann war da mein Ausbruch aus dem Auto – als wäre ich durch das Eis in eine andere Welt gefallen.

Aus der Perspektive setzte ich meine Selbstbefragung fort. Pollux musste auf seine Weise auf mich aufgepasst haben. Als ich jahrelang im Gefängnis saß, hatte er genauso über mich gewacht wie ich jetzt über ihn – hilflos, von draußen. Er hatte immer erzählt, er habe für mich gebetet. Vielleicht waren für mich die Nächte in wechselnden Parkhäusern in der Nähe von Pollux eine Art Gebet. Ich wusste auch, dass er versucht hatte, eine Begnadigung zu erwirken. Und nach meiner Entlassung hatte er ziemlich sicher versucht, mich im Auge zu behalten. Vielleicht war die Begegnung bei Midwest Mountaineering kein Schicksal gewesen, sondern er war absichtlich dort hingekommen. Schicksal oder Strickschal.

Ich fuhr zum Indian Health Board in Minneapolis. Das Testzentrum war auf der Parkfläche unterhalb des Gebäudes aufgebaut. Ich bog dort ein und wartete auf meinem Stellplatz, während die in Kittel, Kappen, Handschuhe, Masken und Plastikvisiere gehüllten Mediziner ihre Wattestäbchen durch die Wagenfenster schoben. Sie wirkten anmutig. Es sah aus, als würden sie Blüten bestäuben, auch wenn ich mich danach kein bisschen wie eine bestäubte Blüte fühlte. Ich war bloß eine Frau, der man in der Nase gebohrt hatte, müde und ungewaschen, deren Liebesbeziehung von der Realität eingeholt worden war und die alles dafür gegeben hätte, im Krankenhaus bei ihrem Mann zu sein und seine Hand zu halten.

Im Oktober wird der Himmel zur Kulisse. Auf Erden versammelt sich Schönheit. Die Bäume entflammen. Kronen aus Gold und Karmin. Ein Spaziergang wird zum traumgleichen Schweben. Pollux liebte das Herbstlaub. Wir hatten unsere Lieblingswege, wo Zuckerahorn die Straßen säumte. Meist kommt irgendwann eine Serie kalter, stürmischer Regentage, und die Blätter beginnen zu fallen.

Mich macht es traurig, wenn die Formen der Äste sichtbar werden. Dieses Jahr nahm ich es persönlich, dass die Blätter verschwanden – Pollux kämpfte noch immer. Sein Behandlungsteam sagte, er schlage sich wacker, was nur bedeutete, dass sein Zustand nicht besser wurde. Er und das Virus schienen in einem Patt festzustecken. Ich hielt Tag für Tag mit ihm durch, aber ich spürte, wie seine Hände mir allmählich entglitten. Dann ging es ganz plötzlich abwärts. Ich bekam einen Anruf aus der Klinik. Ich lauschte. Sagte ja, ich hätte verstanden. Meine Hand zitterte so sehr, dass mir das Handy herunterfiel. Hetta packte mich am Arm.

»Er hat eine Verfügung, nach der er nicht an ein Beatmungsgerät angeschlossen werden will«, sagte ich. »Das hat er mir nie erzählt, aber er hatte das Dokument mit ins Krankenhaus genommen. Er wird weiter mit Sauerstoff versorgt, aber es geht ihm schlechter.«

Wir hielten einander an den Händen und weinten, bitterlich, schluchzten uns durch die Klippen und Schluchten der Angst. Nach einer Weile beschlossen wir, tapfer zu sein, und machten einen Termin, um mit Pollux zu sprechen. Eine Stunde darauf hielt unser Lieblingspfleger Patrick ein iPad in der Hand. Ein geisterhaftes Abbild des aschfahlen Pollux schwebte uns entgegen. Ich versuchte meine Liebe auf volle Kraft aufzudrehen, damit ihre Wärme durch den Bildschirm strahlte. Ich spürte, dass Hetta dasselbe probierte. *Daddy*, rief sie. Wir hatten uns geschworen, nicht zu weinen. Jarvis präsentierte seinen neuen Zahn. Wir sagten alles, was uns einfiel, und machten bemühte, nutzlose Witze. Seine Augen waren weit aufgerissen und hilflos. Wir konnten sehen, dass er Mühe hatte zu atmen. Patrick brach unseren Besuch ab; Pollux müsse auf den Bauch gelagert werden. Hetta ließ sich auf dem Sofa in meine Richtung kippen, und ich fing sie auf.

Ich war es jetzt, die sie trösten musste. Ich tätschelte ungeschickt und sprach mit kratziger, gequetschter Stimme. Aber Hetta wich nicht zurück. Pollux hatte auf dem Bildschirm wie ein Gespenst ausgesehen. Das taten wir alle. Wie Geister-Spezialeffekte aus B-Movies aus den Sechzigerjahren. Dabei sehnte ich mich verzweifelt, verzehrend nach Pollux' Kompaktheit, nach seiner kompakten Wärme. Ich wollte seine großen Hände, die Krümmung seiner Schultern, wenn er lachte, seinen skeptischen Blick, seinen breiten Schädel und seinen dicken, kräftigen Körper in meinen Armen.

Mit Pollux verbanden mich unerklärliche Gefühle. Es gab Seiten an ihm, die er niemand anderem zeigte – Zärtlichkeit, aber auch Sachen, von denen er wusste, dass ich sie verstand. Aus seiner Zeit als Boxer: wie man seinen Gegner so schlägt, dass es ihn von den Füßen hebt. Aus seiner Zeit auf der Straße: wo man jemanden in den Finger beißt, damit er loslässt und sein Arm vorübergehend taub wird. Wie er sich in seiner ersten Ehe selbst die Schuld gab, als seine Frau an einer Überdosis starb, und die unheimliche Ähnlichkeit ihrer Todesumstände mit denen meiner Mutter. Seine Schuldgefühle waren wie meine. In jungen Jahren war er glücklich gewesen, aber auch hungrig. Er hatte seinen Onkel geliebt, der ihn in die Zeremonien einwies, die er jetzt praktizierte. Wie die Leute manchmal bei seinem bloßen Anblick glaubten, er wäre auf Streit aus, und ihm zuvorkommen wollten. Wie er milde geworden war und die Welt ins Gleichgewicht zu bringen versuchte, nicht durch Regeln oder Gewalt, sondern mit Gesang.

Lily Florabella

Ich schaute im Buchladen vorbei, weil ich es nicht aushielt, mich immer im Kreis zu drehen. Ich wollte mich davon ablenken, dass ich Pollux nicht helfen konnte. Und ich war derart verzweifelt, dass ich mich sogar mit Asema aussprechen wollte.

»Ich muss noch mal mit dir reden«, sagte ich zu ihr. »Ich verspreche auch, nicht in Ohnmacht zu fallen.«

Asema atmete zögernd durch. Penstemon arbeitete ganz hinten im Laden. Ich hörte den Paketbandabroller klickern. Sie drückte das Klebeband fest und stellte das Paket auf einen Stapel.

»Es geht um Flora-iban.«

Wir waren im Laden verteilt, und mir fiel auf, dass ich nicht mehr wusste, wann ich, abgesehen von zu Hause, zum letzten Mal mit zwei Leuten auf einmal geredet hatte.

»Sie ist also immer noch da?«

»Nicht nur das.«

Floras Versuch, in meinen Körper einzudringen, kam mir ewig her vor und wie gestern. So verzerrt war die Zeitwahrnehmung in jenen Tagen.

»Ist gut«, sagte Asema. »Wir wollten uns sowieso melden, weil ich von dem Manuskript, das Flora gestohlen hatte, inzwischen mehr entziffern konnte. Ich glaube, ich habe das eine oder andere verstanden. Mit Pen habe ich schon darüber geredet.«

Wir verabredeten uns in dem Park in der Nähe, wo wir draußen würden reden können, und ich ging. Ich schaute erst einmal zu Hause vorbei und holte die Post aus dem Kasten. Ich zog ein schwarzes Flanellhemd von Pollux über. Es war mein Schutzhemd, und ja, ich trug inzwischen seine

Sachen, um mich ihm näher zu fühlen. Bloß dass seine Hosen mir an der Hüfte zu eng waren, weil er einen dieser schmalen Anishinaabe-Männerärsche hatte. Also trug ich nur seine Hemden und seine Jacken. Ich ging in den Park, setzte mich auf eine Bank, wartete auf Pen und Asema und sah meine Post durch.

»Was gibt's denn Schönes?« Asema stellte sich zu mir.

»Rabattcoupons. Eine Rechnung. Wieder dieses Wahlzeug.«

Ich ging zum Mülleimer und wollte alles bis auf die Rechnung wegwerfen – eine Wasserrechnung für Hettas endloses Duschen.

»Oh nein, auf keinen Fall«, sagte Asema. Sie war mir gefolgt und zog die Wahlunterlagen aus dem Stapel.

Es war warm genug, um die Jacken auszuziehen und uns im Abendlicht auf dem Rasen auf sie drauf zu setzen.

»Dann schießt mal los.«

Asema schielte verschwörerisch zu Penstemon hinüber, und die verengte amüsiert die Augen. Sie trugen beide Flechtkränze rings um den Kopf, einen mädchenhaften Look, bezaubernd und so gar nicht passend.

»Okay, Tookie. Wir kannten unsere Kundin als Flora LaFrance. Aber Flora war nur ein Teil ihres zweiten Vornamens. Den Nachnamen LaFrance hatte sie nach einer kurzen Ehe behalten, mit Sarge LaFrance, der da oben bei Spice Cake Lake eine Subway-Filiale betrieben hat.«

»Wenn ich auf der Interstate daran vorbeikomme, werde ich immer hungrig«, sagte ich.

Ich war nervös und wickelte mich enger in Pollux' schweres Flanellhemd. Asema ging nicht auf meine Bemerkung ein, sondern erzählte weiter. Ich verschränkte die Hände ineinander und hörte konzentriert zu.

»Flora war das jüngste von sechs Kindern einer wohlhabenden Familie. Sie war ein Adoptivkind, also hatte sie eine Menge Fragen zu ihrer Herkunft. Von ihrer leiblichen Mutter kannte sie nur den Nachnamen, nichts weiter. Ihre Adoptivfamilie war von altem Geldadel, nach den Standards des Mittleren Westens zumindest. Sie verdankte ihren Wohlstand dem Holzhandel, den ganz alten Baumbeständen. Wäldern, die den Norden Minnesotas bedeckten und den Ojibwe gehörten. Mit anderen Worten wurde sie von Nachkommen der Holzbarone adoptiert, die uns betrogen und umgebracht haben. Aber weiter. Das Haus, in dem Flora aufwuchs, war aus uralten Kiefern und wagenschott geschnittener Eiche. Sie ging auf eine katholische Schule und die St.-Catherine's-Uni, aber danach war das Familienvermögen alle. Nach ihrer Scheidung von dem Subway-Inhaber beschloss sie, mit Indigenen zu arbeiten, wurde übereifrig und wollte selbst eine sein. Eine Freundin, die den Namen ihrer leiblichen Mutter kannte, gab ihr dieses alte Porträtfoto, auf dessen Rückseite Floras Name stand. Was für ein Wink des Schicksals, oder? Die Frau auf dem Foto hatte eine gewisse Ähnlichkeit mit Flora, wenn man feste die Augen zukniff, und ihre Herkunft wirkte uneindeutig. Sie mochte auf dem Bild Mitte vierzig gewesen sein, trug ein hochgeschlossenes schwarzes Kleid und ein sorgfältig drapiertes gehäkeltes Schultertuch. Solche grobmaschigen Dreieckstücher wurden zu der Zeit von verschiedensten Frauen getragen, indigenen wie weißen. Das Foto war für Flora ein großer Trost.«

»Ich weiß. Sie hat's mir gezeigt. Mehr als einmal, glaube ich.«

»Hast du den Namen gesehen, der auf der Rückseite stand?«

»Nein.«

»Ich auch nicht, aber der Nachname hätte mir sowieso nichts gesagt. Sie hat das Foto kopieren lassen und für sich selbst und Kateri je ein Exemplar in antike Holzrahmen gesteckt. Das Bild war der Grundstein, auf dem sie dann ihre ganze Identität aufbaute – erst war sie natürlich eine Dakota. Dann wurde die Sache verwirrend, und ein paar Leute waren sauer auf Flora, also schwenkte sie auf Ojibwe oder Anishinaabe um, und als sich ihre Verwirrung gelichtet hatte, erzählte sie allen, sie sei die Nachfahrin der Frau auf dem Foto, die vermutlich gemischter Herkunft sei und die irgendwie die Schrecken des Dakotakriegs und der Folgejahre überstanden habe. Dann stammte sie, wie wir wissen, eine Weile von den Métis ab. Irgendwann gab sie es auf, weiter herumzuprobieren, und ließ ihre Herkunft im Vagen.«

»Mh-hm.«

»Und ich habe ja schon erzählt, dass Flora dieses Buch geklaut hat, in dem eine Frau …«

Ich hob eine Hand, damit Asema die Frau nicht beim Namen nannte, aber es war zu spät.

»Und diese Frau, diese *weiße* Frau hieß …«

Ich hielt mir die Ohren zu, aber Asema bemerkte es nicht. Pen dagegen schon; sie legte den zopfbekränzten Kopf schief und sah mich aufmerksam an.

»Als Flora diesen Namen las, begriff sie, dass sie nicht von einer Métis abstammte, sondern von einer Weißen. Sie hatte vermutlich gehofft, die Frau auf dem Bild wäre Maaname beziehungsweise Genevieve Moulin. Die hätte sie gern als ihre Vorfahrin angesehen, glaube ich. Aber das Porträt zeigte die Weiße, die Genevieve gefangen gehalten hatte. Und sie hatte noch andere Frauen in ihre Schlafzimmer eingeschlossen. Sie betrieb das, was man damals ein ›Freudenhaus‹ nannte. Sie verkaufte die Körper der Frauen, und man munkelte, dass sie mehrere Morde vertuscht oder begangen hatte. Sie wurde die Nachtvogelschlächterin genannt. Sie war die Frau, die ihr Zeichen auf Genevieves Brust hinterlassen und ihre Wandlung brutal erzwungen hatte. In dem Buch wurde sie beim vollen Namen genannt, und ihre Verbrechen wurden geschildert. Das hat Flora gelesen. Es war derselbe Name, der auf der Rückseite ihrer Fotografie stand. In dem Moment wurde Floras ganze Identität auf den Kopf gestellt. Alles, was sie sich zusammengereimt hatte, verkehrte sich ins genaue Gegenteil. Und vergiss nicht, dass Flora eine fromme Katholikin war. Dass sie mit einer Frau mit grausamen Gelüsten in Verbindung stand, die hilflose Mädchen folterte, das war ihr unerträglich.«

Ich hob noch einmal die Hand. Was sie da erzählte, machte mich dermaßen kribbelig, dass ich fast aus der Haut gefahren wäre. Vielleicht war dieses extreme Unbehagen nur natürlich. Aber ich musste das Gespräch in eine andere Richtung lenken, damit sie den Namen nicht noch einmal sagte. Ich erwähnte diese andere Sache.

»Hört mal, ihr beiden, mir ist da was passiert, was ich euch erzählen wollte. Das war vor ein paar Wochen, als ich zuletzt bei der Arbeit war. Ich war alleine. Und diesmal …«

Ich bekam die Worte nicht heraus, konnte noch nicht einmal den Gedanken so richtig fassen. Ich nahm einen neuen Anlauf.

»Flora hat versucht … Sie wollte …«

Ich wandte den Blick ab. Ich war total blockiert. Mein Herz flatterte und rappelte in seinem Rippenkäfig.

»Was hat sie versucht?«, fragte Penstemon.

Ich stieß es hastig hervor. »Meinen Körper wie mit einem Reißverschluss zu öffnen und sich reinzuquetschen.«

Asema verschränkte in stiller Konzentration die Arme. Penstemon stand langsam auf und schaute alarmiert auf mich herunter. Sie trug wieder Schwarz vom Schal bis zu den Socken, geisterhaftes Schwarz. Schließlich setzte sie sich wieder und sagte: »Das macht Sinn.«

»Wie macht das bitte Sinn?«

Penstemon warf sich ihren witwenschwarzen Schal über die Schulter.

»Trägst du Trauer? Warum ziehst du nicht verdammt noch mal irgendwas Buntes an?«, fragte ich.

»Ach, das.« Sie schaute an sich herunter. »Das trage ich doch immer, Tookie. Und überhaupt, schau dich mal selbst an.«

»Du bist zu jung für so was Ernstes«, sagte ich, aber sie hatte recht damit, dass ich ebenfalls Schwarz trug.

»Ein Möchtegern«, sagte Penstemon. »Sie wollte etwas *sein.* Flora wollte in einem indigenen Körper existieren. Aber in einem bestimmten Typ davon, einem großen, starken Körper. Sie wollte erkennbar indianisch aussehen, und zwar so dringend, dass sie ihr halbes Leben damit verbrachte, sich eine indigene Identität zu zimmern. Aber im Grunde wusste sie, dass das alles nicht echt war. Daher diese Verzweiflung.«

»Das klingt einleuchtend«, sagte ich. »Aber was ich nicht verstehe – als sie mich nicht aus meinem Körper verdrängen konnte, warum hat sie es da nicht bei dir versucht oder bei Asema?«

»Da muss es einen Grund geben«, sagte Pen. »Und ich glaube … versteh mich bitte nicht falsch. Ich glaube, du bist vielleicht durchlässiger als wir beide.«

Ich schaute auf meine Arme hinunter. Sie waren muskelbepackt von den Marine-Push-ups, die ich regelmäßig machte. Dann betrachtete ich meine Hände. Ich sah doch recht kompakt aus, aber ich war oft genug ziemlich dicht dran gewesen, mich aufzulösen. So dicht dran, dass ich einmal ein Wort in meinem Wörterbuch nachschlug und es abschrieb.

> **deliquesce** (Verb): 1. Abschmelzen oder sich wie schmelzend auflösen. 2. (In der Chemie) Sich verflüssigen durch das Aufnehmen von Flüssigkeit aus der Luft. 3. (In der Pflanzenkunde) a) Sich ohne erkennbare Hauptachse mehrfach verzweigen. b) Mit zunehmender Reife weich oder flüssig werden, wie es bei bestimmten Pilzen vorkommt.

Ich hatte es nachgeschlagen, weil es dazu passte, wie ich mich manchmal verflüssigte, »wie es bei bestimmten Pilzen vorkommt«. Ich erzählte Penstemon von diesem Wort und gestand ein, dass an ihrer Überlegung etwas dran sein könnte. Pen atmete auf, lächelte erleichtert und redete weiter.

»Flora wusste, dass sie auffliegen würde. Irgendjemand, vielleicht Kateri, würde sie dabei erwischen, dass sie sich an dem Leben anderer Menschen bedient hatte, um ihr eigenes zu fälschen. Dabei sind die meisten von uns Indigenen gezwungen, sich bewusst eine Identität zusammenzustellen. Wir wurden jahrhundertelang ausgetilgt und dazu verurteilt, in einer Ersatzkultur zu leben. Selbst Leute, die komplett nach ihrer Herkunftstradition aufgezogen wurden, laufen Gefahr, sich in weiße Perspektiven hineinziehen zu lassen.«

»Auf jeden Fall«, sagte Asema. »Weiße Realitäten sind machtvoll. Und viele von uns müssen sich zwischen unseren Familien und unseren Stammestraditionen einen eigenen Weg suchen, um sich selbst zu finden. Sie wusste genau, dass wir es schwer hatten, dass wir oft auf der Suche waren, dass das Gefühl der Zugehörigkeit für uns nie selbstverständlich war. Sie wusste, dass manche von uns jeden Tag wieder die bewusste Entscheidung treffen müssen, dranzubleiben, unsere Sprachen zu sprechen, zu tanzen, den Ahnen Respekt zu zollen.«

Das traf mich ins Mark. Asema hatte gerade Pollux' Lebenswerk beschrieben. Er traf tatsächlich jeden Morgen beim Aufstehen diese Entscheidung, räucherte mit Lebensbaum und Süßgras, legte Gaben nieder und zog los, um mit seinen Zeremonien das Universum in Gang zu halten.

»Entschuldigt mich kurz«, sagte ich. »Ich muss dringend eine Nachricht verschicken.«

Ich ging zum nächsten Baum und tat so, als würde ich auf mein Handy schauen. Ich schloss die Augen, konzentrierte mich, so gut ich konnte, und sandte meine Gedanken an Pollux. *Bleib am Leben, bleib einfach am Leben, und ich werde für dich da sein. Du wirst gebraucht, um alles am Laufen zu halten, und ich werde dir helfen.*

Als ich zu den beiden anderen zurückkam, sagte Penstemon gerade: »Ich glaube wirklich, dass so ein unauthentisches Leben ein Leben in der Hölle sein muss.«

»Sie wirkte eigentlich ganz glücklich«, sagte Asema.

»Wie hätte sie glücklich sein können?«

Ich hatte mitbekommen, wie angespannt Flora oft war, mit wie viel Eifer sie anderer Leute Fehler korrigierte. Ich erinnerte mich, wie sie mir einmal erklärt hatte, ich solle nicht »Indianer« oder »Ureinwohner« sagen, sondern nur noch »Indigene«. Ich hatte erwidert, ich dürfe mich nennen, wie ich wolle, und sie solle mich verdammt noch mal damit in Ruhe lassen. Jetzt erkannte ich Floras Pedanterie als eine Form von Verzweiflung. Sie war immer in Alarmbereitschaft gewesen. Hatte immer wieder neue Beweise geliefert. Immer Angst gehabt, dass man sie auslachen könnte. Sie hatte uns ausgespäht. Vielleicht, fiel mir ein, vielleicht hatte sie sogar versucht, in den Ojibwehimmel zu kommen, und war abgewiesen worden. Das allein wäre schon verheerend.

»Sie hat sich so verdammt viel Mühe gegeben«, sagte ich. »Und trotz alledem mochte ich sie immer nur dann, wenn sie ganz weiß war, wenn sie zum Beispiel gerade Proust gelesen hat.«

»Du hast selbst *Auf dem Weg zu Swann* gelesen«, sagte Penstemon. »Das hast du doch erzählt. Was soll daran weiß sein?«

»Touché.«

»Wisst ihr noch, als sie mit der Perlenstickerei angefangen hat?«, fragte Asema ein bisschen traurig.

»Sie hat ihre Arbeiten Jackie vorgelegt, aber ihre Ohrringe hingen immer durch, weil sie zu lose gestickt waren«, sagte Penstemon. »Aber dann … dann wurde sie besser. Sie wurde sogar perfekt. Nur dass sie vergessen hat, die Geisterperle mit reinzusticken, die fehlfarbene Perle. Perfekt ist nur der Schöpfer, oder? Da hat sie wahrscheinlich die Geister beleidigt.«

»Mir hat sie ein Medaillon gestickt«, sagte Asema. »Und sie hat viel Gutes getan, wisst ihr, zum Beispiel, wie sie sich für junge Leute eingesetzt hat. Dass sie Kateri adoptiert hat, wenn auch nicht offiziell. Sie war ja ein Teenager. Kateri hat sie sich ausgesucht.«

»Und sie geliebt«, sagte ich.

»Stimmt. Kateri dürfen wir das nicht erzählen.«

»Natürlich nicht.«

Wir schauten auf den See hinaus. Die Sonne war ein splitterndes Funkeln.

»Ein echtes Gedicht ist das«, sagte ich unwillkürlich.

»Dann schreib es mal, Tookie. Es ist deins.«

»Oh Mann, Pen, sei nicht oberschlau. Ich will lieber mal Floras Geist loswerden. Ich meine, ich kann nicht mehr allein arbeiten. Ich kann nicht mal allein den Laden betreten.«

»Mir ist dazu was eingefallen.«

»Was denn?«

»Du hast mal was über den schönsten Satz der menschlichen Sprache erzählt«, sagte Pen. »Und ich liebe Rituale, wie du weißt. Vielleicht braucht Flora eins. Du meinst eigentlich die Bedeutung dieses Satz, unabhängig von der Sprache, oder?«

»Vermutlich.«

»Dann weiß ich, was sie hören will.«

Der schönste Satz

Wer wüsste besser als ein NDN, dass an manchen Tagen die Wahrheit ein Geist ist, der mit niemandes Stimme schreit, und an anderen ist sie eine heimliche Nostalgie, in die Kaffeetasse der Lebenden gegossen?

Billy-Ray Belcourt
*NDN Coping Mechanisms: Notes from the Field**

---

* NDN ist eine von manchen nordamerikanischen Indigenen verwendete Schreibvariante von »Indian«, Anm. d. Ü.

Ego te absolvo

Am nächsten Morgen ging ich in den Laden. Penstemon räumte Bücher in die Regale und holte andere für Bestellungen heraus. Sie erzählte mir von ihrer Idee, sich Tattoos als Protest gegen die Blood Quantum Laws stechen zu lassen. Rote Linien sollten je ein Achtel ihrer Abstammung symbolisieren: von den Ho-Chunk, den Hidatsa, den Lakota und den Ojibwe. Eine blaue Linie sollte ihren norwegischen Anteil darstellen.

»Wo würdest du diese blaue Linie ziehen?«

»Um mein Herz. Ich liebe meine Mutter sehr.«

»Sehr rührend«, sagte ich. »Aber die Idee ist noch schlimmer als ein Mount Rushmore aus Literaturidolen.«

Ich begann Paketzettel auszudrucken. Pen fragte, ob ich nachgeschlagen hätte, was das Vierpass-Symbol auf der Tür des Beichtstuhls bedeute.

»Nein. Das habe ich natürlich vergessen.«

»Tja, ich hab's recherchiert, und es ist ziemlich cool. In der Heraldik ist der Vierpass eine stilisierte vierblättrige Blüte. Im Christentum stehen die vier Blätter für die vier Evangelien. Aber der Vierpass ist auch ein indigenes Symbol, bei den Mayas und Olmeken. Es steht für die vier Himmelsrichtungen, die Öffnung des Kosmos. Und jetzt kommt's: Es stellt auch eine Verbindung zwischen dem Himmel und der Unterwelt dar.«

Penstemon strahlte bei dieser Erkenntnis. Sie und ihre Rituale, ihre Begeisterung für Symbolik.

»Wir könnten ja die Beichtstuhltür abnehmen und verbrennen und schauen, ob es sie aufhält, wenn wir das Portal zerstören«, sagte ich.

»Wenn unser Plan nicht aufgeht, könnten wir es probieren. Allerdings nicht gerade verbrennen, Tookie. Aber es könnte doch auch sein, dass das Portal nur in eine Richtung funktioniert. Vielleicht ist Flora aus Versehen dort durchgekommen und sitzt seitdem im Buchladen fest. Vielleicht könnten wir sie überreden, es mit der Vordertür zu versuchen.«

»Überreden …«, sagte ich.

Pen zuckte mit den Schultern. »Ja, ich weiß auch nicht, wie das gehen sollte. Ich kann ja nicht mal Flex Wheeler überreden, seine Socken wegzuräumen.«

»Ist das jemand, den du datest? Der Name sagt mir was …«

»Das ist ein Bodybuilder. Der richtige Name meines Freundes ist Kenneth. Er ist ein Ho-Chunk, und ich nenne ihn Flex, weil er Gewichte hebt und gern seine Muskeln herzeigt.«

»Und gefällt er dir?«

»Mal sehen. Bis jetzt haben wir nur Zoomtreffen und lange Spaziergänge gemacht, aber bei ihm ist immer ein Paar Socken im Hintergrund, auf einer Stuhllehne zum Beispiel.«

»Das halte ich für ein gutes Zeichen. Ein Sockenmensch. Das bringt Glück.« Der Schmerz beim Gedanken an Pollux verschlug mir einen Moment den Atem.

Gegen elf Uhr, zu ihrer üblichen Zeit, begann Flora in der Belletristik herumzurascheln. Penstemon sah mich an und machte »Thriller«-Krallenhände, und wir verstummten. Ich textete Kateri und Asema: »Sie ist hier.« Kurz darauf traf Asema ein. Dann marschierte Kateri in den Laden, die Stirn gerunzelt, die Hände in die Jackentaschen gestemmt. Ihr Haar wuchs nach, eine sanft gewellte Matte. Sie wirkte geerdet, ruhig. Wir verteilten uns auf die Gänge zwischen den Regalen. Flora machte sich bei den Kochbüchern zu schaffen – ich war ziemlich sicher, dass Gespenster den Geschmack von Essen vermissten. Flora hätte mir leidgetan, hätte sie nicht in gewissem Sinne versucht, mich zu verzehren. Ich schaute zu Asema hinüber, weil ich dachte, sie müsse Floras schlurfende Schritte gehört haben, aber ihr Gesicht blieb ausdruckslos. Kateri schüttelte den Kopf. Sie konnten Flora nicht hören, ihre Schritte, ihre klimpernden Armbänder, das rutschige Geräusch ihres Halstuchs oder wie ihre seidenen Hosenbeine sich beim Gehen aneinander rieben. Penstemon zeigte den anderen, wohin Flora sich bewegte. Asema rückte vor, aber sie bekam nicht mit, dass Flora sich jetzt bei der Politik und den Biographien herumdrückte. Kateri hörte nicht, wie Flora die Indigene Geschichte durchsuchte und beim Segelboottisch stehen blieb. Jetzt schien sie vor dem Beichtstuhl zu zögern. Ich hatte die Tür offen gelassen.

Flora betrat den Beichtstuhl. Ich nickte Asema zu, trat vor und holte einen Zettel aus der Tasche, den mir Penstemon gegeben hatte, weil sie glaubte, dass Flora sich nach Vergebung sehnte. Sie hatte den Wortlaut der Absolution aufgeschrieben. *Indulgentiam absolutionem, et remissionem peccatorum tuorum tribuat tibi omnipotens et misericors Dominus. Amen.* Ich las die Worte langsam, in einem Latein, das vermutlich in den Ohren wehtat, bis ich das entscheidende Ende erreichte. Dann sagte ich mit fester Stimme:

Ego te absolvo. Es folgte ein Innehalten, ein Schweigen, ein Gefühl des bedeutsamen Abwägens. Dann sprachen wir gemeinsam einen der schönsten Sätze aus, den unsere Sprache bereithält.

Geh hin in Frieden.

Nichts. Sie war immer noch da. Traurig, angesengt, modrig und einsam. Ich presste beide Hände gegen meinen Kopf, damit die hervorberstenden Gedanken mich nicht überwältigten. Es gab da etwas. Es musste einen Schlüssel geben. Ich war bereit, alles zu probieren.

»Wartet mal!«, sagte ich. »Ich weiß, was ihr Lieblingssatz ist. Hört zu.«

Ich hatte am Tag davor noch über Proust gesprochen, und einmal hatte ich tatsächlich einen Satz auswendig gelernt, von dem ich wusste, dass Flora ihn ebenso liebte wie ich.

Ein leichter Schlag an die Fensterscheibe, als ob etwas dagegen gestoßen wäre, wurde gefolgt von einem leisen, satten Schütten wie von Sandkörnern, die man aus einem darüberliegenden Fenster niedergehen lässt, dann verstärkte sich das Schütten, wurde gleichmäßiger, fiel in einen Rhythmus, wurde fließend, tönend, melodisch, unermesslich, allumfassend: Es war der Regen.

Nichts. Doch ich spürte, dass sie mir lauschte, wie man es immer spürt, wenn ein Publikum einem folgt.

»Es war der Regen.«

Ich sagte es noch einmal lauter. Sie hing definitiv an meinen Lippen. Meine Gedanken flitzten im Kopf hin und her und berührten hier und dort die Vergangenheit. Ich traf auf eine weiche, schmerzempfindliche Stelle; dort verharrte ich und fand Worte, die in mir festgesteckt hatten. Worte, von denen ich in meiner Verzweiflung glaubte, sie könnte sie brauchen, weil sie mich vielleicht aus einer Anspruchshaltung heraus verfolgte. Vielleicht brauchte sie das, wovon die Knochenlady immer wieder gesprochen hatte: das Gefühl, ich sei ihr *so dankbar*. Ich biss die Zähne zusammen und versuchte meinen Widerwillen zu überwinden. Es war nicht einfach, aber ich sprach die Worte aus.

»Okay, Flora. Ich gebe auf. Du hast meine Mutter gerettet. Du hast eine ganze Menge getan.«

Moment, dachte ich. *Vielleicht verdankte ich Flora alles.* Sie hatte meine Mutter von Alkohol und Drogen abgehalten, als sie mit mir schwanger war, womöglich sogar dafür gesorgt, dass sie genug Wasser trank. Vielleicht verdankte ich Flora die Punkte bei einem Intelligenztest, den ich offenbar absolviert hatte und bei dem (wie Jackie mir später erzählte) der Verdacht aufgekommen war, ich hätte irgendwie geschummelt. Vielleicht verdankte ich Flora meine Liebe zu Büchern, meine Wörter, mein Überleben. Aber musste ich ihr dafür danken? Und konnte ein erzwungener Dank ein echter Dank sein? Und wenn es ein erzwungener Dank war, konnte ich Flora dann auch zwingen? Oder täuschen?

»Miigwech aapiji, Flora.« Ich verlieh meiner Stimme diesen Ton, der Aufrichtigkeit ausdrückt, selbst wenn es knirscht, oder mit dem man den letzten Schrott an den Mann bringt. »Danke, dass du mir das Leben gerettet hast.«

Flora lauschte, seufzte leise, klapperte zart mit ihrer Holzperlenkette. Asema machte große Augen. Sie hatte auch gehört, wie Flora den Beichtstuhl verließ. Ich hatte die Vordertür, die blaue Ladentür, offen gelassen. Der Holzboden knarrte nicht weit vom Eingang. Die Atmosphäre veränderte sich. Ihre Schritte verstummten. Und dann war da ein leises Murmeln, ein dürres Huschen, und sie ging in die Welt hinaus.

»Soll ich die Tür zumachen?«, fragte Kateri.

Als sie vortrat, frischte der Wind auf, und die Tür krachte ins Schloss. Der Schlag hallte wider, erschütterte die Scheiben und die Bücher im Schaufenster. Mir hätte der Knall beinahe den Rest gegeben. Kateri lachte überrascht auf. »Gute Reise!«, sagte sie.

»Was war das denn?«

Immer noch lachend, die Hand an der Brust, krächzte Kateri: »Mom und ich sind manchmal aus Spaß durchs ganze Haus gerannt und haben mit den Türen geknallt. Sie hat immer gesagt, so könnte man die bösen Geister vertreiben. Ich glaube, das heißt, dass sie glücklich ist.«

Tookies Rückkehr

Nach Floras Abgang öffnete ich die Tür des Beichtstuhls und nahm den tragbaren Lautsprecher heraus, der zu Füßen der Priesterbank auf dem Boden untergebracht war. Ich schob das Schild beiseite, auf dem stand: *Nicht betreten. Gegen ewige Verdammnis sind wir nicht versichert.* Ich setzte mich auf die Bank mit dem eingedellten dunkelbraunen Lederpolster, für immer von dem Arsch des frommen Mannes geprägt.

Ich kann mich nicht daran erinnern, Floras vollständigen Namen gesehen zu haben, als ich in dem Manuskript den tödlichen Satz las: *Ihr Name war Lily Florabella Truax.* Aber Penstemon und Asema hatten recht. Ich war durchlässig. Selbst als mir jetzt der Name wieder einfiel, begann ich auseinanderzudriften, mich aufzulösen, als würden meine Zellen von der hungrigen Luft zerfetzt. Als ich wieder zu mir kam, wusste ich es. Ich hatte mich sorgsam in eine Wolke des Nichtwissens gehüllt, aber jetzt begriff ich. Lily Florabella.

Meine Mutter hatte mich zu Boden geschleudert, als ich acht war, weil ich sie daran hindern wollte, die Wohnung zu verlassen. Sie warf mich auf den Rücken wie beim All-Star-Wrestling, dass mir die Luft wegblieb. Ließ mich da liegen. Stieg über mich hinweg und begab sich auf die Jagd nach ihrer täglichen Dosis Vergessen. Das habe ich ihr nie verziehen, aber es war die einzige richtige Gewalttat, an die ich mich erinnere. Das Problem war ihr Nichtsein – dass sie unendlich weit weg war, obwohl ich mich im selben Raum befand. Denn bis auf diesen plötzlichen, schockierenden Wrestlingmove gibt es in meiner Erinnerung keinen einzelnen Moment, der zwischen allen anderen als besonders schmerzhaft hervorstach. Nur so viel Einsamkeit. Ich war meiner Kindheit mit einem rosafarbenen Radiergummi zu Leibe gerückt und hatte den Schmerz verwischt.

Im Vergleich zu anderen, zu Leuten, die ich im Gefängnis kennenlernte oder mit denen ich aufwuchs, hatte ich kein besonders hartes Leben. Ich bausche gern die Geschichte auf, dass ich mich mit Hunden um mein Essen prügeln musste, dass ich betteln und stehlen musste, aber dank unserer Nachbarn und Verwandten *hatte* ich zumindest zu essen. Niemand nahm es mir übel, wenn ich etwas klaute, und oft gaben sie mir noch etwas dazu. Und meine Mutter liebte mich zwar nicht, aber gehasst hat sie mich auch nicht. Ich dagegen, ich habe sie gehasst.

Was man anderen angetan hat, verwindet man nicht so leicht wie das, was einem selbst angetan wurde.

Als ihre Sucht sie schwächte und sie immer konfuser wurde, wurde ich stark und grausam. Manchmal schrie ich sie aus Leibeskräften an, weil ich wusste, was sie fertigmachte. Ich konnte sie zum Heulen bringen, in tiefen, würgenden Schluchzern, die mich beschämten. Ich konnte es nicht lassen. Vielleicht wollte ich einfach irgendeine Reaktion von ihr, selbst wenn ich ihr dafür wehtat. Mein Herz war leer. Ich konnte zu ihrem winzigen weichen Kern durchdringen. Konnte das Mark herausschaben. Meinen Vater konnte ich nicht bestrafen, der unzählige Verbrechen begangen hatte. Jede Stunde meines Lebens, in der er fehlte, war ein Delikt. Statt ihn anzuklagen, zerlegte ich meine Mutter.

Ich hatte sie mit Wucht ins Gesicht geschlagen, sie auf den schmutzigen Linoleumboden geschubst, sie ein Dreckstück genannt und mich verdrückt, und an dem Tag nahm sie ihre Überdosis.

Als ich Stunden später wieder zurückkam, öffnete ich die Tür und blieb auf der Schwelle stehen. Irgendwoher kam ein dumpfer Pfeifton. Er ließ mir das Blut gefrieren. Ich wusste, dass er nichts Gutes bedeuten konnte. Wir besaßen keinen Teekessel, und es war an dem Tag nicht windig. Das Pfeifen hörte erst auf, als ich meine Mutter im Schrank gefunden hatte. Sie war in meinen Deckenhaufen gekrochen und hatte sich in dem einen Raum, der mir allein gehörte, aus dem Erdenleben weggeschossen. Ich weiß noch, wie sie dalag, so tot und doch nicht schwerer zu erreichen als im Leben. Statt dass ich traurig gewesen wäre, wollte ich meine Decken waschen. Vielleicht bin ich durchlässig, weil es so schwer ist, an etwas *nicht* zu denken. Wenn ich nicht anders kann, als daran zurückzudenken, wie ich sie zu Boden gestoßen habe, scheint die

Scham mit der Zeit nicht zu verblassen, sondern sie wird immer stärker.

Dann, eines Tages, wird sie vielleicht verschwinden.

Meine Mutter hat mir tatsächlich erzählt, dass sie während der Schwangerschaft mit mir clean war. Das war immerhin etwas. Sie hätte Flora verlassen und zu einer neun Monate langen Sauftour aufbrechen können, das stimmt.

Meine Mutter hieß Charlotte Beaupre. Wenn sie nicht gerade high war, hatte sie hellbraune Augen und Haare in diesem Braunton, der nach sechs Uhr abends schwarz wirkt. Wenn sie viel einwarf, sanken ihr die Augen tief in den Schädel, und man mochte da nicht reinschauen. Wenn sie high oder besoffen war, redeten wir nie miteinander, aber dazwischen sagte sie Sachen wie »Kühlschrank zu!« oder »Flocken!«, was bedeutete, dass ich beim Eckladen Frühstücksflocken holen musste, weil wir sie ziemlich oft aßen. Welche Sorte ich holte, war ihr egal, aber ich hatte ein schwaches Aufglimmen in ihren Augen bemerkt, als ich einmal Count Chocula mitbrachte. Also kaufte ich es immer wieder, obwohl es wie Kotze schmeckte und viele Essensmarken kostete. Viel mehr gibt es nicht zu erzählen. Sie trug keinen Schmuck, hatte keine Besitztümer, an denen sie besonders gehangen hätte. Wenn sie fernsah, dann irgendetwas Beliebiges. Wie kann der Mensch, der einem das Leben schenkt und einen mehr oder weniger bei sich duldet, durch irgendein tiefgründiges, magisches Versäumnis dermaßen wenig Eindruck hinterlassen?

Ich streute die Asche meiner Mutter in den Mississippi, nicht weil sie den Fluss jemals zur Kenntnis genommen oder je angedeutet hätte, dass sie sich das wünschte, sondern weil sie auf diese Weise für mich blieb, wie ich sie immer erlebt hatte: stumm und untätig, von einer starken verborgenen Strömung mitgerissen.

Mein Name ist Lily Florabella Truax Beaupre, benannt nach der Frau, die meine Mutter unterstützt hat, der Frau, die mich dann als Gespenst verfolgte.

Flora hatte Bücher heruntergeworfen, auf denen mein Name stand. Ich akzeptiere diesen Namen, aber nicht so, wie ich den Steckrübenbrei akzeptieren musste. Ich bin immer noch Tookie, und sie bleibt Flora. Und jetzt war sie weg, vielleicht weil sie sich von meinem berechnenden Dank hatte täuschen lassen oder vielleicht wegen Marcel Proust oder weil die Absolution auf Latein ihr geholfen hatte. Ich hörte ein gleitendes Geräusch. Wie das eine Mal, als sie Sand in den Adern hatte. Ich wartete, aber es kam nichts weiter. Es schien nicht so, als wäre sie zurückgekehrt. Ich machte die Tür auf und trat aus dem Sündenkasten. Befleckt, unrein, menschlich stand ich in einem Strahl schwachen Herbstlichts.

Seelen und Heilige

Dunkle Jahreszeit

31. Oktober, Halloween, der Tag, an dem Dämonen umherstreifen.
1. November, Allerheiligen, der Tag, an dem die Heiligen triumphieren.
2. November, Allerseelen, der Tag der Seelen im Fegefeuer.
3. November, Wahltag, alles zusammen und nichts von alledem.

Halloween

Hetta fand in der Garage ein altes Regenabflussrohr. »Guck mal, Tookie!« Sie strahlte. Ich war dankbar für jede Ablenkung von meiner Angst um Pollux.

»Das ist ein Stück Fallrohr«, sagte ich.

»Nein, es ist eine pandemietaugliche Süßigkeitenrutsche.«

Sie und Asema füllten damit die Süßigkeitentüten der Kinder. Ich hatte nicht damit gerechnet, dass viele verkleidet um die Häuser ziehen würden, aber es kamen Astronauten, Tiger, ein Mädchen in einem Bilderrahmen und jede Menge Superhelden. Drei Mädchen aus der Nachbarschaft hatten am früheren Abend als Brontë-Schwestern an unsere Ladentür geklopft. Mit Hauben, Capes, Halstüchern, langen wehenden Kleidern und allem. Als sie gingen, hatte Jackie zu mir gesagt, ihretwegen sei sie dankbar, am Leben zu sein.

»Ist das nicht ein bisschen übertrieben?«, hatte ich gefragt.

»Nein«, antwortete Jackie.

»Ich hätte es toll gefunden, wenn auch die verrückte Ehefrau auf Rochesters Dachboden dabei gewesen wäre.«

»Sie sind noch klein«, sagte Jackie. »Wenn sie erst zwanzig sind, verwandeln sie sich allesamt in die Verrückte. Also genieß es besser.«

Eine Zeit lang sah ich dem Treiben zu, dann überließ ich Hetta und Asema die Süßigkeitenverteilung. Die Halloweensachen wurden mit jedem Jahr kleiner und waren aufwendiger verpackt. Ich fuhr zum Krankenhaus, wo ich daumenlange KitKats essen und zu einem Fenster hochwinken wollte, hinter dem ich mir meinen Mann vorstellte. Manchmal drangen spätnachts schmale Dampfwolken aus Rissen an den Fenstern und in den Ziegelmauern des Krankenhauses. Sie sahen aus wie aus ihren Körpern entwichene Seelen. Die Welt füllte sich mit Gespenstern. Wir waren ein heimgesuchtes Land in einer heimgesuchten Welt.

Ich setzte mich auf die Rückbank und zog meinen Schlafsack hoch. Er war gut isoliert, ordentlich dick, vielgeliebt, ein bisschen ranzig. Aber das war ich auch. Obwohl ich mir so oft wie möglich Pausen gönnte, wurde ich allmählich zu einem alten Halloweenbonbon auf Beinen. Morgens erwachte ich mit tauben Armen, steifen Knien und brüllenden Kopfschmerzen. Ich tat nur das Nötigste für mich. Und wenn schon. Ich überlebte, selbst wenn ich mich nur von Süßkram, Kaffee und Kartons voller Powerriegel ernährte. Inzwischen begrüßte ich die Beschwerden und die stechenden Schmerzen. Sie bedeuteten, dass ich lebendig war, wirklich lebendig. Ja, ich fror, und ich war ungewaschen und elend. Aber ich besaß auch eine seltene, bizarre und doch alltägliche Gabe. Vor diesem Ausnahmejahr hätte ich sie Pollux weitergeben wollen. Aber wenn ich ehrlich war – jetzt wollte ich diese ungeöffnete Schatzkiste behalten. Ich wollte dieses Leben für mich selbst.

Allerheiligen

Es war wieder diese Zeit des Jahres, wo der Schleier zwischen den Welten dünn ist. Nur dass er dieses Jahr mittendurch gerissen war. Komplett verschwunden. Nachdem Pen von dem Vierpass erzählt hatte, lieferte sie weitere Informationen nach. Sie berichtete, nach mittelalterlicher Auffassung habe es Spalten, Löcher, Risse in Raum und Zeit gegeben, durch die Dämonen und menschliche Bosheit hervorbrechen können. Hass brodelt durch die Ritzen. In dem Moment braucht es nur einen Menschen mit einer gewissen Anziehungskraft, um die Energie zu bündeln und jeden Satz, den er ausspricht, in einen Mahlstrom zu verwandeln. Ein Einzelner kann einen ganzen Hurrikan der Lügen erzeugen, der sich wie die Wahrheit anfühlt.

»Genau das passiert gerade«, sagte sie. »Schau dich um.«

Das brauchte ich nicht mal. Es war, als könnte ich das alles sehen – Hass und Mut, Grausamkeit und Gnade. Es war allgegenwärtig in den Nachrichten, in den Krankenhäusern und in mir. Über Pollux zu wachen und auf Neuigkeiten zu warten hatte mich umgekrempelt.

Ich sah in Parkas gekleidete Familien unter den Fenstern ihre Grußschilder hochhalten. Ich sah die alten, welligen Papierherzen und die leuchtenden neuen. Ich trug die Angst wie ein Cape. Angst war meine Schlabberhose, meine schwarzen Sneaker. Ich hatte immer Pollux' blassbraunes Holzfällerhemd und seine alte Lieblingsjeans dabei. Das Behandlungsteam meldete sich jeden Tag. Pollux behauptete sich tapfer. Mal ging es ihm besser, dann verschlechterte sich sein Zustand wieder. Ich versuchte mich nicht von jeder neuen Stimme am Telefon aus der Bahn werfen zu lassen. Ich hatte nie erlebt, dass Pollux Angst um sich gehabt hätte, aber er war auch noch nie dermaßen hilflos gewesen. Eine Zeit lang hatte ich in der Gewissheit gelebt, dass ich in der Liebe geborgen sein würde, und jetzt verbrachte ich die Nächte auf einem Parkplatz. Eine Zeit lang hatte Pollux in der Gewissheit gelebt, dass er in der Liebe geborgen sein würde, und jetzt war er auf einem Krankenhausbett jenseits einer Mauer gestrandet.

Allerseelen

Am Morgen von Allerseelen war ich noch vor Jackie im Laden. Ich hielt die Luft an, bevor ich die blaue Vordertür des Buchladens aufschloss. Als ich über die Schwelle trat, atmete ich aus. Es herrschte Stille im Laden, aber keine unheimliche Stille. Alles war friedlich. Ein klares blaues Licht. Der Duft von Süßgras und Büchern. Gestern hatte es danach ausgesehen, als ginge es Pollux besser. Heute meldete sich niemand. Die Tür des Beichtstuhls stand offen, und mir gefiel die kleine Bank inzwischen, also setzte ich mich.

An Allerseelen wurden die Millionen Seelen der Verstorbenen aus dem Zwischenreich, dem Limbus, entlassen, falls der existierte. Ich stellte mir die in engen Erdhüllen steckenden Menschen vor. Ich saß und wartete. Ganz sicher nicht auf Flora. Ganz sicher war ich nicht die Coabhängige eines Gespensts. Nein, ich wartete darauf, dass Flora am ersten Jahrestag ihres Erscheinens *nicht* kam. Dass sie nicht in ihren 1000-Grad-Celsius-Stiefeln über den Holzboden schlurfte. Ich wartete darauf, dass mein Puls ganz normal ging. Dass sich meine Atmung beruhigte. Mein Magen entspannte. Eine lange Zeit saß ich in Frieden da, ohne Gott, ohne Musik, ohne Gespenster, ohne Kolleginnen und ohne Pollux.

Oder vielleicht war da doch ein Gott. Mein Gott ist der Gott der Isolation, der Gott der leisen Stimme, des kleinen Geistes, der Gott des Regenwurms und der gutmütigen Maus, des Kolibris, der Schmeißfliege und von allem, was schillert. In der Stille muss mir einer meiner winzigen Götter geflüstert haben, ich solle wieder zum Krankenhaus fahren.

Ich schaute auf mein Handy. Keine Nachricht. Ich schaute auf dem Ladencomputer nach meinen E-Mails. Nichts. Ich rief die Telefonnummern an, die man mir gegeben hatte, und bekam keine Auskunft. Ich fuhr mich herunter, verschloss den Laden und gab Gas. Ließ das Auto an der Straße stehen und rannte zur Rezeption des Krankenhauses, zog unterwegs meine Maske hoch. Die Rezeptionistin sah es in meinen Augen und griff nach dem Telefonhörer.

»Ja, bitte, Pollux … bitte eine Ärztin, einen Pfleger.«

Ich hörte den Klang des Fegefeuers. Das Kratzen eines Stuhls auf dem Boden, ein Knistern in der Leitung, dann eine Stimme.

»Hallo, Mrs Pollux. Wir haben versucht, Sie zu erreichen.«

Mir knickten die Knie ein. Ich rutschte samt Telefon zu Boden.

»Ihr Ehemann braucht keinen Sauerstoff mehr. Er atmet jetzt selbstständig. Wir denken, er kann zu Ihnen nach Hause.«

»Was haben Sie gesagt?«

»Hier, möchten Sie ihn sprechen?«

Ich brachte ein Ja heraus, und dann war Pollux am Telefon.

»Du sollst doch … nicht auf dem … Parkplatz schlafen.«

»Pollux.«

»Komm mich holen.«

Als ich verschleiert und verpackt war, gab es eine Menge Papierkram zu erledigen. Ein Pfleger erklärte mir, wie ich Pollux zu Hause versorgen sollte. Eine andere Pflegerin sagte, ich solle ihn nicht verhätscheln. Er solle sich bewegen, seine Lunge kräftigen. Beide ermahnten mich, vorsichtig zu sein und seinen Blutsauerstoff im Blick zu behalten. Pollux kam mit dem Fahrstuhl herunter, in einer richtigen Plastikblase, und dann rollte eine verhüllte Pflegerin ihn zum Ausgang. Ich konnte am Faltenwurf seines Bademantels sehen, dass er dünn war. Ich öffnete die Schiebetür des Transporters, und sie half ihm auf die Rückbank. Er bekam einen Sauerstoffbehälter für den Notfall mit und einen Karton voller Inhalationsmasken. Ich sagte der Pflegerin, ich könne ihn selbst anschnallen, und als ich mich über ihn beugte, um den Gurt zu erreichen, krächzte er: »Da holst du dir was ins Haus.«

»Es war ganz schön langweilig ohne dich«, sagte ich.

Ich schob sanft die Tür zu und ging nach vorn. Drei Pflegekräfte winkten uns nach. Ich rollte die geschwungene Ausfahrt hinunter und hielt an ihrem Ende, um den Rückspiegel so einzustellen, dass ich Pollux sehen konnte. Er schaute mich geradewegs an.

Als ich mit ihm zu Hause ankam, warteten Hetta und Laurent an der Tür. Zu dritt holten wir ihn aus dem Wagen.

»Ich bin schwach wie ein Kätzchen«, sagte er.

»Dein Fell sitzt schief«, sagte Hetta und strich ihm den Pferdeschwanz nach hinten. Von ihr und mir an den Ellbogen gestützt, schaffte es Pollux, zur Haustür zu gehen. Laurent folgte dichtauf mit einem Beutel Sumpfporsttee in der Hand.

»Folgst du mir, falls ich plötzlich umkippe?«, fragte Pollux.

»Schätze schon«, sagte Laurent.

»Gut.«

Auf der Vordertreppe machte er nach jeder Stufe eine Pause. Ich legte die Arme um ihn. Gemeinsam schwankten wir ins Haus. Hetta hatte die Rückenpolster des Sofas abgenommen und es als Bett hergerichtet. Er sank außer Atem darauf nieder und ruhte sich aus, dann stützten wir ihn hoch, damit ihm das Atmen leichter fiel. Ich stellte ihm den Sauerstoffbehälter hin, aber er winkte ab.

»Zu Hause zu sein ist die beste Medizin.« Seine Stimme zitterte. Er trank Sumpfporttee, dann schlief er neun Stunden lang. Sein Atem ging gleichmäßig, also ließ ich ihn schlafen. Ich stellte den gemütlichen Sessel neben das Sofa, setzte mich zu ihm, nahm seine Hand und strich ihm über die vernarbten Knöchel.

Knochen

Am Tag der Wahl war es warm. Es war die erste, an der ich teilnahm. Hetta und Asema hatten mich dazu überredet, aber vor allem hatte Pollux gedroht, wenn ich nicht wählte, würde er selbst hingehen. Also ging ich. Ich würde das hinbekommen, wie auch immer es funktionierte. Ich hatte immer gesagt, Wählen sei etwas für Menschen, die nicht gewesen waren, wo ich gewesen war, oder getan hatten, was ich getan hatte. Aber vielleicht war ich im Grunde bloß faul. Asema und ich gingen zur Turnhalle der nächstgelegenen Schule, und mich verließen wieder die Kräfte. Pollux! Ich fiel nicht in Ohnmacht, fühlte mich aber schwach und zum Aufgeben bereit. Die Entlassung aus dem Krankenhaus war nur ein Schritt gewesen. Niemand konnte mir sagen, wie es jetzt weiterging. Irgendwann setzte ich mich auf eine Parkbank und schaute auf meine Schuhe, meine leuchtend violetten Turnschuhe mit schwarzen Nähten. Ich starrte darauf, wie man den Blick auf etwas Vertrautem ruhen lässt, wenn sich das Leben ändert. Ich wackelte mit den Zehen. Meine Füße beruhigten mich, indem sie mir gehorchten. *Er atmet jetzt selbstständig.* Das war mal ein schöner Satz. In der Nacht davor hatte ich auf den übrigen Sofapolstern auf dem Boden neben Pollux geschlafen. Als ich aufwachte und mich aufrichtete, war er immer noch da.

»Verdammt.« Ich kramte in meinen Taschen und tat, als wäre ich verärgert. »Mein Führerschein, ich habe meinen Führerschein vergessen.« Ich schenkte Asema ein heuchlerisch bedauerndes Lächeln und machte Anstalten zu gehen. »Ach schade, dann eben nächstes Mal. Bis später.«

Asema packte mich am Arm. »Du hast mir deinen Wahlschein gegeben, schon vergessen? So leicht kommst du nicht davon.«

Ich ging neben ihr her, den Blick noch immer auf meine Schuhe geheftet. Wir erreichten die Warteschlange und reihten uns ein. Asema sagte, sie wolle mir von ihren jüngsten Erkenntnissen erzählen, aber ehe sie damit anfangen konnte, drehte sich die Frau vor uns um und stürzte sich auf uns. »Sie sind doch aus der Buchhandlung!«

Wir schauten sie an. Ich konnte sie nicht gleich einordnen, aber Asema sagte: »Sie sind die Knochenlady.«

Diesmal trug sie rostorangefarbene Kleidung, aber es war tatsächlich die Frau, die uns letzten Herbst ungefragt von dem Projekt ihrer Großtante erzählt hatte – von mit Drähten verbundenen menschlichen Überresten, die sie unter ihrem Bett verstaut hatte.

»Ich habe eben einen Karton bei Ihnen im Laden abgegeben«, sagte sie. Ihre Augen waren hell und glänzten. Sie trug einen orange karierten Fischerhut. Wir nickten und wandten uns ab, und mir lief ein kalter Schauder über den Rücken. Ich drehte mich wieder zu ihr.

»Sind es Knochen?«, fragte ich.

Die Knochenlady nickte mit strahlenden Augen. »Ich hoffe, Sie sind mir dankbar«, sagte sie mit einem neckischen Zwinkern.

Asema betrat den Laden auf Zehenspitzen, als wäre sie eine Grabräuberin. Ein Pappkarton, in dem einmal eine Tageslichtlampe verpackt gewesen war, stand im Büro auf dem Tresen. Asema bewegte ihn, und die Knochen rieben sich aneinander.

»Ich sterbe vor Spannung«, sagte ich.

»Sehr witzig«, sagte Asema. Sie öffnete den Karton und schaute hinein. »Yep, Knochen.« Sie stand da, kratzte sich am Hinterkopf und blinzelte.

»Sind wir dankbar?«, fragte ich.

»Nur wenn sie uns das Land zurückgibt.«

Ich verließ das Büro, und als ich zurückkam, sah ich Asema mit einer Gabel einen blauen Stofffetzen hochhalten. Ehe ich protestieren konnte, setzte sie ihn mit ihrem Feuerzeug in Brand. Der Stoff flackerte auf und verschwand. Es gab nichts dazu zu sagen. Als Nächstes ließ Asema Salbei verglühen und wedelte den Rauch über die Knochen, wickelte Zöpfe aus Süßgras darum, riss eine Packung Osha-Wurzeln auf und legte sie mit in den Karton, ehe sie ihn wieder verschloss. Sie fragte mich, ob Pollux wohl wissen würde, was jetzt zu tun war. »Ich meine, wenn es ihm gut genug geht, könnte er vielleicht einen seiner Freunde fragen«, sagte sie.

»Er ist gerade aus dem Krankenhaus raus«, sagte ich, »und du willst, dass ich ihn frage, was wir mit sterblichen Überresten machen sollen?«

»Aber sobald er wieder fit ist, wird er unglücklich sein, wenn wir es falsch gemacht haben«, sagte Asema. Da hatte sie recht.

Pen hatte für Pollux einen Schokokuchen gebacken. Er war so groß wie ein Pillbox-Hut, schwer und saftig. Auf dem Heimweg wäre ich am liebsten stehen geblieben, um ihn wie ein Bär mit den Pfoten zu essen. Pollux schlief wieder; sein schmales Gesicht wirkte so wehrlos. Aber als er gegen Mittag aufwachte, schien es ihm ein bisschen besser zu gehen. Seine Stimme traf ab und zu wieder die alten Töne. Ich machte ihm Toastbrot, dann Rührei, dann Rührei auf Toast. Es ging ihm viel besser, beschloss ich und erzählte, dass eine weiße Frau im Laden einen Karton voller Knochen abgeladen hatte.

»Menschenknochen?«

»Vermutlich aus einem Grabhügel.«

»Ich kenne jemanden, der das regeln kann«, sagte Pollux. »Er hat ein paar Begräbnisse und Rückführungen gemacht. Gib mir mein Handy, dann rufe ich ihn an.«

Pollux saß jetzt aufrecht auf dem Sofa. Ich gab ihm das Handy, und er telefonierte eine Weile.

»Er meint, die Knochen sollten nicht über Nacht im Laden bleiben. Es sei ziemlich dringend, meint er, und er würde sie am liebsten gleich holen, aber er ist alt und fährt nicht mehr gern Auto.«

Asema erklärte sich bereit, die Knochen abzuliefern, und bat Hetta, sie zu begleiten. Sie fuhren in der spätherbstlichen Dunkelheit stadtauswärts, mit dem Karton voller Knochen auf der Rückbank des Transporters. Ich winkte ihnen mit Jarvis auf dem Arm, dann ging ich wieder zu Pollux. Wir bauten Jarvis eine Arena aus Sofakissen, und Pollux schaute zu, wie er umherkrabbelte und sich am Sofa hochzog. Ich machte für Pollux eine Tasse Tomatensuppe und ein gegrilltes Käsesandwich.

»Keine Jalapeños?«

»Später.«

»Ich wünschte, du würdest dich als Krankenschwester verkleiden.«

»Einen Kittel anziehen? Sicher.«

»Ich dachte mehr an ein Retro-Outfit.«

»Auch das später, mein Lieber.«

Er aß die Hälfte der Mahlzeit und bat um Sumpfporsttee und Musik. Ich wäre nie auf die Idee gekommen, die Wahlberichterstattung zu verfolgen, aber Pollux sagte, dafür sei es ohnehin zu früh. Jarvis und ich tanzten, Pollux nickte auf dem Sofa im Takt, wir schwelgten in Erinnerungen an unsere liebsten Frühstücksdiner, wir telefonierten mit einer echten Krankenschwester, wir brachten Pollux ins Bad, und ich machte sein Bett. Pollux sang ein, zwei Verse eines Lieds, bis ihm die Stimme versagte. Er aß ein kleines Stück Kuchen.

Am Abend wurde es kühl, und Jarvis vertiefte sich in ein absurd reaktionsfreudiges Spielzeug, das bei jeder Berührung sang, gurrte, schnurrte, brabbelte und sprach. Ich wollte ein Feuer machen, konnte mich aber nicht erinnern, es jemals probiert zu haben. Ich war schließlich eine Stadtindianerin, und dann hatte mich mein Hobby in Beschlag genommen, mich auf verschiedenste Weise wegzuschießen. Ein Jahrzehnt lang war ich von Beton umgeben gewesen, bis ich endlich einem Potawatomi begegnete. Ich beschloss, Pollux um eine Lektion zu bitten.

Er saß aufrecht genug in den Kissen, dass er den Kamin sehen und mir sagen konnte, was ich aus der Kiste mit dem Anzündholz brauchte und wie viele Scheite von dem kleinen Stapel. Der größere Vorrat lag draußen auf der hinteren Veranda.

»Zieh von dem Birkenscheit da die Rinde ab«, sagte er. Dann sollte ich eine lose Lage aus Zweigen auf das Gitter legen, darauf die Rindenstücke und schließlich ein paar schmale Stücke Anmachholz. »Stell zwei schöne schwere Scheite an die Rückwand. Schau nach, ob der Abzug offen ist.« Als Nächstes sagte er, ich solle Zeitungspapier zusammenknüllen. Ich schnappte mir ein, zwei Rubriken und presste sie zusammen.

»Nein, nicht so«, sagte er. »Nimm eine einzelne Seite und mach eine Kugel daraus, aber nicht zu fest. So ist es gut. Die schiebst du unter das Gitter. Steck ein Stück Birkenrinde in den Haufen und halt ein Streichholz dran.«

Das Feuer flammte auf und fraß sich bis zum dicksten Holzstück durch. Er gab mir Anweisungen, welche Scheite ich auflegen sollte und wohin.

»Feuer folgt der Luft. Die Luft ist für das Feuer wie Nahrung, und es ist immer hungrig.«

»Wie du.« Ich hockte mit dem Rücken zu ihm am Kamin.

»Genau«, sagte er. Ich konnte spüren, dass er grinste.

Ich folgte seinen Anweisungen, bis sich auf dem Gitter eine schöne Lage Kohlen gebildet hatte. Dann setzte ich mich.

»Jetzt schau gut zu«, sagte er. »Dein Feuer wird nämlich bald ausgehen.«

Das tat es. Ich drehte mich zu Pollux um. »Was habe ich falsch gemacht?«

»Du hast die Scheite so lange brennen lassen, bis sich Lücken dazwischen gebildet haben. Du musst das Feuer frisch halten. Jedes Holzscheit braucht einen Gefährten, der es in Gang hält. Also schieb sie zusammen. Aber nicht zu eng. Sie brauchen auch noch Luft. Sie sollen sich nah sein, aber nicht aufeinander liegen. Nur so, dass immer eins mit dem anderen Kontakt hat. Dann bekommst du schön gleichmäßige Flammen.«

Die Flammen begannen zu tanzen wie im Bilderbuch.

»Gottverdammt noch mal. Ich liebe dich wirklich«, flüsterte ich und setzte mich auf die Fersen.

Wir verfielen in träumerischen Gleichklang. Ich döste auf den Sofakissen auf dem Boden mit der Baby-Napfschnecke im Arm, die bald ein Jahr alt sein würde. Pollux' Atem wurde gleichmäßiger und tiefer. Er schlief. Ich betrachtete sein Gesicht, die ungewohnten Wangenknochen eines schlanken Mannes, seine überraschende Schönheit, und ich beschloss wieder für die Liebe zu leben und noch einmal alles dafür dranzugeben.

Jarvis erwachte. Im stillen Licht schauten wir einander an. Er war kurz davor, laufen zu können. Gehen ist die Kunst, kontrolliert zu fallen. Wie das Leben, schätze ich. Aber noch war er ein Baby. Omaa Akiing. Er gähnte vor köstlicher Langeweile. Zitternd schlossen sich seine Augenlider. Er lächelte über irgendetwas Geheimes. Ach, mein properer Reisender. Du bist in Zeiten des Umbruchs auf diese Welt gekommen. Wir haben zusammen ein Jahr durchgestanden, das sich manchmal wie der Anfang vom Ende angefühlt hat. Ein Tornado in Zeitlupe. Ich würde das ganze Jahr am liebsten vergessen, und zugleich habe ich Angst, mich nicht daran erinnern zu können. Dieses Jetzt soll das Jetzt sein, in dem wir unseren Platz auf Erden, deinen Platz bewahren.

Geister bringen Elegien und Epitaphe mit sich, aber auch Zeichen und Wunder. Was kommt als Nächstes? Ich will es wissen, also strecke ich mich und ziehe das Wörterbuch zu mir heran. Ich brauche ein Wort, einen Satz.

Die Tür ist offen. Geh.

Tookies komplett subjektive Lieblingsbücherliste

Heimsuchungsbewältigungsbücher

Der ungeladene Gast von Sadie Jones, Dt. von Brigitte Walitzek

Ceremonies of the Damned von Adrian C. Louis

Mond des verharschten Schnees von Waubgeshig Rice, Dt. von Thomas Brückner

Father of Lies von Brian Evenson

Underground Railroad von Colson Whitehead, Dt. von Nikolaus Stingl

Dornröschenschlaf von Banana Yoshimoto, Dt. von Annelie Ortmanns

The Hatak Witches von Devon A. Mihesuah

Menschenkind von Toni Morrison, Dt. von Helga Pfetsch

The Through von A. Rafael Johnson

Lincoln im Bardo von George Saunders, Dt. von Frank Heibert

Savage Conversations von LeAnne Howe

Die *Niemandsland*-Trilogie von Pat Barker, Dt. von Matthias Fienbork

Exit Ghost von Philip Roth, Dt. von Dirk van Gunsteren

Songs for Discharming von Denise Sweet
Hiroshima Bugi: Atomu 57 von Gerald Vizenor

Perfekte kurze Romane

Allzu laute Einsamkeit von Bohumil Hrabal,
Dt. von Peter Sacher
Train Dreams von Denis Johnson,
Dt. von Bettina Abarbanell
Sula von Toni Morrison,
Dt. von Karin Polz
Die Schattenlinie von Joseph Conrad,
Dt. von Daniel Göske
Die ganze Geschichte von Jeannette Haien,
Dt. von Margarete Längsfeld
Winter im Blut von James Welch,
Dt. von Roswith von Freydorf
Schwimmer im dunklen Strom von William Kotzwinkle,
Dt. von Hans Pfitzinger
Die blaue Blume von Penelope Fitzgerald,
Dt. von Christa Krüger
Erste Liebe von Iwan Turgenjew,
Dt. von Vera Bischitzky
Die weite Sargassosee von Jean Rhys,
Dt. von Brigitte Walitzek
Mrs. Dalloway von Virginia Woolf,
Dt. von Hans-Christian Oeser
Warten auf die Barbaren von J. M. Coetzee,
Dt. von Reinhild Böhnke
Berg im Feuer von Anita Desai,
Dt. von Helga Pfetsch

Der Segelboottisch (erbaut von Quint Hankel)

Die Reise der Narwhal von Andrea Barrett, Dt. von Karen Nölle
Tagtraum und Trunkenheit einer jungen Frau von Clarice Lispector, Dt. von Luis Ruby
The Boy Kings of Texas von Domingo Martinez
Die Traumdiebe von Cherie Dimaline, Dt. von Stefanie Frida Lemke
Eine kurze Geschichte von sieben Morden von Marlon James, Dt. von Guntrud Argo, Robert Brack, Michael Kellner, Stephan Kleiner und Kristian Lutze
Dort dort von Tommy Orange, Dt. von Hannes Meyer
Citizen von Claudia Rankine, Dt. von Uda Strätling
Im Unterland von Robert Macfarlane, Dt. von Andreas Jandl und Frank Sievers
The Undocumented Americans von Karla Cornejo Villavicencio
Der heilige King Kong von James McBride, Dt. von Werner Löcher-Lawrence
Das Holländerhaus von Ann Patchett, Dt. von Ulrike Thiesmeyer
Bergljots Familie von Vigdis Hjorth, Dt. von Gabriele Haefs
Jeder stirbt für sich allein von Hans Fallada
Hinter der Tür von Magda Szabó, Dt. von Hans-Henning Paetzke
Verschwörung gegen Amerika von Philip Roth, Dt. von Werner Schmitz
Licht und Zorn von Lauren Groff, Dt. von Stefanie Jacobs

Die Wurzeln des Lebens von Richard Powers,
Dt. von Manfred Allié und Gabriele Kempf-Allié
Night Train von Lise Erdrich
Ihr Körper und andere Teilhaber von Carmen Maria Machado, Dt. von Anna-Nina Kroll
The Penguin Book of the Modern American Short Story, hg. von John Freeman
Zwischen mir und der Welt von Ta-Nehisi Coates, Dt. von Miriam Mandelkow
Was man von einigen Leuten nicht behaupten kann von Lorrie Moore, Dt. von Frank Heibert
Mongrels von Stephen Graham Jones
The Office of Historical Corrections von Danielle Evans
Zehnter Dezember von George Saunders, Dt. von Frank Heibert
Am roten Fluss von Marcie R. Rendon, Dt. von Laudan & Szelinski
Inmitten der Nacht von Rumaan Alam, Dt. von Eva Bonné
Gestohlenes Land wird ihre Herzen fressen von Leslie Marmon Silko, Dt. von Ana Maria Brock
Auf Erden sind wir kurz grandios von Ocean Vuong, Dt. von Anne-Kristin Mittag
Der Krieg hat kein weibliches Gesicht von Swetlana Alexijewitsch, Dt. von Ganna-Maria Braungardt
Gemischte Gefühle von Katherine Heiny, Dt. von Marion Hertle
Das gläserne Klavier von Miriam Toews, Dt. von Monika Baark
Kalte Herzen von Elizabeth Bowen, Dt. von Sigrid Ruschmeier
Mean Spirit von Linda Hogan

London NW von Zadie Smith,
Dt. von Tanja Handels
Sterblich sein von Atul Gawande,
Dt. von Susanne Röckel
Americanah von Chimamanda Ngozi Adichie,
Dt. von Anette Grube
Firekeeper's Daughter von Angeline Boulley
Ausradiert von Percival Everett
Haie in Zeiten von Erlösern von Kawai Strong Washburn,
Dt. von Cornelia Holfelder-von der Tann
Heaven von Mieko Kawakami,
Dt. von Katja Busson

Bücher über verbotene Liebe

Das mohnrote Meer von Amitav Ghosh,
Dt. von Barbara Heller und Rudolf Hermstein
Der englische Patient von Michael Ondaatje,
Dt. von Adelheid Dormagen
Euphoria von Lily King,
Dt. von Sabine Roth
Rot und Schwarz von Stendhal,
Dt. von Walter Widmer
Hitze von Raven Leilani,
Dt. von Sophie Zeitz
Asymmetrie von Lisa Halliday,
Dt. von Stefanie Jacobs
All die schönen Pferde von Cormac McCarthy,
Dt. von Hans Wolf
Middlesex von Jeffrey Eugenides,
Dt. von Eike Schönfeld
The Vixen von Francine Prose

Herbstlegenden von Jim Harrison,
Dt. von Ingrid von Rosenberg
Der Wintersoldat von Daniel Mason,
Dt. von Sky Nonhoff und Judith Schwab

Indigenes Leben

Holding Our World Together von Brenda J. Child
Roter Vogel erzählt von Zitkala-Ša,
Dt. von Frank Elstner und Ulrich Grafe
A History of My Brief Body von Billy-Ray Belcourt
The Falling Sky: Words of a Yanomami Shaman von Davi Kopenawa und Bruce Albert
Apple: Skin to the Core von Eric Gansworth
Heart Berries von Terese Marie Mailhot
Der blaue Himmel von Galsan Tschinag
Crazy Brave von Joy Harjo
Standoff von Jacqueline Keeler
Geflochtenes Süßgras von Robin Wall Kimmerer,
Dt. von Elsbeth Ranke
You Don't Have to Say You Love Me von Sherman Alexie
Spirit Car von Diane Wilson
Zwei alte Frauen von Velma Wallis,
Dt. von Christel Dormagen
Pipestone: My Life in an Indian Boarding School von Adam Fortunate Eagle
Eisfuchs von Tanya Tagaq,
Dt. von Anke Caroline Burger
Walking the Rez Road von Jim Northrup
Mamaskatch von Darrel J. McLeod

Indigene Lyrik

Conflict Resolution for Holy Beings von Joy Harjo
Ghost River (Wakpá Wanáği) von Trevino L. Brings Plenty
The Book of Medicines von Linda Hogan
The Smoke That Settled von Jay Thomas Bad Heart Bull
The Crooked Beak of Love von Duane Niatum
Whereas von Layli Long Soldier
Little Big Bully von Heid E. Erdrich
A Half-Life of Cardio-Pulmonary Function von Eric Gansworth
NDN Coping Mechanisms von Billy-Ray Belcourt
The Invisible Musician von Ray A. Young Bear
When the Light of the World Was Subdued, Our Songs Came Through, hg. von Joy Harjo
New Poets of Native Nations, hg. von Heid E. Erdrich
The Failure of Certain Charms von Gordon Henry Jr.

Indigene Geschichte und Sachbuch

Everything You Know About Indians Is Wrong von Paul Chaat Smith
Decolonizing Methodologies von Linda Tuhiwai Smith
Through Dakota Eyes: Narrative Accounts of the Minnesota Indian War of 1862, hg. von Gary Clayton Anderson und Alan R. Woolworth
Being Dakota von Amos E. Oneroad und Alanson B. Skinner
Boarding School Blues, hg. von Clifford E. Trafzer, Jean A. Keller und Lorene Sisquoc
Masters of Empire von Michael A. McDonnell

Like a Hurricane: The Indian Movement from Alcatraz to Wounded Knee von Paul Chaat Smith und Robert Allen Warrior
Boarding School Seasons von Brenda J. Child
They Called It Prairie Light von K. Tsianina Lomawaima
To Be a Water Protector von Winona LaDuke

Erhabene Bücher

Die bekannte Welt von Edward P. Jones, Dt. von Hans-Christian Oeser
Der begrabene Riese von Kazuo Ishiguro, Dt. von Barbara Schaden
A Thousand Trails Home von Seth Kantner
Haus aus Morgendämmerung von N. Scott Momday, Dt. von Jochen Eggert
Treue und edle Nacht von Louise Glück. Dt. von Uta Gosmann
Die linke Hand der Dunkelheit von Ursula K. Le Guin, Dt. von Karen Nölle
My Sentence Was a Thousand Years of Joy von Robert Bly
Die Welt ohne uns von Alan Weisman, Dt. von Hainer Kober
Belagerungszustand von Mahmud Darwich, Dt. von Stephan Milich
Die unendliche Bibliothek von Jorge Luis Borges, Dt. von Gisbert Haefs
Die Xenogenesis-Trilogie von Octavia E. Butler, Dt. von Barbara Heidkamp
Glückliche Liebe von Wisława Szymborska, Dt. von Renate Schmidgall und Karl Dedecius
In the Lateness of the World von Carolyn Forché

Engel von Denis Johnson,
Dt. von Bettina Abarbanell
Postcolonial Love Poem von Natalie Diaz
Das Jahrhundert der Wölfe von Nadeschda Mandelstam,
Dt. von Elisabeth Mahler
Die große Stille von Ted Chiang,
Dt. von molosovsky, Jacob Schmidt und Karin Will
Strange Empire von Joseph Kinsey Howard
Geheimnisse von Nuruddin Farah,
Dt. von Eike Schönfeld

Tookies Pandemielektüre
Deep Survival von Laurence Gonzales
Die Stadt des Affengottes von Douglas Preston,
Dt. von Jürgen Neubauer
The House of Broken Angels von Luis Alberto Urrea
The Heartsong of Charging Elk von James Walsh
Die Dame mit dem Hündchen von Anton Tschechows,
Dt. von Barbara Conrad
Das Geräusch einer Schnecke beim Essen von Elisabeth
Tova Bailey, Dt. von Kathrin Razum
Let's Take the Long Way Home von Gail Caldwell
Die Aubrey-Maturin-Romanreihe von Patrick O'Brian,
Dt. von Jutta Wannenmacher u. a.
Die Ibis-Trilogie von Amitav Ghosh,
Dt. von Barbara Heller und Rudolf Hermstein
Die Fjordland-Saga von Linnea Hartsuyker,
Dt. von Edigna Hackelsberger
Die Kinder der Zeit von Adrian Tchaikovsky,
Dt. von Birgit Herden
Coyote Warrior von Paul VanDevelder

Strafvollzug

Felon von Reginald Dwayne Betts
Ihr letzter Tanz von Susan Abulhawa, Dt. von Stefanie Fahrner
Waiting for an Echo von Christine Montross
Ich bin ein Schicksal von Rachel Kushner, Dt. von Bettina Abarbanell
The New Jim Crow von Michelle Alexander, Dt. von Gabriele Gockel und Thomas Wollermann
This Is Where von Louise K. Waakaa'igan
Ich werde die Welt nie wiedersehen von Ahmet Altan, Dt. von Ute Birgi-Knellessen
Licht im Dunkel der Nacht von Ani Pachen und Adelaide Donnelley, Dt. von Jochen Eggert
American Prison von Shane Bauer
Ihr werdet mich niemals brechen von Albert Woodfox, Dt. von Ilka Schlüchtermann
Eine Gesellschaft ohne Gefängnisse? von Angela Y. Davis, Dt. von Michael Schiffmann
1000 Jahre Freud und Leid von Ai Weiwei, Dt. von Norbert Juraschitz, Elke Link und Susanne Hornfeck
Mein Leben ist mein Sonnentanz von Leonard Peltier, Dt. von Katrin Ehmke

In Büchern steht alles, was du wissen musst,
bis auf das, was am Ende zählt.
– Tookie

Bitte kaufen Sie die Bücher, die Sie interessieren, in Ihrer örtlichen unabhängigen Buchhandlung. Miigwech!

Danksagung

Was das Wörterbuch angeht …

Im Jahr 1971 nahm ich an einem Wettbewerb teil, der von der National Football League gesponsert wurde. Wer den besten Essay zum Thema »Warum ich studieren möchte« verfasste, sollte ein Stipendium in Höhe von mehreren Tausend Dollar gewinnen. Für die hundert Nächstplatzierten gab es Wörterbücher. Ich war eine der Nächstplatzierten. Meinem Wörterbuch, dem *American Heritage Dictionary of the Englisch Language* von 1969, lag ein mit Goldprägung verzierter Brief vom Präsidenten der NFL bei. J. Robert Carey dankte mir darin für mein Interesse am Profi-Football. Wie sich herausstellen sollte, interessierte ich mich noch viel mehr fürs Profi-Schreiben. Obwohl ich noch nicht ahnte, wie wichtig Wörter für mich werden sollten, nahm ich das (schwere) leinengebundene Wörterbuch mit aufs College, mit zu meinem Ferienjob im Café Blacksmith House in Boston und mit nach North Dakota, wo ich als Lyrikerin das Staatsgefängnis von North Dakota und verschiedene Schulen besuchte. Es begleitete mich wieder an die Ostküste zurück, zu meiner Arbeit im Boston Indian Council. Es war während meiner Ehe bei mir und wartete auf mich, als ich mit meinen neugeborenen Töchtern aus dem Krankenhaus heimkam. Es tröstete mich in schweren Zeiten und füllte sich mit Zeitungsausschnitten, gepressten Blüten, Bildern von William Faulkner, Octavia Butler und Jean Rhys, mit Lesezeichen von verschwundenen Buchläden und anderen Erinnerungsstücken. Es ist das Wörterbuch, das ich für dieses Buch verwendet habe.

Deshalb danke ich zuallererst meinem Wörterbuch. Dann möchte ich Terry Karten danken, die waghalsige Entscheidungen getroffen hat, um dieses Buch möglich zu machen, und daran geglaubt hat, dass ich es schreiben konnte. Vor allem, Terry, danke ich dir dafür, dass du deine scharfsinnigen Überlegungen mit mir teilst. Trent Duffy – ich habe alle Superlative aufgebraucht. Danke für deine buchstäbliche Lektüre zwischen den Zeilen und dafür, dass du deine herausragenden Fähigkeiten für dieses Buch eingesetzt hast. Jane Beirn, ich bin so dankbar für deine unfehlbaren Ratschläge und deine jahrelange Freundschaft.

Andrew Wylie danke ich für die Unterstützung meines unerträglichen Schreibdrangs. Jin Auh, ich bin dir dankbar für deine kühle Intelligenz, deine Freundschaft und deine verlässliche gute Laune selbst in schwierigen Lebenslagen. Ich bin so froh, dass du bei der gruseligen Tarot-Session im Keller der Buchhandlung dabei warst.

Meine Erstleserinnen Pallas Erdrich, Greta Haugland, Heid Erdrich, Angie Erdrich, Nadine Teisberg – ich stehe in eurer Schuld. Ihr habt mir geholfen, zu sehen, was aus diesem Buch werden konnte. Ihr habt meinen Horizont erweitert. Persia Erdrich danke ich für die Überprüfung der Passagen in Ojibwemowin, Kiizh Kinew Erdrich für ein tieferes Verständnis meiner jungen Figuren sowie für ihre Jingletänze und Aza Erdrich Abe für das imposante, markante, originelle Cover.

Der Mord an George Floyd hat das Bewusstsein der Stadt auf eine Art und Weise aufgesprengt, von der ich hoffe, dass sie in einen dauerhaften Aufarbeitungsprozess übergeht. Dieses Buch stellt nur den Versuch einer einzelnen literarischen Figur dar, diese Ereignisse zu begreifen. Ich möchte den Journalistinnen und Journalisten danken, die bei der Berichterstattung über die Proteste festgenommen oder verletzt wurden, ebenso aktuell bei den Protesten gegen die Pipeline 3. Außerdem danke ich allen, die sich mit mir über die Geschehnisse in diesem Roman unterhalten haben, unter anderen Heid Erdrich, Al Gross, Bob Rice, Judy Azure, Frank Paro, Brenda Child und ganz besonders Pallas Erdrich, die die Ereignisse aufgezeichnet und ihr Wissen über den Buchverkauf und die Kundschaft mit mir geteilt hat – alle meine Töchter sowie etliche ihrer Cousins und Cousinen haben im Laden gearbeitet. Außerdem danke ich dir, Pallas, dafür, dass du dir unzählige verschiedene Plotversionen angehört und mir in einem nervenaufreibenden Jahr ausgeholfen hast.

Ich danke allen, die je bei Birchbark Books gearbeitet oder je die blaue Tür durchschritten haben. Zutiefst dankbar bin ich der aktuellen Belegschaft und denen, die uns durch das Jahr 2020 gebracht haben, unter anderen Kate Day, Carolyn Anderson, Prudence Johnson, Christian Pederson Behrends, Anthony Ceballo, Nadine Teisberg, Halee Kirkwood, Will Fraser, Eliza Erdrich, Kate Porter, Evelyn Vocu, Tom Dolan, Jack Theis und Allicia Waukau. Ganz besonders möchte ich Nathan Pederson danken, der als Einkäufer das unverwechselbare Profil des Ladens prägt, der uns als Onlinespezialist eine außergewöhnliche Reichweite beschert und der nur einmal (fiktiv) als Nick in diesem Roman auftaucht.

Hinweisen möchte ich auf das Women's Prison Book Project Collective hier in Minneapolis.

In *Jahr der Wunder* sind Bücher eine Frage von Leben und Tod, und Leserinnen und Leser durchschreiten unerforschliche Gefilde, um den Kontakt zum geschriebenen Wort zu halten. So ist es auch mit dem Buchladen. Von den ersten Anfängen an haben Menschen sich vorbehaltlos in dieses Projekt hineingegeben, und seitdem hat zwanzig Jahre lang ein Buchliebhaber nach dem anderen sich leidenschaftlich dafür eingesetzt, den Laden am Laufen zu halten, oder hat ihn als Kunde unterstützt. Kein Dank reicht aus für das, was dieser Einsatz bedeutet.

Zu unser aller Überraschung geht es Birchbark Books inzwischen prima. Wenn Sie vorhaben, ein Buch zu kaufen, zum Beispiel dieses, besuchen Sie bitte die nächstgelegene unabhängige Buchhandlung und unterstützen Sie deren einzigartige Vision.

In tiefer Bücherverbundenheit
Louise